병원미생물학

Medical Microbiology

-제 3 판-

집필진

강재승(인하대학교 의과대학 교수)
김상현(강원대학교 의과대학 교수)
김정목(한양대학교 의과대학 교수)
박병태(대구가톨릭대학교 의과대학 교수)
박인달(고신대학교 의과대학 교수)
박장환(한양대학교 의과대학 교수)
박정규(충남대학교 의과대학 교수)
서수길(인제대학교 의과대학 교수)
옥미선(고신대학교 의과대학 교수)
유영춘(건양대학교 의과대학 교수)
이준행(전남대학교 의과대학 교수)
이태윤(영남대학교 의과대학 교수)
장명웅(고신대학교 의과대학 교수)
정용훈(한양대학교 의과대학 교수)
조정제(경희대학교 의과대학 교수)
최인학(인제대학교 의과대학 교수)
최종선(강원대학교 의과대학 교수)

정 문 각

머리말

사람이 세상에 태어날 때 가장 먼저 접하는 것이 공기라고 생각하는 분들이 많을 것으로 생각합니다. 그러나 정상분만을 통하여 출생하는 우리는 출생과정에서 어머니의 산도에 있는 무수히 많은 미생물들을 뒤집어쓰고 태어나게 되므로 미생물을 가장 먼저 접하게 됩니다. 그후 고고의 울음을 울면서 공기 중에 있는 많은 미생물들을 호흡하면서 일생을 이들 미생물과 더불어 살아가고 있습니다.

공기가 우리 눈에 보이지 않은 것처럼 미생물도 우리 눈에는 보이지 않으므로 대수롭지 않게 생각하기 쉬우나 우리의 생활과 불가분의 관계를 가진 동반자임을 인정하지 않을 수 없습니다. 그러나 많은 미생물들 중에서도 극히 일부의 미생물이 우리에게 무서운 질병을 일으킬 수 있는 병원성 미생물이며, 이들 병원성 미생물에 대하여 공부하는 학문이 병원미생물학입니다.

미생물학 분야의 눈부신 발전과 함께 항생물질의 등장으로 한때는 미생물에 의한 여러 가지 감염증은 정복될 수 있을 것으로 생각되기도 하였으나, 장기간의 항생물질 사용으로 인해 각종 항생물질에 저항성이 높은 다약제내성균의 출현과 새로운 병원체의 출현과 새로운 병원체의 발견으로 많은 문제점이 대두되고 있는 현 시점에서 미생물학은 새로운 관심사로 대두되고 있습니다.

이 책에서는 세균학, 면역학, 진균학, 바이러스학, 기생충학에 이르는 미생물학 전 영역을 분야별로 기초적인 이해뿐만 아니라 각종 감염증과 관련된 숙주(사람)의 방어기구에 대한 이해에 도움을 줄 수 있는 책으로 만들고자 노력하였습니다.

이 책은 의학과 관련된 간호학, 보건학, 생명과학 분야에서 미생물학을 공부하는 학생들에게 좋은 길잡이나 참고서로 활용될 수 있도록 노력하였습니다.

이 책이 나올 수 있도록 물심양면으로 애써 주신 정문각 김시동 사장님과 편집부 여러분들께 깊은 감사의 말씀을 드립니다.

2009년 7월

저자 일동

■ Contents ■

차 례

1

세균학 총론

제 1 절 세균학 발전의 흐름

1) 미생물의 탄생

지구는 태양계의 한 혹성으로서 45억 년 이전에 탄생하였고, 최초의 생물은 RNA 세계로부터 DNA 세계를 거쳐, 해양 속에 35억 년 전에 출현했다고 전해지고 있으나(남조류) 당시는 대기 중의 산소가 적어서 편성 혐기성인 단세포의 원시생물이 발생하여 출현한 것이라고 추측되고 있다. 그 후, 점차 산소량이 증가하여 산소균(호기성 세균)이 발생하고, 산소를 이용해서 원생생물, 식물, 대형 동물로 진화해간 것이라고 여겨지고 있고, 가장 오래된 세균(古細菌, archaebacteria)이 약 20억 년 전의 지층에서 화석으로 발견되고 있다.

2) 인류와 미생물과의 만남

인류의 발생은 300~700만 년 전으로, 그 시점에서부터 인간은 미생물과의 만남이 시작된 것으로 추측되고 있다. 그 후 오늘날까지 미생물에 의한 감염이나 공생과 기생현상이 지속되게 되었다.

3) 고대의 역병(전염병)

고대인은 미생물의 존재조차 몰랐고, 중세에 이르기까지 역병은 신이 내린 벌에 의한 것이라고 믿고 있었다(신벌설). 의성(醫聖) 히포크라테스(Hippocrates, B.C. 459~377년)는 그 원인을 오염된 공기(Miasma)에 의한 것으로 설명하고 페스트, 개선(옴), 안염(眼炎), 광견병이나 폐렴 등의 전염병을 그 개념에 넣어 대책을 세웠지만 그 가설은 로마제국의 멸망과 함께 사라졌다.

4) 역병의 전염설

14~15세기에 걸쳐 천연두, 발진티푸스나 페스트의 대유행이 유럽에서 그리고 아메리카에서는 콜럼버스의 신대륙 발견과 함께 매독의 유행이 일어났었다. 이들 유행으로 질병은 전염한다는 것을 알기 시작하여 Girolamo Fracastoro(1483~1553년)는 전염설(de contagione)에 관한 저서에서 살아있는 전염성 생물(Contagium vivum)이 존재하며, 접촉 매개물에 의해 그리고 공기를 통해 전파된다는 것을 설명하였다. 이것이 오늘날 감염증의 병인(病因) 개념과 합치되는 것이지만, 그 당시는 아직 병원체의 존재가 확인되지 않은 시대였으므로 추측의 경지를 벗어날 수 없었다.

5) 세균의 발견

네덜란드의 Antonie van Leewenhock(1632~1723년)은 수제(手製)의 단순렌즈로 현미경을 조립하여 처음으로 세균의 존재를 관찰, 기록하여 세균학의 기원이 되었다.

6) 근대과학으로서 세균학 기초의 시작

Louis Pasteur(1822~1892년)는 미생물의 자연발생설을 부정했다(S자형 long neck flask 실험). 그리고 Robert Koch(1843~1910년)는 순수배양법을 고안하였고, 전염병 4원칙을 발표했다.

7) Koch의 4원칙

① 그 질병의 병변부에서 반드시 그 세균이 발견되지 않으면 안 된다.
② 그 병원균은 그 질병에만 발견되어야 한다.
③ 그 병원균은 순수배양되고, 다시 감수성이 있는 동물에 접종된 경우 원래와 같은 질병을 일으키지 않으면 안 된다.
④ 그 병원균에 접종되어 질병을 일으킨 동물로부터 재차 동일한 세균이 분리되지 않으면 안 된다.

이상 4항목이 충족된 경우에 그 질병의 병원균으로서 인정받게 되는데, 동물에 질병을 일으킬 수 없는 병원균(매독, 한센병)도 오늘날 존재하며, 또 건강인에게 상재하며 평소 무해한 세균이 기회감염을 일으킨 경우에는 적용할 수 없다.

8) 세균학의 초기(19세기 후반 ~ 20세기 초기)의 발전

대다수 병원세균의 발견으로 황금시대가 계속되었다. 초기의 소위 고전 세균학(분리 · 동정)은 현대의 근대 세균학에도 그 가치가 계승되고 있다.

9) 미생물학의 중기(20세기 초기)에서 근대 그리고 현대까지의 발전

세균학과 함께 바이러스학, 화학요법제, 유전학 및 면역학 등 각 영역의 발전이 진척되었다. 의학영역으로부터 농학 · 공학영역으로 세균학의 분야가 확대되고, 발효세균학, 토양세균학이나 식물, 수산세균학이 수립되었다.

현대는 세균학(Bacteriology)으로부터 범위를 확대하여 면역학(Immunology), 바이러스학(Virology), 유전학(Genetics), 분자생물학(Molecular biology) 및 원충학(기생충학, Protozoology) 등을 포함하여 미생물학(Microbiology)으로 하나의 영역이 되었다.

표 1-1 발견된 균과 그 발견자

연대(년)	병 원 균	발 견 자
1837	황선균	Remak
1868	회귀열 볼레리아	Obermeier
1869	적리 아메바	Loesch
1872	나균	Hansen
1876	탄저균	Koch
1882	결핵균	Koch
1883	콜레라균	Koch
1889	파상풍균	北里紫三郎, Behring(무산소 배양에 성공)
1894	페스트균	北里紫三郎, Yersin
1898	적리균	志賀潔, Shiga

미생물학의 발전은 현대에도 중요한 균의 분리 · 동정을 주체로 하는 고전 세균학으로부터 다른 분야의 생리학, 생화학과 생태학에서 시작되어 현재는 유전학, 면역학, 바이러스학, 분자생물학 등의 공헌에 의해, 그리고 역으로 세균학으로부터 발전하는 등 상호협력 아래 나아가며, 점차 미지 생명현상의 이해와 생명유지의 기능을 밝혀내는 중요한 학문이 되었다.

표 1-2 미생물학 영역의 발전과정에서 주요 특기사항

연대(년)	주요사항	연대(년)	주요사항
1898	구제병 병원체의 여과성을 발견 (Loeffler와 Frosch)	1978	유전자 조작에 성공(Arber)
			독소성 쇼크증후군(TSS의 보고)
1901	황열 바이러스의 분리(Reed 등)		*L. pneumophila*의 발견
1910	살바르산(Salvarsan)의 발견(Ehrlich) (화학요법제의 창시자)	1981	HTLV-Ⅰ의 발견
			AIDS의 존재 확인
1916	발진티푸스 리케차의 발견 (da Rocha-Lima)	1982	HTLV-Ⅱ 발견
			*Helicobacter pylori*를 위점막으로부터 분리
1928	폐렴사슬알균의 형질전환(Griffith)		
	페니실린의 발견(Fleming)		장관(腸管) 출혈성 대장균의 발견
1935	술파제의 발견(Domagk)		*Borrelia burgdorferi*를 라임병의 병원체로서 발견
	담배모자이크 바이러스의 단리(單離) (Stanley)	1984	HIV-1 발견
1939	전자현미경을 바이러스학에 도입(Ruska)		C형간염 바이러스의 발견
1946	세균과 접합, 유전자 재편성의 발견 (Lederberg)	1986	전염성 홍반 병원체의 발견
			HIV-2 발견
1948	형질세포의 항체생산을 확인 (Fragraeus)	1987	*Chlamydia psittaci* TW-AR을 *C. pneumoniae*로 개명(改名)
1953	인터페론의 발견(長野와 小島)	1988	돌발성 발진의 원인 바이러스 HHV-6 발견
1955	항체 생산기구에 자연선택설을 제창 (Jeme)	1990	장기이식(면역학)
1956	B 림프구의 발견(Glick)	1991	콜레라 신독소 zot 발견
1959	약제저항성 플라스미드의 발견(秋葉, 落合 등)	1992	극증형 A형 사슬알균 감염증의 보고(日本)(TSLS. STSS)
1960	T 림프구의 발견(Miller)	1993	PCR법의 개발
1973	엔테로 바이러스 71형의 손발입병(수족구병)의 유행	1998	동물 꼬마선충의 유전체 해석
		2000	인간 유전자지도(초안 완성)
1975	*Cryptoccccus neoformans*의 유성세대의 발견	2001	인간 유전자지도 완성
		2002	SARS 발생(21세기. 최초 신종 전염병)
1976	열대성 말라리아원충 시험관내 배양 성공(Trager)	2003	조류독감(A/H5/N1) 최초 인체감염
		2004	조류독감(H5/N1) 돼지에서 최초로 조류독감 바이러스 검출
	한국형 출혈열의 병원체 바이러스 Hantaan virus를 이호왕 교수가 최초발견	2009	돼지독감(H1N1) 돼지에서 발생한 신종독감 세계적 대유행
1977	Vero 독소의 발견		
	신생아 폐렴으로부터 클라미디아를 분리		

10) 미생물의 근본 속성

세균을 중심으로 미생물은 단세포 생물로써, 생태계에서 매우 중요한 역할을 담당하고 있다. 첫째로, 에너지와 영양분의 생태계 순환을 통하여 생태계 전체의 질서와 항상성 유지에 그 기능을 담당하며, 둘째로, 생명에 관한 각종 현상(DNA 합성과 복제, 단백질 합성 등)을 이해하는데 기초 지식을 제공한다. 마지막으로, 미생물의 특성은 다양성에 있다. 미생물의 종류, 생존방식, 적응방식, 증식방식, 진화방법 등의 다양성에 있다.

제 2 절 세균의 일반성상

1. 세균의 형태

1) 모양과 배열

세균의 모양은 알모양(알균), 막대모양(막대균)과 나선모양(나선균)의 3가지 기본형으로 나누어진다.

(1) 알 균

둥근 모양의 세균(알균, coccus)이지만 반드시 완전한 구형인 것 뿐만 아니라 타원형(그림 1-1a), 신장형(그림 1-1b), 삼각상(랜싯형 : 그림 1-1c)의 것도 있다. 분열증식의 방향과 분열 후의 부착성의 차이에 의해 다음과 같은 특징적 배열을 나타낸다.

① 포도알균(*Staphylococcus*, 그림 1-1d) 예: 황색포도알균(*Staphylococcus aureus*)

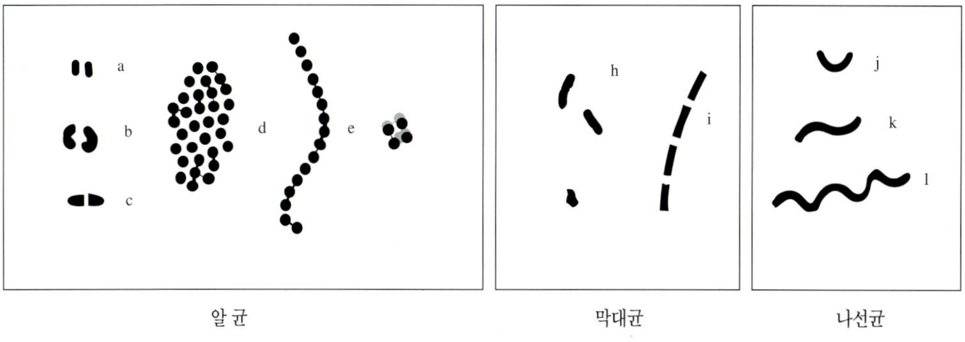

그림 1-1 세균의 형태와 배열

② 사슬알균(*Streptococcus*, 그림 1-1e) 예: 화농사슬알균(*Streptococcus pyogenes*)
③ 쌍알균(*Diplococcus*, 그림 1-1b, c) 예: 신장형 : 임균(*Neisseria gonorrhoeae*)
랜싯(Lancet)형…폐렴사슬알균(*Streptococcus pneumoniae*)

(2) 막대균

막대기 또는 토막형의 형태를 한 세균(막대균, *Bacilllus*)으로 대장균(*Escherichia coli*)처럼 양끝의 모양이 둥근 것(그림 1-1h), 탄저균(*Bacillus anthracis*)처럼 양끝이 날카롭게 잘린 것(그림 1-1i) 등 여러 종류가 있다.

(3) 나선균

활 모양으로 굽어 있는 균체(나선균, *Spirillum*)를 가진 것으로 콜레라균(*Vibrio cholerae*)처럼 만곡이 적고 바나나 모양(그림 1-1j), 만곡이 많고 S 모양, 나선(용수철) 모양을 보이는 매독균(*Treponema pallidum*)(그림 1-1k, l) 등 여러 형태를 가지고 있다.

2) 크 기

세균의 크기를 나타내는 단위에는 마이크로미터(㎛)와 나노미터(㎚)가 사용된다. 바이러스의 경우에는 옹스트롬(Å)을 사용하는 경우도 있다. 1㎛는 10^{-3}㎜, 1㎚는 10^{-6}㎜이며, 1Å는 0.1㎚이다.

또한 크기는 균종에 따라 다르다. 예를 들면, 작은 막대균(小桿菌)으로서 영균(*Serratia marcescens*)은 0.5×0.5~1.0㎛, 큰 막대균(大桿菌)으로서 탄저균(*Bacillus anthracis*)은 1.0~1.2×3~5㎛, 알균의 예로서 황색포도알균(*Staphylococcus aureus*)의 직경은 0.8~1.0㎛이다.

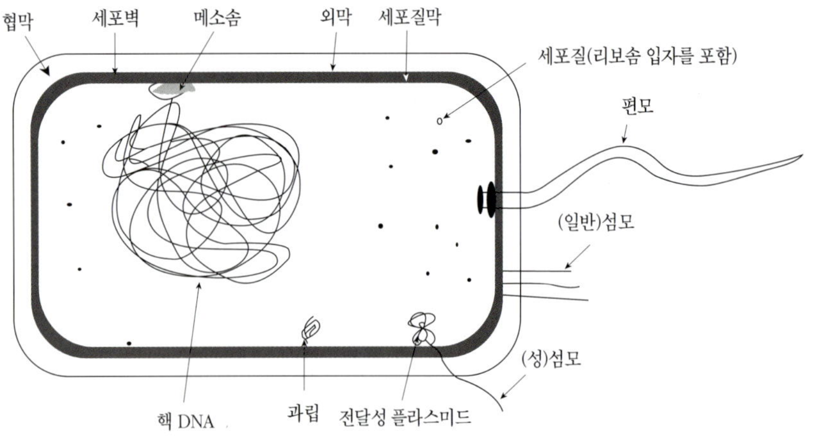

그림 1-2 세균 세포의 미세구조

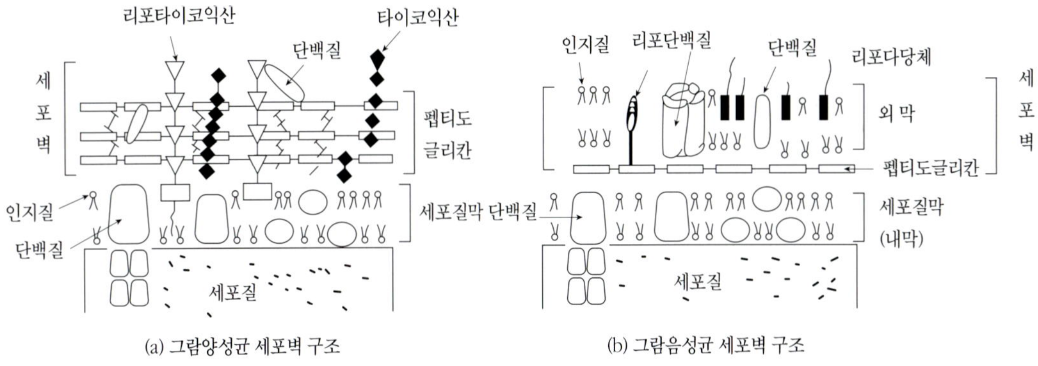

그림 1-3 세포벽 구조

3) 미세구조

세균은 원핵세포(Prokaryotic cell)의 구조를 가지며, 고등 동・식물, 원충, 진균 등을 구성하는 진핵세포(Eukaryotic cell)와 다르게 핵막, 핵소체, 미토콘드리아와 소포체 등을 갖지 않는다. 그림 1-2는 세균의 미세구조 모식도이다.

(1) 세포벽(Cell wall)

대부분 세균의 가장 바깥층에 있으며, 세균에 일정한 모양을 유지하게 하는 특유의 강하고 견고한 구조체이다. 주성분인 펩티도글리칸은 두꺼운 다당체의 글리칸 곁사슬(측쇄)을 펩티도의 곁사슬이 연결한 격자 모양 구조물이다.

① 그람양성균 세포벽의 구조(그림 1-3a) : 거의 완전하게 격자를 이룬 두꺼운 펩티도글리칸, 타이코산, 다당체층으로 구성되며 비교적 간단한 구조를 가진다.

② 그람음성균 세포벽의 구조(그림 1-3b) : 펩티도글리칸은 격자가 불완전하거나 적지만 외막을 형성하는 인지질, 단백질, porin 및 리포다당체(Lipopolysaccharides; LPS) 등으로 상당히 복잡한 구조로 되어 있다.

가. 외막(Outer membrane) : 펩티도글리칸 층의 바깥쪽에 위치하며, 지질 이중층과 단백으로 이루어져 있다.

나. Porin : 외막에 존재하는 구조체로 3분자의 porin 단백이 결합해서 그 중심에 작은 구멍을 만들고 있다. 아미노산이나 당류 등 친수성의 소분자가 그 작은 구멍을 통해서 세포 안으로 들어간다.

다. 리포다당체(lipopolysaccharide; LPS)(그림 1-4) : 외막 근처에 위치하는 지질(Lipid) A와 멀리 위치하는 당질(O 곁사슬)과 이를 연결하는 당질(R core)의 3부분으로 구성되어 있다. 지질 A는 생체에 대해 독성을 나타내므로 내독소(Endotoxin)라고도 불린다. R core는 복수의 당질로 이루어져 있는데, 균종 간에 있어서 성분과 구조의 차이는 그다지 없다. O 곁사슬은 4～5종의 당이 반복구조를 하고 있으며, 균종 특유의 항원성(O 항원)을 맡고 있다.

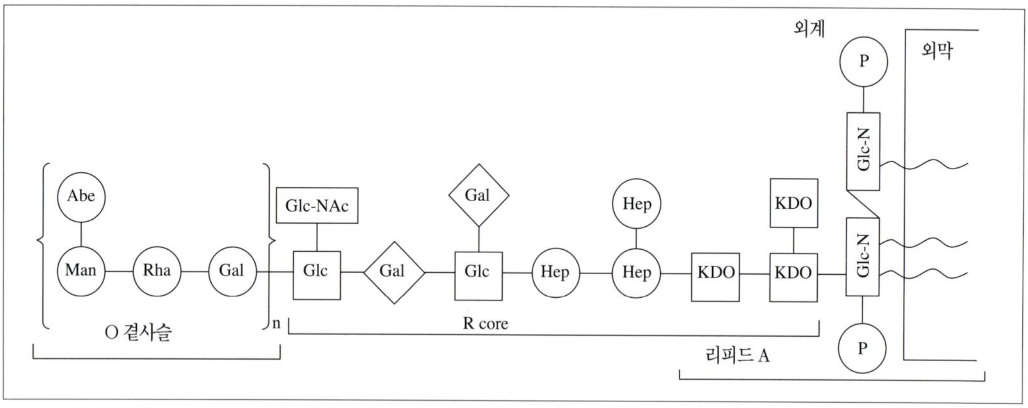

그림 1-4 **그람음성균 세포벽의 리포다당체**(LPS) **구조**. 살모넬라의 LPS를 모델로 했다.
지방산, P : 인산, Glu~N : 글루코사민, KDO : 2~케논~3 디옥시 옥톤산, Hep : 헵토오스
Gal : 갈락토오스, Glc : 글루코오스, Glc~NAc : N~아세킬글루코사민, Rha : 람노오스,
Abe : 아베코스, Man : 만노오스, n은 30~40

라. LPS의 역할은 균 표면에 친수성을 부여함으로써 물과의 마찰을 저하시키는 것이고, 식세포에 포식되는 것을 피하는 것과, 변화가 많은 항원성을 가지는 것에 의해 숙주의 면역 반응에 의한 공격을 피하는 것 등이다. 또한 숙주에 대한 작용은 발열을 대표로 하는 내독소로서의 작용도 중요하다.

(2) 세포질(Cytoplasm)

세포벽의 안쪽에는 세포질막이 있고, 그 막 내에 세포질이 있다. 세포질막은 여러 곳에서 세포질 내로 들어가 메소솜(mesosome)이라고 하는 구조체를 형성하며 여기에서 핵산이 합성된다. 세포질에는 단백질 합성 장소인 리보솜(ribosome)이 존재한다. 또한 다당류 중합 인산 등의 저장 영양물이 과립으로서 확인되는 경우가 있다. 핵은 핵막이 없는 핵양체로서 존재하는데, 그 본체는 2개 사슬 DNA의 단일 고리이며 실타래 모양의 덩어리이다. 플라스미드(plasmid)라고 불리는 유전자가 핵 바깥에 독립적으로 존재하는 경우가 있다.

(3) 편 모(Flagellum)

운동성을 갖는 세균은 세포질막으로부터 세포벽을 관통해서 균체 밖으로 파상을 한 편모가 존재한다. 편모의 수, 위치와 파상이 균종에 따라 일정하다는 구조적 특징이 있고, 이를 세균의 동정에 사용된다.

(4) 섬 모(Pili, Fimbriae)

섬모는 편모보다 가늘고 짧고 숫자도 많다. 세균이 숙주 조직의 표면에 부착할 때에 작용하며 세

표 1-3 원핵세포와 진핵세포의 구조의 차이

	원핵세포	진핵세포
구축물	세균(리케차, 클라미디아를 포함), 남조(藍藻) 등	조류(藻類), 진균, 원충, 동 · 식물
세포벽	펩티도글리칸을 포함하는 복합체	동물 : 없음 식물 : 있음
세포질막	스테로이드를 함유하지 않음	스테로이드를 함유하며 기능적으로 분화함
핵	핵막 없음 단일 염색체	핵막 있음 복수 염색체, 히스톤
리보솜	70S, 세포질 속	80S, 막에 결합
핵소체	없음	있음
미소관	없음	있음
편모	− 또는 +	− 또는 +
협막	− 또는 +	− 또는 +
미토콘드리아	없음	있음

균은 이 부착부위에서 증식하여 감염을 성립시킨다(정착). 성섬모(sex-pili)는 접합 전달 능력을 가지는 플라스미드에 의해 생산된다. 이것을 통하여 2개의 균이 접합하고 세균 사이에 유전자의 전달이 이루어진다.

(5) 협 막(Capsule, Envelope)

균종에 따라서는 세포벽의 바깥쪽에 다당체로 이루어지는 협막을 갖는 구조가 있다. 협막을 가지는 세균은 호중구(neutrophil) 등의 식세포(phagocyte)에 의한 식작용을 받기 어렵기 때문에 숙주의 방어기구에 저항한다.

(6) 아 포(Spore, Endospore, 포자, 내생포자)

Bacillus 속(탄저균 등)이나, *Clostridium* 속(파상풍균, 보툴리누스균 등)에 속하는 세균은 영양소의 결핍, 온도와 pH 등 부적절한 생존환경 등에서 아포형성(sporulation)이 일어나 자기보존을 하여 수십 년 동안 생존도 가능하다. 아포는 건조, 열과 소독제에 대해서 저항력이 매우 강하며, 100℃에서는 죽지 않고 고압증기멸균 처리(121℃, 15분, 15psi,per square inch)로 비로소 살균된다. 아포는 발육에 적합한 조건이 되면 열, 마모, 산성화나 유리 SH기를 포함하는 화합물 인자 등의 자극에 의해 손상, 자극을 받으면 발아(germination)하여 새로운 영양세포로 바뀐다.

2. 세균의 관찰

인간의 맨눈으로 식별 가능한 것은 직경이 40㎛ 이상의 것이다. 따라서 훨씬 더 미세한 세균을 관찰하기 위해서는 현미경이 필요하다. 또한 살아있는 세포는 특별한 광조건(光條件)을 주지 않으면 보기가 어렵기 때문에 보통은 염색한 후에 현미경을 통하여 관찰을 하게 된다.

1) 염색법

(1) 단염색법

한 가지의 색소를 사용해서 한 번의 조작으로 염색을 한다. 메틸렌 블루(methylene blue), 크리스탈 바이오렛(crystal violet), 푹신(fuchsin) 등의 염기성 색소가 사용된다.

(2) 그람염색법(Hucker 법)

세균을 2번으로 나누어 염색하는 방법으로 가장 중요한 염색법이다. 그람양성균에서는 세포벽 성분과 결합한 크리스탈 바이오렛이 처리된 요오드와 중합체(polymer)를 형성하여 분자량이 커져서 알코올에 의한 탈색이 안되지만, 그람음성균에서는 세포벽에 결합한 크리스탈 바이오렛 색소는 알코올에 의한 탈색이 잘 되고, 대조염색에 의해 염색된다고 생각되고 있다.

■ 그람염색 과정과 관찰 후 판독은 다음과 같다.

① 세균의 도말(塗抹), 건조, 고정

② 크리스탈 바이오렛으로 1분간 염색 후 물로 씻음

③ Gram iodine(요오드)로 1분간 처리

④ Pure ethanol로 약 15~20초 탈색

⑤ Safranin O로 1분간 대조염색

⑥ 물로 씻음, 건조, 현미경으로 검경(檢鏡)

결 과 ― 흑자색(黑紫色) : 그람양성균(G+)

적색(赤色) : 그람음성균(G−)

(3) 특수 염색법

① 항산 염색법(Acid-Fast stain : Ziehl-Neelsen 법) : 결핵균 등과 같이 지질이 많은 세포벽을 갖는 항산균을 염색하는 방법이다.

결 과 ― 적색 또는 분홍색 : 항산균

청색 : 비항산균

② 이염소체(異染小體) 염색법 : 디프테리아균은 세포 내에 1~2개의 이염소체라고 하는 염색상 특유의 과립을 갖는다. 이 염색 방법으로 인두의 위막 등을 검사하여 디프테리아의 진단

에 도움이 되는 중요한 방법이다.

③ 편모 염색법(flagella stain)

④ 협막 염색법(capsule stain)

⑤ 아포 염색법(spore stain)

2) 현미경

(1) 광학현미경

기본구조는 집광기(condenser), 대물렌즈, 접안렌즈로 구성되어 있다.

현미경의 배율은 대물렌즈의 배율에 접안렌즈의 배율을 곱한 수이다. 1㎛ 내외의 세균 세포를 관찰하기 위해서는 1,000배 정도로 그 상을 확대시키지 않으면 안 된다. 이와 같은 고배율하에서의 해상력을 좋게 하기 위해서, 세균이 염색된 슬라이드 글라스와 대물렌즈 사이에 슬라이드 글라스와 굴절률이 같은 기름(송진의 일종 : cedar oil)을 놓고 유침(油浸) 렌즈를 사용하여 관찰한다.

(2) 특수 현미경

① 암시야(暗視野)현미경 : 염색하지 않고 살아있는 체로 세균과 세포를 관찰할 수 있다. 이 현미경은 집광기에 특징이 있는데, 모여진 빛이 대물렌즈에 바로 들어가지 못하고 빛의 중앙부분이 차단되어 측면의 산란된 빛만이 슬라이드 글라스를 비스듬히 통과하여 바깥쪽으로 나온다. 측면의 빛이 세균에 닿으면 난반사된 빛만이 대물렌즈에 들어가게 됨으로써 시야는 검은 배경에 빛나는 균체가 관찰된다.

② 위상차(位相差)현미경 : 염색하지 않은 살아있는 균체를 빛이 통과할 때 주위의 액체와 굴절률이 다르기 때문에 빛의 통과속도에 따른 광파(光波)의 위상에 차이가 생긴다. 이 차(差)를 명암의 차(差)로 바꾸어 눈에 보이도록 한 현미경이다.

③ 형광현미경 : 광원(光源)으로서 자외선만 입사(入射)할 수 있는 여과장치를 붙인 현미경으로, 자외선을 쬐면 형광을 발하는 색소(로다민 및 오라민)로 염색한 시료를 관찰한다. 항체를 형광 색소(플루오레세인 : fluorescein, 이소시안이트 : isocyanate 등)로 표시하는 형광항체법에도 쓰인다.

④ 전자현미경 : 전자선을 가시광선 대신에 사용하고, 전자선을 굴절시키는 전자장을 렌즈 대신에 사용한 현미경이다. 분해능은 2~3Å이기 때문에 세균 세포의 내부구조나 바이러스의 미세구조 관찰이 가능하다.

3. 세균의 분류

미생물(microorganism)은 맨눈으로 보이지 않는 다양한 생물의 총칭으로 본래 분류학상의 용어는 아니다. 이에 비해 세균(bacteria)은 분류학상의 용어로, 속명(屬名)과 종명(種名)을 라틴어로 열거하는 2기명 방식으로 명명된다. 또한 같은 유사성이나 관련을 가지는 군(類緣群)을 정리하여 체계화하는 학문을 분류학(taxanomy)이라 한다.

1) 분류 방법

세균의 분류 방법에는 자연 분류(또는 계통적 분류)와 인위적 분류가 있다. 어느 경우에도 형태학적 성상, 염색성, 생리학적 성상, 생화학적 성상, 유전학적 성상, 혈청학적 성상, 병원성, 항원구조 및 항균제나 파지 감수성 등의 성질이 상호 비교와 분류기준이 된다.

(1) 자연 분류(Natural classification)

계통적 분류(phylogenetic classification)와 같은 뜻이다. 서로 유사 또는 공통의 형질을 계통발생학적 유연(類緣) 관계를 명확하게 해서 분류하는 방법이다.

문(division), 강(class), 목(order), 과(family), 속(genus), 종(species)으로 상부의 분류군으로 통합하여 체계화한다.

(2) 인위적 분류(Artificial classification)

종래의 자연 분류법이 주관적이고, 객관성이 모자라는 결점이 있었기 때문에 이것을 극복하기 위한 분류법으로서 사용되었다. 각 균의 생물학적 성상을 통계학적으로 분석하고, 전체의 상이성으로 분류하는 수치 분류(numerical taxanomy)는 인위적 분류법의 하나이다.

2) 세균의 분류

세균의 분류는 전항에서 서술한 여러 가지 분류기준을 기초로 행해진다. 단일 집락에서 얻은 동일 유전자형을 갖는 균집단과 그 자손(균주 : strain clone)이 단위가 된다.

(1) 수치 분류(Numerical taxanomy)

형태, 염색성, 생화학적 및 생리학적 특징 등 많은 형질을 모두 평등하게 평가하고, 통계적으로 비교 · 검토하고 수치화하여 숫자의 상동성(similarity)을 구해 분류하는 방법이다. 판단, 처리속도가 빠르고 컴퓨터의 도움을 받기 때문에 실제 병원에서 많이 사용되고 있다.

(2) 핵산에 의한 분류

① 구아닌(G) +시토신(C) 함량비 : DNA의 구아닌(G)과 시토신(C)의 양이 전체에서 차지하는 비율(G+C), 즉 몰(mol) %는 균종에 따라 특유의 값을 가지므로, 그 차이에 의해 DNA의 유사성을 판단한다. (G+C) 함량이 다른 균은 상당히 떨어진 것이라고 말할 수 있지만, (G+C) 함량이 동일하더라도 동일 종이라고는 할 수 없다. 이것은 DNA 염기배열이 다르더라도(별종) 전체에 대한 (G+C) 함량이 같아지는 경우도 있기 때문이다.

② DNA-DNA, DNA-RNA 교잡(交雜) 시험 : 두 균주 간의 유연관계를 조사하는 경우에 DNA-DNA 또는 DNA-RNA 교잡시험(hybridization test)을 시행하고, 그 교잡형성률에서 양자 간의 상동성(homology)을 추정하는 방법이다.

③ 리보솜 RNA 염기배열 : 리보솜에 보편적으로 존재하는 5S 및 16S rRNA의 염기배열을 비교해서 유연관계를 추정하는 방법이다. 이 방법에 의해 원핵생물에서 진핵생물에 이르는 계통수(phylogenetic tree)의 작성도 가능하다.

(3) 화학분류(Chemotaxonomy)

세포벽 구성성분, 인지질 조성, 균체의 지방산 조성, 효소의 전기영동이나 펙틴 및 단백질의 아미노산 배열의 상동성 등에 의한 세균상호의 화학적 유사도에 의해 분류하는 방법이다.

(4) 혈청학적 방법(Serological method)

세균 표층 물질이나 부속기(편모, 섬모, O 항원 등)에 대한 특이적 항체를 이용한 응집반응, 침강 반응 및 보체결합 반응 등에 의해 분류가 행해진다. 면역학적 방법(immunological method)이라고도 한다.

제 3 절 세균의 생리

1. 세균의 영양소

세균의 영양대사는 고등생물과 유사하지만 내분비물질은 필요로 하지 않는다. 세균은 성장, 발육을 위해 필요한 영양소를 얻는 방법에 따라 독립영양균(autotroph)과 종속영양균(heterotroph)으로 구분할 수 있다.

1) 독립영양균

독립영양균(autotroph)은 무기질만으로 균체 성분을 스스로 합성하여 증식하는 세균으로서, 공기 중의 질소, 이산화탄소, 탄산염 등으로부터 탄소원과 질소원을 섭취하여 사용한다. 대부분의 비병원균은 독립영양 생활을 한다.

2) 종속영양균

종속영양균(heterotroph)은 독립영양균과 달리 증식에 필요한 탄소원과 질소원 등을 외부로부터 섭취해야 살 수 있는 세균을 말한다. 사람에 질병을 일으키는 병원균들은 대부분 종속영양균이다. 특히 사람 병원균들은 엽록소를 갖고 있지 않으므로, 외부로부터 흡수한 영양분을 산화 또는 발효를 통해 에너지를 획득하는 화학영양균이다.

3) 세균의 영양소

세균의 증식, 발육에 필요한 영양소로는 수분, 탄소원, 질소원, 무기염류 및 성장인자 등이 있다.

(1) 수 분

균체 성분의 75～85%는 수분으로 이루어져 있다.

(2) 탄소원

탄소원은 세균의 주된 에너지원이 되며 균체 성분의 일부를 이룬다. 탄수화물, 지방산 등으로부터 탄소원을 획득한다. 세균별로 각기 다른 탄수화물을 사용하므로 이러한 기질 특이성을 이용하여 세균의 동정(identification)과 분류에 응용할 수 있다.

(3) 질소원

질소원은 균체 단백을 구성하기 위한 필수 영양소이다. 아미노산, 펩톤 등이 주된 질소원으로 사용된다.

(4) 무기염류

핵산, 인지질, ATP, 에너지 대사 조효소 등의 구성요소로 인이 필요하며, 유황함유 아미노산의 합성을 위해 유황도 많이 필요로 한다. 병원균이 병원성을 나타내기 위해서는 많은 양의 철분이 필요하다. 즉, 세균 성장에 10^{-6}M의 철분이 필요하지만 사람 혈청에는 10^{-18}M 밖에 존재하지 않으므로 세균은 능동적으로 철분을 포획하는 siderophore를 가지고 있다. 그 밖에 Mg, K, Na, Ca, Fe, Mn, Co, Zn, Cu, Mo 등이 필요하다.

(5) 성장인자

세균이 증식하기 위해 반드시 필요한 물질이지만 세균 스스로 합성하지 못하고 외부로부터 흡수해서 사용하는 물질을 성장인자라고 한다. 세균에 따라 각각 다른 성장인자를 필요로 하는데, 혈액 요구성을 갖는 *Haemophilus* 균속, 아미노산 요구성을 갖는 *Lactobacillus* 균속 등이 그 예이다.

2. 세균의 대사

생체 내에서 일어나는 모든 생화학 반응을 대사라 한다. 대사과정은 물질을 분해하여 에너지를 발생시키는 이화작용(異化, Catabolism)과 에너지를 사용하여 소분자로부터 세균의 구성성분을 합성하는 동화작용(同化, Anabolism)으로 구분된다. 미생물에 따라 성장에 필요한 물질이 다양하지만 대사과정은 모든 미생물에서 비슷한 경로를 갖는다.

1) 이화작용

주로 탄수화물과 지방의 분해에 의해 ATP 형의 에너지를 획득하는 과정이다. 기질의 인산화 과정과 산화적 인산화 과정을 통해 ADP에 무기인산(Pi)을 결합시켜 고에너지의 ATP를 획득하게 된다. 이화작용은 ATP 생산방법에 따라 발효와 호흡으로 구분할 수 있다.

(1) 발 효

기질적 인산화 과정만으로 ATP를 획득하는 것으로 절대무산소균과 조건산소균에서 일어날 수 있다. 전자전달계가 없이 기질에서 바로 일어난다.

(2) 호 흡

전자전달계를 거치며 산소가 최종 전자수용체로 역할을 하는 산화적 인산화에 의해 에너지를 생산하는 과정이다[산소성(호기성) 호흡]. 산소 이외에 다른 무기물을 이용하는 경우를 무산소성(혐기성) 호흡이라 한다.

2) 동화작용

이화작용을 통해 얻은 에너지를 이용하여 탄수화물, 아미노산, 암모니아, 인산염 등으로부터 세균세포에 필요한 원형질을 합성하는 과정이다.

제 4 절 세균의 증식과 배양

세균의 성장은 세포 크기의 변화에 따르는 수적인 변화를 의미한다. 세균은 발육에 의해 크기가 커지면서 분열하여 수적으로 증가하게 되므로, 세균의 성장이라는 뜻은 세균의 수가 증가하는 것을 말한다.

1. 세균 증식에 필요한 조건

세균이 성장하려면 적절한 영양소 및 환경이 갖추어져야 한다. 세균은 이분열(binary fission) 시간이 짧아 빠른 시간에 많은 수로 증식할 수 있다. 이러한 세균 증식에 필요한 조건을 이해함으로써 식품의 부패나 질병발생을 억제하는데 도움을 얻을 수 있다. 세균 증식에 필요한 조건은 온도, 수소이온 농도, 삼투압 등의 물리적 조건과 수분, 이산화탄소, 산소 등의 화학적 조건으로 구분할 수 있다.

1) 물리적 조건

(1) 온 도

세균 증식에는 적절한 온도가 필요한데 최저 발육온도와 최고 발육온도 사이를 증식가능 온도라고 하며, 증식가능 온도 중 가장 증식하기 좋은 온도를 최적 발육온도라고 한다. 최적 발육온

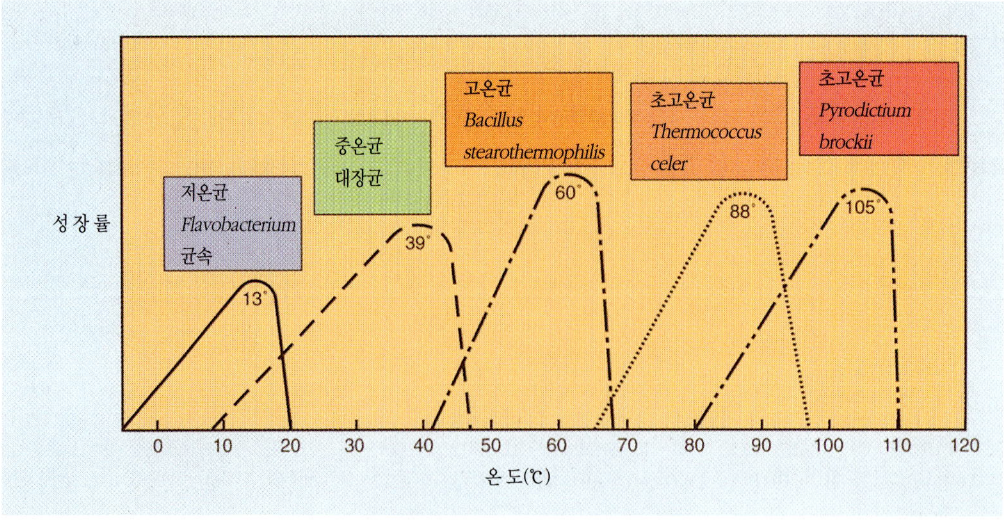

그림 1-5 최적 발육온도에 따른 세균의 분류

도의 범위에 따라 12~18℃의 저온균, 30~37℃의 중온균 그리고 55~70℃의 고온균으로 구분되며 사람 병원균은 중온균에 속한다. 중온균 중에서도 증식가능온도가 30~40℃로 좁은 세균이 있는 반면 포도알균 등은 7℃에서도 증식할 수 있으므로 냉장고에 보관된 물질도 부패될 수 있다는 점을 주의해야 한다(그림 1-5).

(2) 수소이온 농도

적절한 수소이온 농도 역시 세균 증식에 필수적이다. 대부분의 사람 병원균은 최적 수소이온 농도가 사람 체액의 수소이온 농도인 pH 7.2~7.6이지만, 결핵균은 pH 6.4~7.0, 비브리오균은 pH 7.8~8.0 그리고 유산균은 pH 5.5~6.2에서 가장 잘 성장할 수 있다. 사람 위액의 수소이온 농도는 pH 2로 매우 강산이지만 헬리코박터(*Helicobacter*)는 위액 내에서 성장하고 있다.

(3) 삼투압

세균의 세포질은 0.5% 정도의 일정한 삼투압을 갖고 있어 외부의 삼투압 변화에 따라 세균이 죽을 수 있다. 고장액에 세균이 노출되면 세균의 수분이 밖으로 빠져 나가고 세포벽으로부터 세포막이 떨어지며 원형질 분리가 일어난다. 그람양성균에서는 세포막이 파괴되고 그람음성균에서는 세포벽까지 파괴된다. 이러한 원리에 의해 음식물에 소금이나 설탕을 첨가하여 고삼투압 상태로 만들면 세균의 성장을 억제할 수 있다. 일부 세균은 염농도가 높아야 증식하는데, 이를 호염균이라 하며 바닷물에 사는 비브리오균 등이 2~3%의 염농도에서 잘 자란다. 한편, 그람음성균은 튼튼한 세포벽으로 싸여 있기 때문에 저장액에서도 생존하여 성장할 수 있으며, 이로 인해 저삼투압 상태인 순수한 물에서도 수인성 질병을 일으키는 세균이 증식하여 사람에 질병을 일으킬 수 있게 된다.

2) 화학적 조건

(1) 수 분

세균은 세포막을 통해 수용액상태의 영양소가 확산되어 들어가므로 적당한 수분(습도)이 필요하다. 그러므로 수분을 제거하면 세균의 성장을 억제할 수 있다. 분유와 같은 건조상태의 식품에는 세균이 존재하지만 성장이 일어나지 않는 정지상태로 유지되다가 수분이 공급되면 다시 증식한다.

(2) 이산화탄소

대기 중의 이산화탄소 농도는 약 0.03% 이지만 임균, *Campylobacter* 균속은 5~10%의 이산화탄소를 필요로 한다. 과거에는 촛불을 켜고 뚜껑을 닫았을 때 촛불이 꺼지는 상태를 만들어 임균 등을 키웠는데 이를 촛불병(candle jar) 배양법이라고 한다. 현재는 이산화탄소 충진 배양기를 이용한다.

(3) 산 소

성장하는 데 산소를 필요로 하는 세균을 산소균(호기성 세균)이라 한다. 이런 세균은 전자수용체로 산소를 이용하므로 공기나 유리산소가 있는 곳에서만 성장할 수 있다. 이러한 산소가 관여된 반응과정에서 과산화수소(H_2O_2)나 과산소(O_2^-)와 같은 유독물질이 형성되는데, 산소균은 이러한 유독물로부터 자신을 보호하기 위하여 카탈라아제(catalase), 과산소 디스뮤타제(superoxide dismutase), 과산화효소(peroxidase)와 같은 효소를 한 가지 이상 갖고 있다. 반면 이러한 효소를 갖고 있지 않은 세균은 산소가 있는 곳에서 성장할 수 없으므로 무산소균(혐기성 세균)이라 한다.

SUPEROXIDE DISMUTASE (SOD) : $2O_2^- + 2H^+ \rightarrow O_2 + H_2O_2$
CATALASE : $2H_2O_2 \rightarrow 2H_2O + O_2$
PEROXIDASE : $H_2O_2 + NADH + H^+ \rightarrow 2H_2O + NAD^+$

세균 성장에 산소의 필요 여부에 따라 세균을 크게 세 가지로 분류한다.

① 절대산소균(obligate aerobes) : 산소가 반드시 있어야만 성장할 수 있는 균. 결핵균, 녹농균, 백일해균, 디프테리아균 등

② 절대무산소균(obligate anaerobes) : 산소가 있으면 성장할 수 없는 균. *Clostridium* 균속, *Bacteroides* 균속 등

③ 조건산소균(facultative aerobes) : 산소가 있는 경우에는 호흡으로, 산소가 없는 경우에는 발효로 에너지를 얻어 증식하는 균. 대장균, 이질균 등 대부분의 병원균이 여기에 속한다.

2. 세균의 배양

세균을 비롯한 미생물을 포함하여 동 · 식물세포를 적절한 환경조건에서 인공적으로 증식시키는 것을 배양(culture)이라 한다. 배양을 위해서는 적절한 물리적 환경과 화학적 조건을 제공해야 하며, 배양을 위해 영양소 및 물리 · 화학적 조건을 갖춘 것을 배지(media)라 한다. 배지는 멸균 혹은 여과멸균하여 사용한다.

1) 배 지

(1) 배지의 성분

① 고기 추출물(beef extract) : 쇠고기나 물고기의 심근, 간, 근육 등에서 추출하여 농축한 것으로 단백이 많이 함유되어 있다.

② 효모 추출물(yeast extract) : 효모를 자가융해시켜 추출한 것으로 비타민, 무기염류, 아미노

산 등이 많이 함유되어 있다.

③ 펩 톤(peptone) : 카세인, 젤라틴, 콩 단백질, 동물의 근육 등을 단백 분해효소로 가수분해한 것으로, 폴리펩티도, 아미노산 등이 많이 포함되어 있어 질소원으로 공급한다.

④ 우 무(한천, agar) : 우뭇가사리에서 추출한 것으로 배지를 고체로 만들기 위해 사용한다. 우무는 액체배지에 0.5~1.5%로 넣어 100℃ 이상 가열하면 용해되고, 45℃ 이하에서 단단한 겔상태로 된다. 한 번 겔상태가 되면 100℃ 이하에서는 다시 녹지 않으므로 37℃ 이상의 고온에서도 세균을 배양할 수 있다.

⑤ 혈 액 : 세균의 증식을 촉진하거나, 성장에 혈액 속의 철분, NAD 등을 필요로 하는 세균을 배양할 때 또는 적혈구 용해능력을 시험하고자 할 때 일반배지에 혈액을 5~10% 첨가하여 배지를 만든다. 주로 면양, 토끼, 말 혹은 사람 혈액을 사용한다.

(2) 배지의 종류

① 형태에 따른 종류

가. 액체배지 : 우무를 첨가하지 않은 액체상태의 배지로 세균을 증식시키고 성상검사, 대사산물에 대한 실험에 사용한다.

나. 고형배지 : 액체배지에 우무를 첨가하여 고체화시킨 배지를 말한다(그림 1-6).

㉠ 평판배지 : 페트리 접시에 우무가 포함된 배지를 부워 굳힌 것으로 세균의 분리배양, 집락의 관찰, 항생제 감수성 검사 등에 사용된다.

㉡ 시험관배지 : 시험관에 우무가 포함된 배지를 부워 굳힌 것으로, 굳힌 면의 모양에 따라 고층배지, 비탈배지, 반비탈배지로 구분할 수 있다. 주로 세균의 보관과 성상검사에 사용한다.

② 기능에 따른 종류

가. 최소배지 : 세균 성장에 반드시 필요한 무기질과 유기질만을 최소한으로 넣어 만든 것으로, 열악한 배양조건에서 살아남은 세균을 골라내어 사용하고자 할 때 쓰인다. 형질전환용 대장균 JM109 등을 배양할 때 쓰이는 M9 배지 등이 그 예이다.

나. 영양배지 : 세균의 증식에 필요한 영양성분을 고루 함유한 배지로, 일반적인 세균의 분리배양, 증식 및 성상검사에 사용한다. 영양 액체배지, 영양 우무배지, 펩톤 배지 등이 그 예이다.

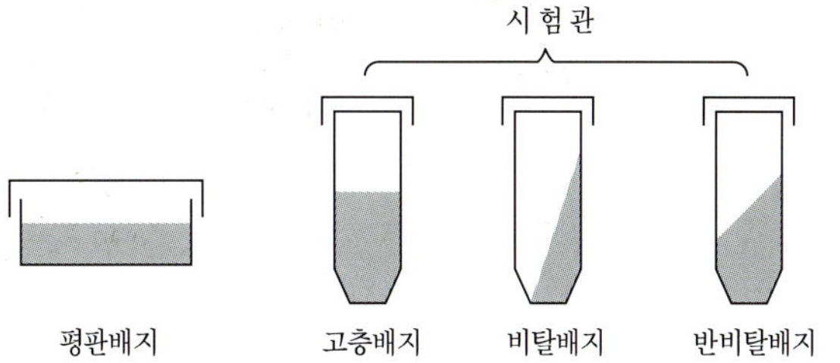

그림 1-6 고형배지의 종류

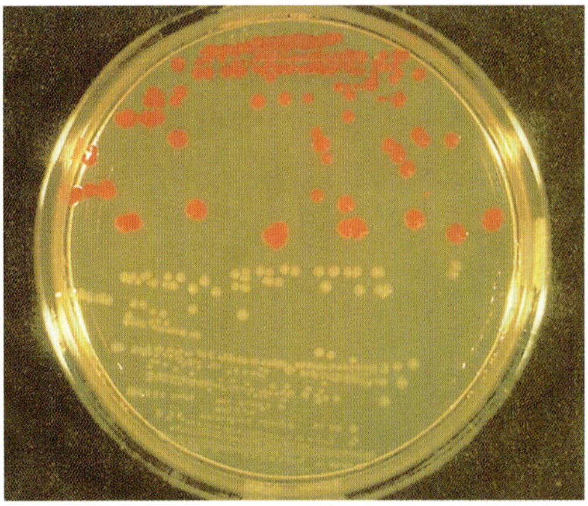

그림 1-7 **멕컨키 배지를 이용한 세균의 감별.** 젖당을 분해하는 세균은 집락이 붉은색으로, 그렇지 않은 세균 집락은 투명한 색으로 나타난다.

다. 선택배지 : 2가지 이상의 세균이 혼합되어 있는 경우 원하는 세균만 자랄 수 있도록 담즙, 항생제 등을 첨가한 배지를 말한다. 살모넬라-쉬겔라 배지 등이 그 예이다.

라. 감별배지 : 주로 배지에 탄수화물을 첨가하여 탄수화물의 분해능을 확인하고자 할 때 사용한다. 이때 탄수화물이 분해되면 산이 생기므로 페놀레드 혹은 뉴트랄 레드와 같은 지시약을 함께 넣어 지시약의 색깔 변화에 따라 세균을 감별하게 된다. 맥컨키 배지, 삼당철분배지, 페놀레드 배지 등이 그 예이다(그림 1-7).

마. 무산소균배지 : 무산소균을 배양하기 위해서는 배지 내에 산소농도를 줄여주어야 한다. LD, Thiglycollate 배지 등이 그 예이다(그림 1-8).

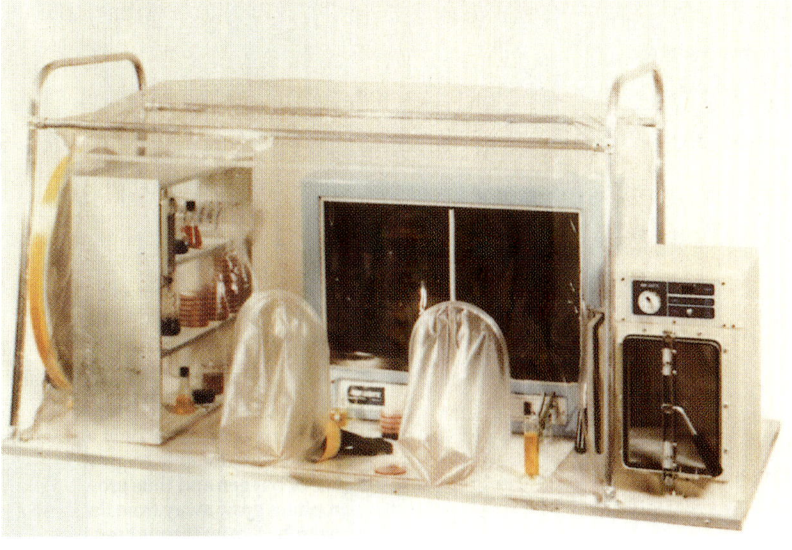

그림 1-8 무산소균 배양장치

2) 세균의 증식곡선

일반적으로 증식(multiplication)은 개체의 수가 증가하는 것을 말하고, 성장(growth)은 개체의 크기가 커지는 것을 말한다. 하지만 단세포 생물인 세균은 성장과 함께 분열하여 증식이 일어나므로 성장과 증식은 같은 의미로 받아들여진다. 즉, 성장이 이루어진 세균은 2개의 같은 크기의 자손 세포를 형성하는 이분열에 의해 증식한다. 증식을 위해서는 염색체의 복제가 선행되어야 하고 세포가 분열하는 동안 세포질막과 세포벽이 안쪽으로 움직여 격벽이 형성되면서 염색체가 분리되어 이분열이 완성된다(그림 1-9).

세균 증식은 이분열법에 의해 이루어지므로 한 번의 분열이 있을 때마다 세균의 수는 2배로 증가한다. 그러므로 활동적인 세균 증식 동안에 세균의 개체수는 2배수로 연속적으로 증가하게 된다. 하나의 세균이 분열하여 2개의 세균이 될 때까지 걸리는 시간을 세대시간이라고 하고, 세대시간은 균종, 배양조건에 따라 다르게 나타난다. 대장균의 세대시간은 20분으로 아주 짧으며, 결핵균은 20시간 정도로 매우 길다. 세대시간이 20분인 대장균은 하나의 세균이 분열을 시작하여 약 10시간이 지나면 2^{30}(약 10억)개의 세균으로 성장할 수 있다. 하지만 실제로 영양물질의 소모, 대사 생성물의 축적 또는 기타 여러 가지 제한적 요소에 의해 증식이 제한되며, 일정 시간 이

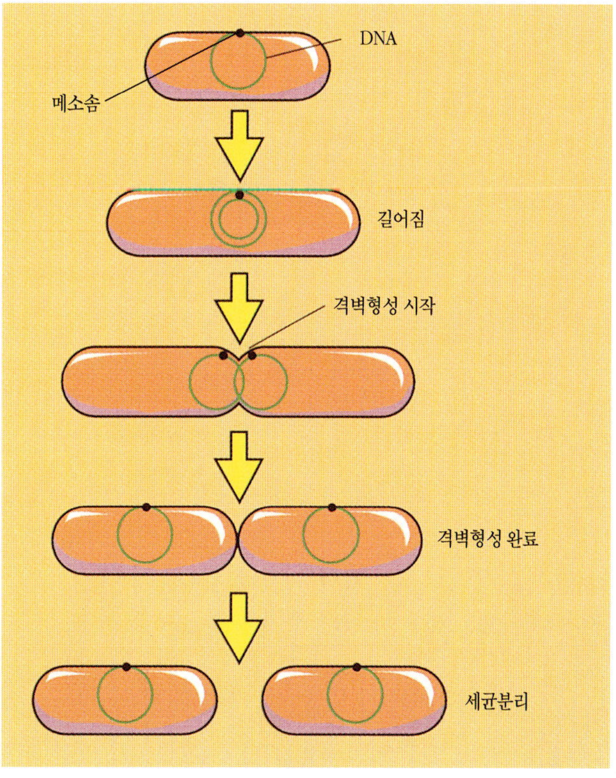

$\rightarrow N = N_0 2^{t/D}$

그림 1-9 세균의 분열

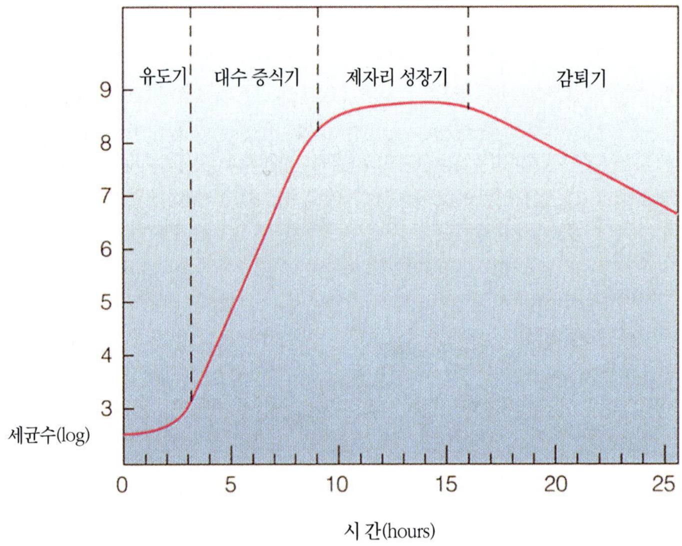

그림 1-10 세균의 증식곡선

후에는 발육이 정지되고 증식하는 세균보다 사멸하는 세균이 증가하게 된다. 세균을 배양기에서 증식시켰을 때 정상적인 증식상태를 시간에 따라 구분하면 유도기, 대수증식기, 제자리 성장기, 감퇴기의 네 단계로 나눌 수 있다(그림 1-10).

(1) 유도기(Lag phase)

세균이 새로운 환경에 적응하고 효소와 RNA의 함량이 증가하고 효소활성이 강해지며 분열을 하기 위해 준비하는 시기이다.

(2) 대수 증식기(Exponential phase)

세균이 지수적으로 왕성하게 일정하게 증식하는 시기로서, 대부분의 유전학 실험은 이 시기를 이용한다.

(3) 제자리 성장기(Stationary phase)

영양소의 결핍과 유해 대사산물이 축적되어 균의 증식속도가 저하되며, 또한 사멸하는 균도 생기게 되어 결과적으로 생균 수가 변하지 않는 시기이다.

(4) 감퇴기(Decline phase)

사멸하는 균수가 증식하는 균수보다 많은 시기이다.

제 5 절 세균의 유전과 분자생물학

세균의 미세구조 및 유전자에 대한 많은 연구가 이루어져 세균도 유전자에 의해 다음 세대로 유전형질이 전달된다는 것이 확인되었고 고등동물도 마찬가지이다. 세균의 유전자 돌연변이와 유전형질의 전달에 의한 항생제 내성의 증가 등이 의학적으로 많은 문제를 일으키고 있다. 이 절에서는 주로 세균 돌연변이와 플라스미드의 전달과정에 대해 설명하도록 하겠다.

1. 염색체와 유전자

세균의 유전물질은 염색체와 염색체 이외의 DNA로 구분할 수 있다.

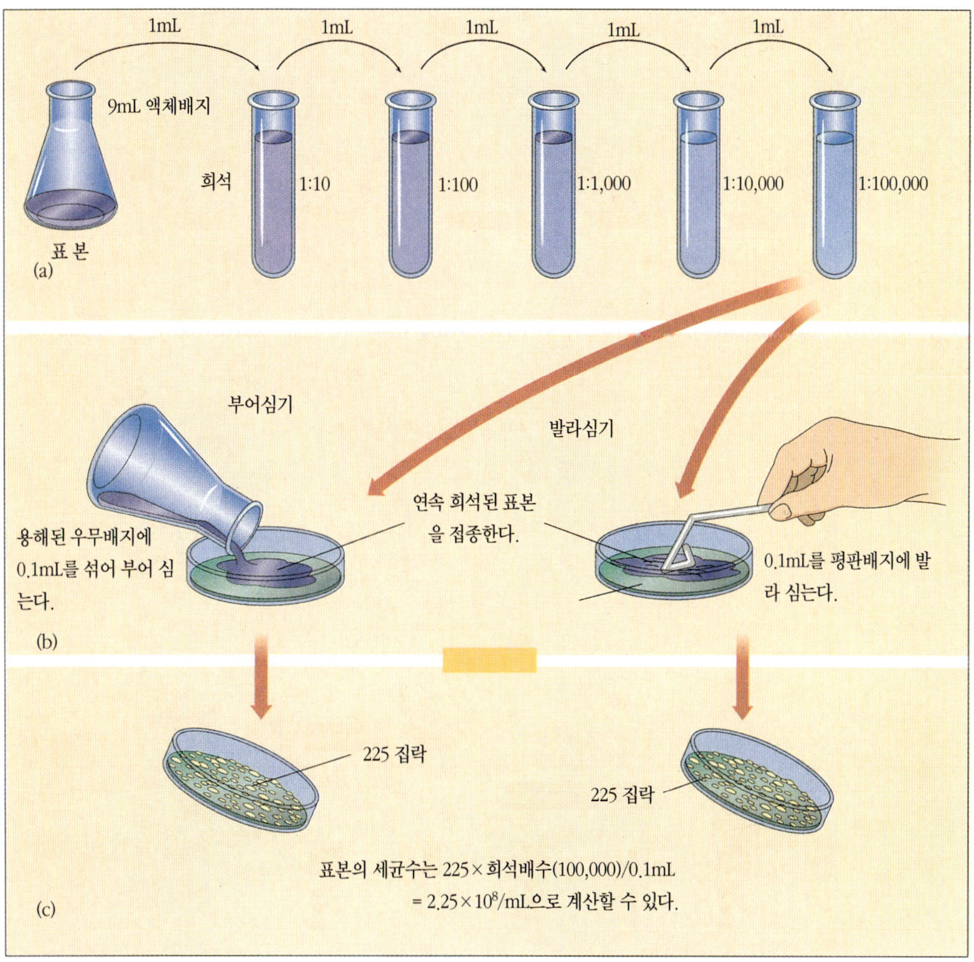

그림 1-11 10배 연속희석법 및 부어심기를 이용한 생균수의 측정

1) 염색체

염색체는 두 줄의 연속적인 DNA로 이루어져 있으며 DNA는 서로 결합하는 뉴클레오티드로 구성되어 있다(그림 1-12, 13). 대장균은 하나의 고리 모양 DNA를 가지고 있으며 약 4백 7십만 개의 염기쌍으로 이루어져 있고, 이들은 약 2천 개의 단백을 발현할 수 있다.

세균의 특성을 규정하는 유전자들의 성상을 유전형(genotype)이라 하며, 유전자에 의해 발현되는 성상을 표현형(phenotype)이라 하는데, 표현형은 환경조건 및 배지상태에 따라 다르게 나타나며 임상진단에 적용할 수 있다.

2) 염색체 이외의 DNA

염색체 이외의 DNA로는 플라스미드(plasmid), 세균 바이러스(Bacteriophage : 파지, phage), 삽입염기서열(transposon) 등이 있다. 이들은 세균 성장에는 필수적이지 않지만 독력, 항생제 내성, 대사활성능 발현 등의 기능을 갖고 있다.

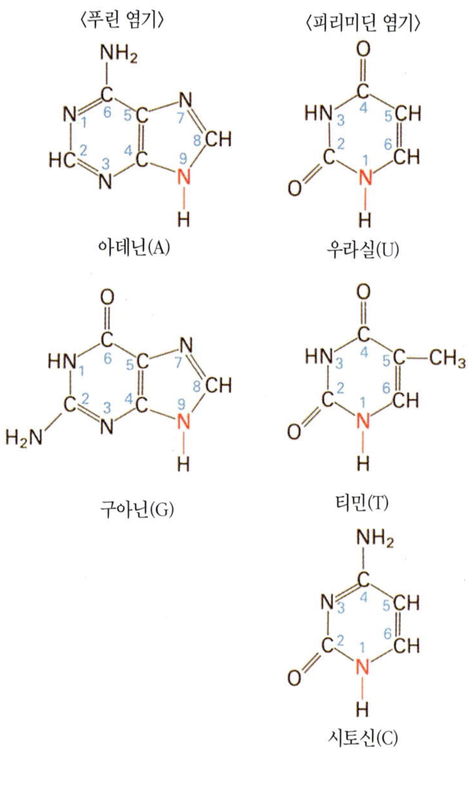

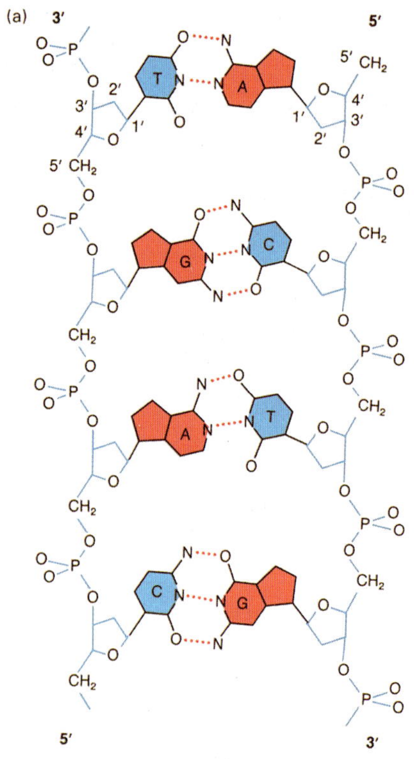

그림 1-12 DNA 구성요소인 푸린과 피리미딘의 구조

그림 1-13 아데닌-티민, 구아닌-시토신 간의 수소결합

표 1-4 플라스미드의 종류

종 류	플라스미드 함유 세균의 예
F 플라스미드	F-factor, *E. coli*, 형질전환
R 플라스미드	세균의 항생제 저항성
Col 플라스미드	G(-)세균끼리 사멸시킴

2. 플라스미드

세균은 고리 모양의 염색체 외에 염색체 크기 1/100 정도의 고리 모양 DNA를 세포질에 갖고 있는 경우가 있다. 이를 플라스미드라고 하며, 플라스미드는 두 가닥 DNA로 이루어져 있고 세균분열과는 독립적으로 복제되어 다음 세대 또는 다른 세균에 전달된다(표 1-4).

1) F 플라스미드(F plasmid)

두 세균 간에 성섬모(sex pili)를 통해 접합이 이루어지도록 하는 플라스미드로, 이 플라스미드를 갖고 있는 세균을 F^+ 세균이라 한다. 세균 접합에 의해 F 플라스미드가 전달되면 그 세균도 F^+ 세균이 되어 다른 세균에 접합할 수 있는 능력을 갖게 된다.

2) R 플라스미드(R plasmid)

항생제의 내성을 나타내는 기능을 갖고 있는 플라스미드로, 페니실린 분해효소(penicillinase)의 기능을 갖는 R 플라스미드가 다른 세균에 전달되면 그 세균도 페니실린에 저항을 나타내게 된다. 많은 항생제 내성 유전자들을 동시에 가지고 있다.

3. 세균에서 유전형질의 전달

1) 접 합(Conjugation)

F^+ 세균에서 성섬모가 길게 나오면 F 플라스미드를 갖고 있지 않는 F^- 세균에 연결통로가 놓여지게 되고 이 통로를 통해 유전물질이 전달되게 된다(그림 1-14, 15). F 플라스미드의 성분 중 통로를 놓는 기능을 가진 부위를 F 인자라 부르는데, 이 F 인자가 세균의 염색체에 들어가 있는 경우 플라스미드의 전달뿐만 아니라 염색체의 일부도 함께 다른 세균에게 전달되는 경우가 있

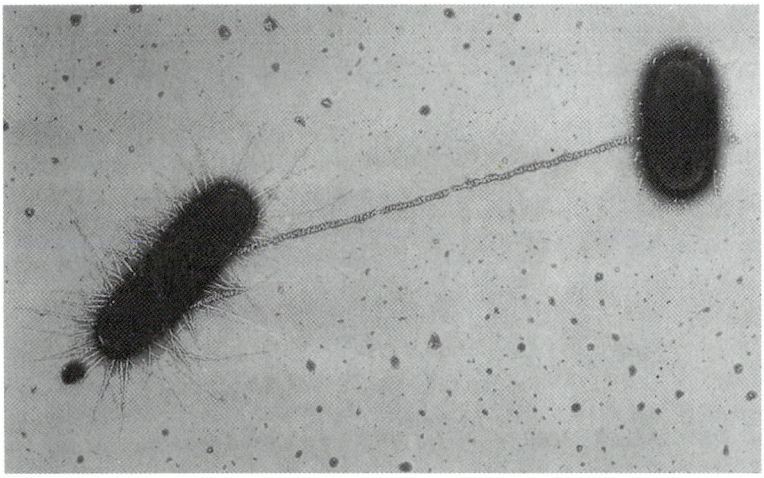

그림 1-14 성섬모에 의한 두 세균 간의 접합

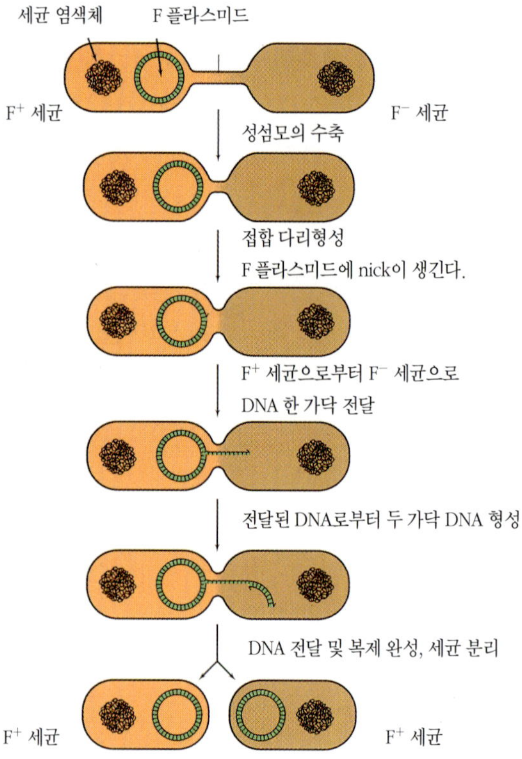

그림 1-15 F 플라스미드가 전달되는 모식도

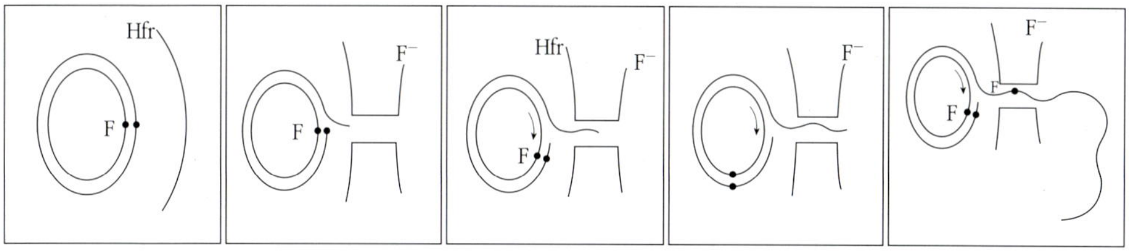

그림 1-16 고빈도 재조합(Hfr)의 모식도

다. 이러한 세균을 Hfr(high-frequency recombination ; 고빈도 재조합) 세균이라고 한다(그림 1-16). 세균 염색체가 모두 전달되는 데 걸리는 시간은 약 100분 정도이다.

2) 형질전환(Transformation)

DNA 자체가 다른 세균으로 전달되는 것으로 1928년 Griffith와 Avery가 폐렴알균의 협막 유전자 전달(S-R variation)을 밝혀 처음으로 알려지게 되었다.

자연상태에서는 세균이 파괴되면서 나오는 DNA 조각이 다른 세균에 그대로 흡수되는 경우 흡수된 DNA의 유전형질이 나타나게 되는데 이를 형질전환이라고 한다. 이를 이용하여 실험실에서 발현시키고자 하는 DNA를 정제하여 세균에 형질전환시킴으로써 형질전환된 세균을 대량 배양하여 유전자를 발현시키거나 DNA를 생산할 수 있다.

3) 형질도입(Transduction)

세균에 감염되는 바이러스를 박테리오파지라고 하며 약칭하여 파지라고도 한다. 형질도입은

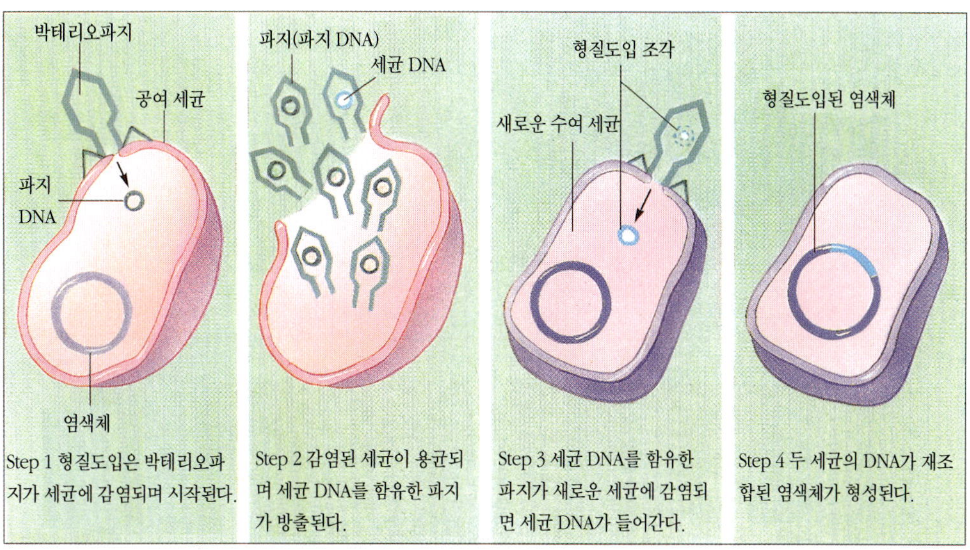

그림 1-17 형질도입 과정

파지에 의한 유전자의 전달과정을 말한다. 파지가 세균에 감염되면 파지 DNA가 세균 염색체에 끼어들게 되고 파지의 증식에 따라 파지 DNA 주변의 세균 유전자가 같이 증식되어 배출된다. 세균 유전자를 함유하고 있는 파지가 다른 세균에 감염되면 갖고 있던 세균의 유전자가 새롭게 감염된 세균에 전달되게 된다(그림 1-17).

4. 세균의 유전자 변이와 재조합

1) 돌연변이(Mutation)

DNA의 복제가 일어날 때 1×10^{-6}의 빈도로 자연적으로 돌연변이가 일어난다. 돌연변이는 변이가 일어나는 부위가 1개의 염기에만 해당되는 점변이(point mutation)와 큰 부위가 변화하는 삽입, 결손, 자리바꿈(역위), 자리옮김(전좌) 등으로 구분할 수 있다.

(1) 염기 치환

염기 하나가 다른 염기로 대치되는 것을 말한다. 세 개의 염기가 하나의 아미노산을 만들게 되는데, 염기가 변환되어 아미노산이 변하게 되는 것을 missense 변이라 하고, 염기가 변환되어

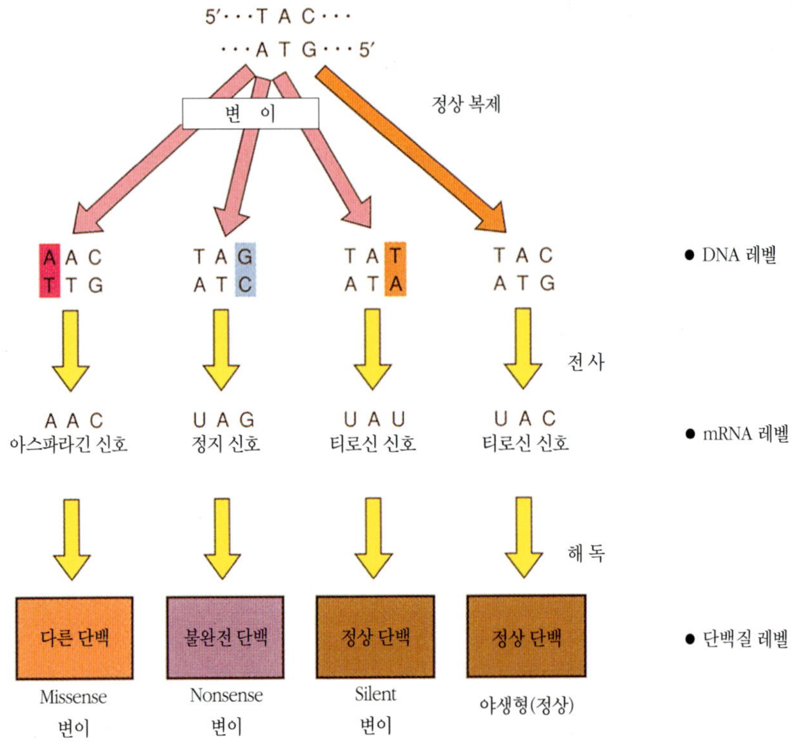

그림 1-18 염기 치환

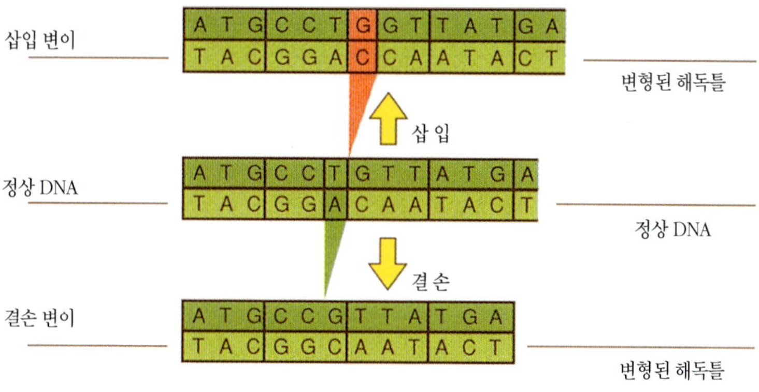

그림 1-19 Frame shift 변이

UGA, UAA, UAG의 정지서열이 형성되어 아미노산 합성이 중간에 중단되는 경우를 nonsense 변이라고 한다(그림 1-18).

(2) Frame shift 변이

하나 또는 그 이상의 염기가 새롭게 끼어들거나 빠져나가는 변이로, 3의 배수로 변이된 경우에는 변이된 부위만 영향을 받지만 그렇지 않은 경우에는 변이가 일어난 뒷부분의 아미노산이 전부 바뀌게 된다(그림 1-19). 일정한 크기의 유전자가 이곳저곳으로 삽입되어 옮겨 다닐 수 있는데 이를 삽입염기서열(transposon)이라 한다(그림 1-20).

2) 돌연변이원(Mutagen)

(1) 화학물질

① 알킬화제 : DNA 염기에 작용하여 수소결합을 변화시켜 다른 염기와 결합되어 돌연변이가 생긴다.

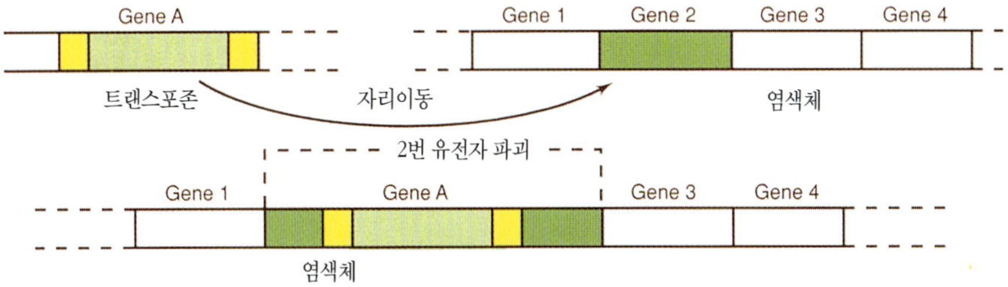

그림 1-20 **삽입 염기서열의 자리이동.** 삽입 유전자가 복제되어 2번 유전자 사이로 들어가면 2번 유전자는 파괴되고 A 유전자가 발현되게 된다.

염기 유사체	정상 염기	돌연변이 결과
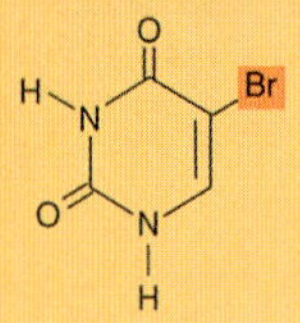 (a) 5-브로모우라실	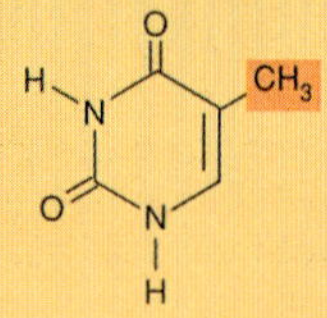 티 민	5-브로모우라실은 티민 대신 삽입되고 구아닌과 결합하게 된다.
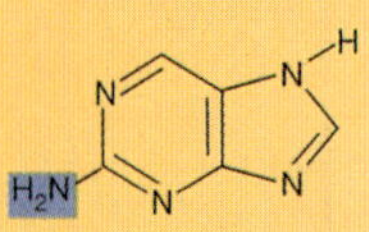 (b) 2-아미노푸린	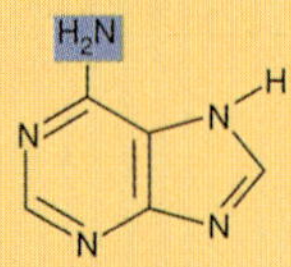 아데닌	2-아미노푸린은 아데닌 대신 삽입되고 시토신과 결합하게 된다.

그림 1-21 염기 유사체에 의한 돌연변이의 발생

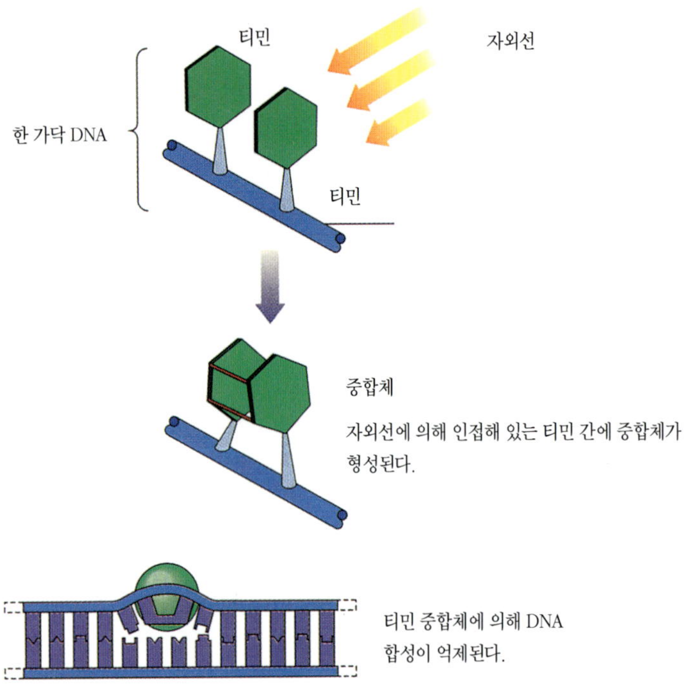

그림 1-22 자외선에 의한 티민 중합체의 형성

② 염기 유사체 : 정상적인 DNA 염기와 유사한 형태의 다른 물질이 흡수되어 다른 염기와의 결합을 유도한다. 5-브로모우라실은 keto형일 때 티민과 유사한 형태를 가지므로 티민 대신에 아데닌과 결합하고, 이어지는 복제 때 대치된 5-브로모우라실은 수소결합능이 떨어지므로 아데닌과 결합하지 못하고 구아닌과 결합하게 되어 AT 염기쌍을 GC 염기쌍으로 전환시킨다(그림 1-21).

③ acridine 색소 : DNA 염기 사이에 들어가 염기간 거리를 넓힘으로써 frame shift 변이를 일으킨다.

(2) X-선, 자외선

① X-선 : 고에너지로 인해 DNA의 이온결합을 파괴하고 자유라디칼을 만들어 DNA 염기를 파괴한다.

② 자외선 : 인접한 피리미딘 염기를 중합시켜 피리미딘 중합체를 형성한다. 이어지는 복제 때 중합체 부위에서 착오가 일어나 변이를 일으킨다. 가장 높은 변이효과는 265nm의 자외선에서 관찰할 수 있다. 이러한 원리를 이용하여 자외선을 이용한 세균의 살균을 유도할 수 있다(그림 1-22). 피부암도 일으킬 수 있다.

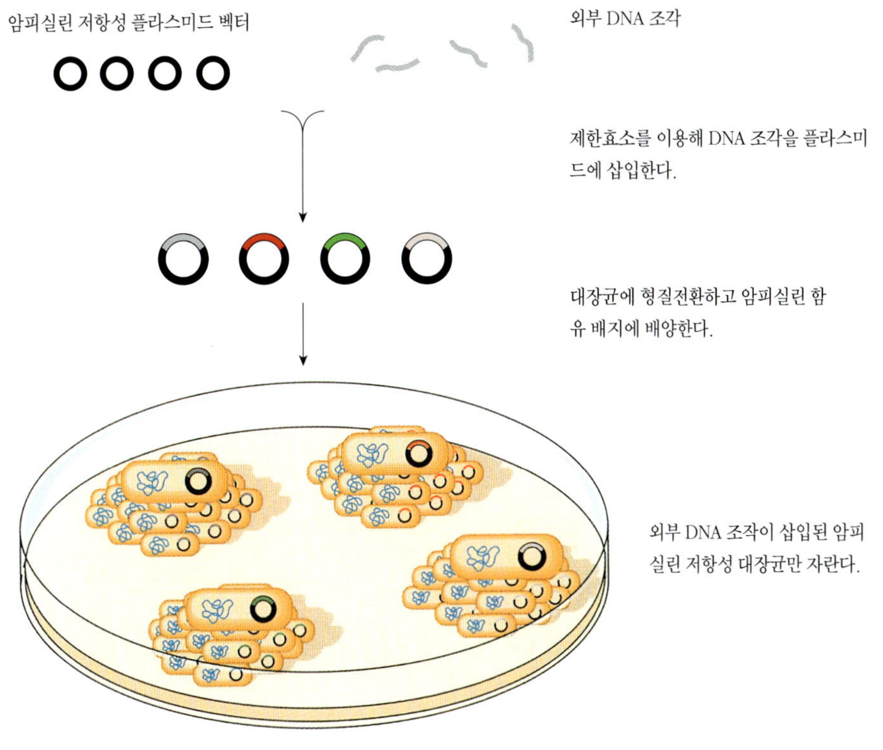

그림 1-23 **유전자 조작의 기본 단계.** 외부 DNA를 제한효소로 잘라 발현 벡터에 삽입한 다음 대장균에 형질전환시켜 원하는 단백을 발현시키거나 DNA를 대량 생산한다.

3) 돌연변이의 응용

변이 결과 합성된 단백이 특정 조건에서만 기능을 나타내고 그렇지 않은 경우에는 세균을 죽이는 경우를 조건치사 돌연변이라고 한다. 예를 들면, 인플루엔자 바이러스에 변이를 일으켜 32℃ 에서만 성장하고 37℃ 에서는 사멸하도록 조작을 한다. 조작된 인플루엔자 바이러스를 사람에 감염시키면, 온도가 낮은 코에서만 성장하고 온도가 높은 허파에는 바이러스가 침입하지 못하게 된다. 따라서 코 주변에서 성장하는 바이러스는 사람에 면역능을 유도하지만 독감은 일으키지 못하여 예방접종의 효과를 얻을 수 있다.

5. 유전자 조작(Molecular cloning)

항생제 내성을 갖는 플라스미드(벡터)에, 목적하는 외부 DNA 조각을 제한효소를 이용하여 삽입한 다음 대장균에 형질전환을 시킨다. 대장균 중 형질전환된 세균은 항생제가 포함되어 있는 배지에서 성장할 수 있지만 그렇지 않은 대장균은 자라지 못한다. 그러므로 형질전환된 대장균을 선택해서 배양하면 목적하는 DNA를 대량으로 생산할 수 있다(그림 1-23). 이어서 대량 생산된 유전자 DNA를 발현시키면, 성장 호르몬, 인슐린, 백신 등을 대량 생산할 수 있다.

제 6 절 세균의 소독과 멸균

멸균과 소독은 감염 예방을 위하여 대단히 중요한 요소이다. 간호사들은 그들의 환자를 효과적이고 안전하게 간호하기 위하여 멸균과 소독의 원리를 이해하여야 한다. 간호업무에서 소독 또는 멸균법을 직접 시행하거나 이 방법으로 처리된 의료물품들을 다루는 일이 흔하므로 간호학을 전공하는 사람들은 이 분야에 정통할 필요가 있다.

1. 소독과 멸균의 정의

멸균(sterilization)은 화학적 또는 물리적 방법을 이용하여 모든 형태의 생명체를 제거하는 것으로, 병원성 미생물뿐만 아니라 비병원성 미생물도 모두 제거된다. 따라서 대상으로 하는 물체의 표면과 내부를 무균(aseptic)상태로 만들게 된다. 예를 들어, 수술실에서 사용하는 각종 기구와 수술복의 처리에 이 방법을 이용한다. 반면, 소독(disinfection)은 비교적 가벼운 방법(주로 화학적 방법)을 이용하여 병원성 미생물을 제거하는 방법으로 병원균의 전파력 또는 감염력을 낮추는 역할을 한다.

한편, 방부제(antiseptics)는 병원균을 제거하기 위해 살아있는 조직을 대상으로 사용되는 화학물질(피부 화학소독제)을 의미한다. 예로서 주사하기 전 알코올 스펀지로 피부를 닦아내는 작업이 이에 해당된다.

2. 소독과 소독제

1) 피부 소독

우리 몸에는 정상적으로 수많은 세균들(정상 균무리, normal flora)이 존재하고 있다. 경우에 따라서는 환자 간호를 담당하는 의료종사자의 정상 세균이 환자에게 감염되는 이른바 병원감염(hospital infection)이 일어나기도 한다.

따라서 적절한 소독제를 이용하여 손을 씻는 일은 환자 간호에 있어서 필수적이라고 할 수 있다. 이와 같이 피부에 있는 미생물 수를 줄이기 위하여 피부 소독제를 사용하는 조작을 소독이라고 한다. 따라서 적절한 피부 소독제를 이용하여 환자의 피부를 소독하거나 환자를 다루기 전에 의료종사자의 손을 씻는다면 모든 균을 완전히 제거하지는 못하더라도 병원감염을 낮출 수 있을 정도로 균의 수를 현저히 줄일 수 있다.

표 1-5에 미국 식품의약품 안전청(Food & Drug Administration ; FDA)에서 정한 피부 소독제의 분류기준을 제시하였다. 아직까지 우리나라에는 이와 같은 지침이 없으므로 이 표는 적절한 피부 소독제를 선택할 수 있는 기준이 될 수 있다. 병원성 미생물이 소독제에 저항하는 순위는 표 1-6에 기술하였다. 표에서 제시한 바와 같이 아포형성균 이외의 미생물은 소독으로 제거할 수 있으므로 적절한 소독제를 선택하면 임상 감염을 현저히 낮출 수 있다.

(1) 피부 소독제(방부제)의 종류

① 알코올 : 알코올은 세균 세포의 단백질을 변성시켜 소독 효과를 나타낸다. 또한 작용시간이 빠르고 광범위한 활성을 나타낼 뿐만 아니라 값이 싼 장점을 지니고 있다. 보통 70% 에탄올(ethyl alcohol)이 사용되고 있으며, 70~90% 이소프로필 알코올(isopropyl alcohol)도 이용된다. 알코올의 단점으로는 피부를 건조시킨다는 점을 들 수 있다. 그리고 혈액이나 체액과 같은 유기물질 또는 오물이 존재할 때에는 그 효과가 감소된다. 또한 가연성을 지니고 있기 때문에 수술실에서의 사용은 특별한 주의가 필요하다. 알코올은 정맥주사나 약물 투여 전의 피부 소독제로 사용될 뿐만 아니라 손 세척용 소독제의 활성 성분으로도 이용된다.

② 요오드와 요오드 화합물 : 요오드(iodine)는 알코올과 더불어 가장 일반적인 소독제로 널리 사용되고 있다. 요오드의 장점은 반응속도가 빠르고 값이 싸다는 점이다. 그러나 피부에 자극을 줄 수 있고 자주빛의 착색을 초래하기도 하여 오늘날에는 주로 요오드 화합물(iodophore) 형태로 사용되고 있다. 요오드 화합물은 항균력을 지닌 활성 유리 요오드를 서

표 1-5 미국 식품의약품 안전청의 피부 소독제(방부제) 지침

피부 소독 방법	설 명
항균 비누 이용	피부에 정상적으로 존재하는 세균들을 제거할 수 있는 성분이 포함된 비누이어야 한다.
의료종사자 손 씻기	광범위한 작용범위를 지니고 있는 피부소독제로서, 작용이 빠르고 자극적이지 않고 자주 사용할 수 있어야 한다.
수술 전 환자 피부 처치	광범위하고 빨리 작용하는 피부 소독제로서, 정상 피부에 존재하는 세균의 숫자를 유의하게 감소시키는 항균물질이 포함되어야 한다.
피부소독	비자극적인 물질로서 피부감염증을 예방할 수 있는 항균 성분이 포함되어야 한다.
피부 상처 세척	작은 피부 표면의 상처로부터 이물질을 제거하는 데 사용되는 비자극적인 피부 소독제로서 항균물질이 포함될 수도 있지만, 피부 상처 회복을 더디게 해서는 안 된다.
피부 상처 보호	깨끗하고 작은 피부 상처에 사용되는 항균성분이 포함된 비자극적인 피부 소독제로서 물리·화학적 장벽을 형성하여 방어기능을 하지만, 회복을 더디게 하거나 미생물의 증식을 조장해서는 안 된다.
수술전 손 세척	광범위하고 작용시간이 빠르며 지속적이고 비자극적인 피부 소독제로서 정상 피부에 존재하는 세균 숫자를 유의하게 감소시킬 수 있는 항균물질이 포함되어야 한다.

▶ 출처 : Soule BM, Larson EL, Preston GA, Infection and Nursing Practice: Prevention and Control, Mosby, 1994

표 1-6 병원성 미생물이 소독제에 저항하는 정도

작용 정도	미 생 물	예
최고의 저항성 (소독제로 제거할 수 없음)	아포형성 세균	*Clostridium, Bacillus*
약간 높은 저항성	결핵균	*Mycobacterium tuberculosis*
중등도 저항성	지질막이 없는 바이러스	아데노 바이러스
중등도 저항성	곰팡이균(진균)	칸디다(*Candida albicans*)
낮은 저항성	일반적인 병원성 세균 (영양형, vegetative form)	황색포도알균, 대장균
매우 낮은 저항성	지질막이 있는 바이러스	B형간염 바이러스, AIDS 바이러스

서히 방출시키는 화학 매개물질과 요오드를 결합시킨 것이다. 그러나 손상된 피부나 조직에 사용할 때 흡수되어 상처 치유를 방해할 수 있고, 유기물질(혈액이나 체액)이 존재할 경우 효력이 떨어진다. 이와 같은 단점에도 불구하고 수술전 손 세척뿐만 아니라 수술 절개 전 단계의 피부 소독 등에 광범위하게 사용되고 있다. 참고로 이 소독제는 베타딘(Betadine®), 포타딘(Potadine®) 또는 포비돈(Povidone®)이라는 상품명으로도 알려져 있다.

③ 과산화수소(hydrogen peroxide) : 3% 수용액에서 과산화수소수는 독성이 없는 아주 약한 소독제이다. 이 소독제는 산화작용에 의하여 세균을 제거시킨다. 임상에서는 주로 상처를 깨끗이 하는 데 사용된다.

④ 클로르헥시딘(chlorhexidine) 제제 : 이 소독제는 피부에서 6시간까지 활성이 유지되며 상처 치유를 지연시키지 않는 장점이 있다. 그러나 비누 또는 물에 포함되어 있는 각종 미네랄에 의해 활성이 감소되는 단점이 있을 뿐만 아니라 눈에 들어갈 경우 각막염을 일으킬 수 있다. 현재 이 소독제는 4% 용액 상태의 피부 소독제로 널리 사용되고 있으며, 비누에 소독제 성분으로 포함되기도 한다.

⑤ 클로록시레놀(chloroxylenol) : 이 소독제는 다른 피부 소독제(예 : 클로르헥시딘 또는 요오드 화합물)에 비하여 느리게 작용하지만, 유기물질에 의한 영향을 적게 받는다. 손 세척용으로 사용되는 상품에 1.5~3.5% 농도로 함유되어 있다.

(2) 수술전 손 세척

흔히 피부에 일시적으로 존재하는 병원균을 물리적으로 제거하고자 할 때는 일반 비누를 이용한다. 그러나 세균무리 수를 확실하게 감소시켜야 할 때는 소독제가 필요하다. 만약, 손이 유기물(혈액이나 체액) 등에 의하여 더럽혀졌을 때에는 최소한 10초 이상 씻어야만 한다. 수술전 손 세척은 보통 2~5분을 권장하고 있다. 또한 병원균을 제거하기 위해서는 흐르는 물로 헹구어 내야함은 물론 수도꼭지 등과의 접촉에 의한 재오염을 방지해야만 한다.

표 1-7 소독비누 사용에 대한 일반 지침

- 침습적인 시술과정을 수행하기 전
- 혈액, 체액, 점막을 다루기 전과 후
- 수술 보조 행위 전과 후
- 면역기능이 떨어진 환자와 접촉하기 전
- 환자의 오염된 부위를 만지고 난 후 깨끗한 부위로 이동하기 전
- 환자를 처치한 뒤 장갑을 제거할 때
- 혈액 또는 체액으로 오염되었을지 모르는 물건과 접촉한 후
- 고위험도 상황에서 환자와 접촉할 때(예: 개방된 피부 상처 또는 삽입 장비를 지닌 환자)

▶ 출처 : Garner JS, Favdero MS. Guidelines for the Prevention and Control of Nosocomial Infections: Guidelines for Handwashing and Hospital Environmental Control. Centers for Disease Control,1985

표 1-7은 미국 질병관리센터(Centers for Disease Control ; CDC)에서 제시한 소독비누 사용에 대한 지침서이다. 손 세척은 감염 예방을 위해 가장 효과적이고 쉬운 방법 중의 하나이다. 따라서 간호업무 종사자들은 효과적인 손 세척 습관을 갖는 것이 매우 중요하다.

(3) 수술시의 피부 처치

피부 소독제(방부제)의 목적은 침습적 또는 외과적 처치과정에서 환자의 피부에 존재하는 병원균이 절개부위를 통하여 내부로 들어가지 않도록 하고, 미생물의 숫자를 최대한도로 감소시켜야만 한다. 유기물을 제거하기 위하여 클로르헥시딘 등을 이용하여 조직의 잔해와 유기물질을 깨끗하게 제거한 후, 알코올, 요오드 화합물 등으로 피부를 소독한다. 표 1-8은 피부 소독제의 작용범위를 나타낸 것이니 참고하기 바란다.

표 1-8 병원성 미생물이 소독제에 저항하는 정도

소독제 종류	그람양성균	그람음성균	결핵균	곰팡이	바이러스	잔존 효과[1]
알코올	대단히 좋음	대단히 좋음	좋음	좋음	좋음	없음
요오드 화합물	대단히 좋음	좋음	좋음	좋음	좋음	매우 낮음
클로르헥시딘	대단히 좋음	좋음	나쁨	보통	좋음	대단히 높음
클로록시레놀	좋음	보통	보통	보통	보통	높음

1) 피부 소독제가 마르고 난 후 미생물에 작용하는 효과

2) 기구 소독

소독제 중에는 사용자에게 독성(예: 피부병)을 나타내는 것들이 많아 소독제 사용 시의 주의사항도 반드시 알고 있어야 한다. 아래 기술한 각종 화학 소독제들은 환경 소독에도 이용될 수 있으며, 마찬가지로 환경 소독법에 이용되는 방법들 중 일부는 기구 소독에 사용되기도 한다.

(1) 글루타르알데히드

이 소독제는 주로 2% 용액으로 사용되고 있다. 이 용액에 의료기구를 수시간 동안 담궈 두면 아포까지 죽일 수 있을 정도로 높은 살균력을 지닌 기구 소독제이다. 그러나 오래 담궈 두면 물품에 손상을 줄 수 있으므로 짧은 시간동안 작용시킨다. 글루타르알데히드(glutaraldehyde) 처리 후에는 대상물에서 이 소독제를 깨끗하게 닦아내야 한다. 이 소독제는 내시경, 마취기구 등의 소독에 광범위하게 이용되고 있다. 그러나 피부와 점막에 자극을 유발할 수 있으므로, 반드시 장갑을 착용한 상태에서 환기가 잘 되는 장소에서 취급해야 한다.

(2) 포름알데히드

이 물질은 높은 수준의 소독제이나 조직 독성과 발암성 때문에 최근 그 사용빈도가 줄고 있다.

37% 포름알데히드(formaldehyde)를 포함하는 수용액(포르말린, formalin) 또는 91~99% 포름알데히드를 포함하는 파라포름알데히드 형태로 사용된다. 일반적으로 0.2~0.4% 포르말린은 백신을 만들거나 바이러스를 제거할 때 이용된다. 한편 기체 상태의 포름알데히드는 방, 빌딩, 직물 등의 소독에 이용되고 있다.

(3) 자비소독

이 방법은 소독할 기구를 물로 끓이는 방법이다. 매우 경제적이며 독성이 없고 화학적 잔유물을 남기지 않는다는 장점이 있으나 아포까지 제거할 수는 없다. 즉, 아포를 형성하지 않는 보통의 병원성 세균들은 60℃의 습열에서 30분, 황색포도알균 등은 60℃에서 60분 이상, 병원성 세균 또는 곰팡이의 발육형(vegetative form)은 80℃에서 10분 정도의 습열을 가하면 파괴된다. 그러나 식중독을 일으키는 *Clostridium botulinum*의 아포들은 100℃에서 5시간 30분 이상이 소요된다.

(4) 저온살균법

저온살균법(pasteurization)은 약 60~65℃로 가열하여 병원성 세균을 제거하는 방법이다. 이 방법은 원래 파스퇴르(Pasteur)에 의해 고안된 것으로 오늘날에는 우유에 포함된 감염성 세균 제거, 세균 백신의 제조, 또한 청량음료와 음식물 제조의 기본적인 살균법으로 응용되고 있다.

(5) 초음파(Ultrasonic)를 이용한 세척법

액체 속으로 강도가 높은 음파(초음파)가 통과할 때 이 액체 내부에는 공동(cavity)이 형성된 후, 매우 높은 압력과 함께 빠른 속도로 터진다. 동시에 용해되어 있는 산소로부터 과산화수소가 생성된다. 이 원리를 이용하여 의료기구 표면과 내부를 소독하는 방식으로, 경우에 따라서는 액체 속에 앞서 기술한 각종 소독제를 넣어 사용하기도 한다.

3) 환경 소독

간호업무에서 환경 소독은 주로 환자를 다루는 주변 환경의 표면 또는 기구에 있는 유기물(혈액, 체액 등)과 병원균의 숫자를 감소시키는 것이 주목적이다. 병원에서는 환자 침대 주변, 수술실, 신생아실, 중환자실 등의 장소를 소독하는 것이 중요하다.

(1) 산화 소독제

산화 소독제(oxidizing agents)는 세균 세포 내의 각종 효소를 비롯한 단백질의 $-SH$ 기를 산화된 $S-S$ 형태로 전환시키는 역할을 한다. 그 결과 각종 효소반응이 제대로 수행되지 못해 결국 세균 세포가 제거된다. 이에 속하는 종류로 염소(chloride), 과산화수소(hydrogen peroxide), 요오드(iodine)와 요오드 화합물 등이 있다.

① 염 소 : 염소(chloride)는 환경 소독에 널리 사용되고 있다. 염소 소독제로는 염소 자체뿐만

아니라 차아염소산염(hypochlorite) 등이 있다. 유리 염소는 식수 및 수영장 물의 소독에 이용된다. 또한 차아염소산염은 가정과 병원, 식당, 공공 건물 등의 소독제로 널리 이용되고 있는데, 가정에서 흔히 사용되는 표백제에는 0.5% sodium hypochlorite가 포함되어 있다.

② 과산화수소(hydrogen peroxide) : 피부 소독제에서 기술한 대로 3% 수용액은 상처 소독에 이용되지만, 환경 소독에서는 소프트 렌즈 소독 등에 사용된다.

(2) 페놀 화합물

페놀(석탄산, phenol)은 역사적으로 가장 오래된 소독제 중의 하나이다. 페놀 용액은 유기물질이 존재해도 효과적으로 작용한다. 그러나 부식성과 독성이 높을 뿐만 아니라 신생아 과빌리루빈혈증과 환경오염의 원인이 될 수 있어 좋은 소독제는 아니다. 따라서 크레졸(cresol)과 헥사클로르펜(hexachlorophene)과 같은 페놀 유도체가 이용되어 왔으나, 최근 사용빈도는 점차 줄어들고 있다.

(3) 자외선(Ultraviolet) 소독

자외선 중 가장 효과적인 살균 파장은 240∼280nm이며 최적 파장은 260nm이다. 자외선은 미생물의 DNA 기능을 방해함으로써 소독작용을 나타낸다. 그러나 X-선 또는 γ-선과 같은 전리방사선에 비하여 투과력이 매우 낮다. 따라서 자외선은 주로 병원성 균의 공기 전염을 방지하는 기능, 즉 수술실과 같은 밀폐된 장소의 공기소독에 사용된다.

(4) 여 과(Filtering)

이 방법은 매우 작은 구멍이 있는 여과막(filter)을 이용하여 균을 제거하는 방법이다. 즉, 구멍의 크기보다 큰 입자들이 여과막 표면에 걸려서 빠져나가지 못한다는 점을 이용한 것이다. 주로 열에 파괴되기 쉬운 용액에 포함된 균을 제거하는 방법으로 사용되고 있으며, 수술실과 같은 밀폐된 곳의 공기를 정화할 목적으로도 이용된다.

4) 화학 소독제의 평가

소독제의 활성도는 페놀을 기준으로 한 상대적인 수치로 표시한다. 이것을 페놀계수 또는 석탄산계수(phenol coefficient)라고 한다. 이 수치는 특정한 시간 내에 세균을 파괴할 수 있는 페놀의 최소 농도에 대해 동일한 결과를 나타낼 수 있는 소독제의 최소 희석농도비로 표기한 것이다.

3. 멸 균

멸균은 모든 미생물을 완전히 제거하는 방법을 말한다. 균이 없는 인체 내부조직, 혈관 등과 접촉하는 의료기구와 물품들은 균이 완전히 제거되어 있어야 한다. 따라서 수술도구, 인체 삽입기구, 주사바늘 등은 반드시 멸균 처리되어야 한다는 점을 명심해야 한다. 아래는 각종 멸균방법과 대상 물품의 멸균상태를 확인하는 방법에 대해 간단히 기술하였다.

1) 건열멸균

이 방법은 수증기를 이용한 습열멸균보다 더 높은 온도와 시간이 필요하다. 따라서 아포를 포함한 모든 미생물을 제거하기 위해서는 180℃에서 2시간 이상의 시간이 소요된다.

건열멸균(dry heat)은 수증기가 스며들지 않는 기름과 같은 물질과 유리도구의 멸균에 이용된다. 이 방법 중에는 병원성 미생물에 오염된 의류, 객담, 쓰레기 등을 불에 태워 완전히 멸균시키는 소각법도 있다.

2) 습열멸균

증기를 이용한 습열멸균(moist heat)은 매우 효과적이고 시간이 덜 소요되는 방법으로 병원에서 자주 이용된다. 이 멸균방법은 고압증기멸균기(autoclave)를 이용하는데, 흔히 고압증기멸균법(autoclaving)이라고 불린다. 즉, 고압증기멸균기 내의 공간을 증기로 가득 채우고 이러한 증기는 온도 감지기가 사전에 설정한 온도(121~132℃)와 압력(1평방 인치당 약 6.8㎏ 또는 15파운드)에 도달한 뒤, 약 15분 이상 고온 · 고압상태를 유지시킨다. 그 결과 아포까지 모두 파괴할 수 있다. 이 방법은 수술에 소요되는 각종 금속도구, 수술복을 비롯한 의료 물품들을 멸균하는 데 이용되며, 플라스틱과 같이 열과 압력에 약한 것들은 이 방법을 이용할 수 없다.

3) 방사선 멸균

자외선은 투과력이 낮아 멸균에 이용될 수 없으나, X-선과 γ-선과 같은 전리방사선(이온화 방사선, ionizing radiation)은 자외선보다 더 높은 에너지를 갖고 있고 파장이 짧아 투과력이 좋아 아포를 포함한 모든 미생물을 파괴할 수 있다. 이와 같은 방사선 멸균은 수술용 봉합사, 주사기 바늘, 수술용 칼, 수혈도구 등의 멸균에 이용된다.

4) 여과멸균

이 방법은 앞서 기술한 여과법과 동일한 것으로 매우 작은 구멍의 여과막을 이용하는 것이다. 예를 들어 0.22㎛ 크기의 여과막을 이용할 경우 세균들은 이 구멍을 통과할 수 없다. 따라서 여과법은 여과막 표면에 있는 구멍의 크기에 따라 멸균법으로 쓰일 수도 있고, 단순한 소독법으로 이용될 수도 있다. 예를 들어 골수이식 수술 환자가 기거하는 무균 입원실은 구멍이 매우 작은 여과막을 이용해 공기를 멸균된 상태로 유지하고 있다.

5) 가스멸균

이 방법은 산화 에틸렌(ethylene oxide ; EO) 가스를 이용한 멸균법이다. 이 가스는 효소를 변형시켜 세균을 파괴한다. EO 가스는 고압증기멸균법에 견딜 수 없는 플라스틱 물품, 고무 물품, 전기도구 등의 멸균에 이용하고 있다. 그런데 물품에 수분이 잔존하고 있을 경우에는 해로운 잔여물을 남길 수 있으므로 가스멸균 전에 반드시 물품을 건조시켜야만 한다. 또한, EO 가스는 독성이 있고 발암성도 있으므로, 멸균 후에는 물품들을 수시간 동안 통기시켜야만 한다. EO 가스로 물품을 멸균하고 공기를 내보내는 데 최소한 12시간이 필요할 정도로 시간이 많이 요구된다. 이와 같은 문제점과 잠재적인 독성이 있음에도 불구하고, 병원에서 고압증기멸균법과 함께 가장 널리 사용되고 있는 멸균법이다.

6) 멸균상태의 확인

멸균조작을 시행한 의료물품이 효과적으로 멸균되었는지를 확인하는 것이 매우 중요하다. 이와 같은 멸균 감시장치로는 기계적 방법, 생물학적 감시자를 이용하는 방법과 화학적 지시자를 이용하는 방법이 있다. 어느 방법을 이용하든지 의료종사자는 사용 전 멸균상태를 반드시 확인해야만 한다. 또한, 멸균 후 일정 기간이 지나면 그 효과가 감소되므로 어느 방법을 이용하여 멸균을 시행하였건 멸균방법과 시행날짜 그리고 유효기간 등을 그 물품을 포장한 표면에 반드시 기입해야만 한다.

(1) 기계적 감시

기계적 감시(mechanical monitoring) 방법은 컴퓨터 도표로 멸균과정에서 나타나는 변화들을 기록하는 방법이다. 즉, 온도와 압력이 적정 수치까지 증가한 뒤 적절한 시간동안 유지되었는지가 기록되므로 멸균과정이 끝난 직후 곧바로 읽어 볼 수 있다.

(2) 생물학적 감시자를 이용하는 방법

멸균의 목적은 모든 미생물을 말살하는 데 있다. 그런데 미생물 중 아포가 가장 강한 저항력을 나타낸다(표 1-9). 따라서 아포가 파괴되었다는 것은 그 물품 내의 모든 미생물이 죽었다는 것을 의미한다. 이를 이용하여 멸균방법을 시행할 때 아포형성균인 *Bacillus subtilis* 또는 *Bacillus stearothermophilus*와 같은 생물학적 지시자(indicator)를 멸균기 안에 넣어 이들이 파괴되는지를 검사한다.

(3) 화학적 지시자를 이용하는 방법

이 방법은 특정 온도에 도달하면 표시가 나타나는 화학물질(지시자)로 만들어진 종이 테이프를 이용하는 방법이다. 이 종이 테이프를 대상 물품 표면에 부착할 수 있으므로 멸균 후 보관하는 과정에서 멸균하지 않은 물품들과 쉽게 구별할 수 있고, 조작이 간단하기 때문에 병원에서 가장 흔하게 사용되는 방법이다.

제 7 절 항생제와 화학요법

항생제는 지난 50여 년 동안 세균과의 전쟁을 승리로 이끈 주역이라고 할 수 있다. 오늘날 수많은 항생제가 사용되고 있음에도 불구하고 새로운 항생제에 대한 연구가 계속되고 있다. 그 이유 중의 하나는 항생제에 의해 병원성 세균이 제거되는 것 못지 않게, 병원균이 그 항생제에 대한 저항성(내성, resistance)을 획득하고 있기 때문이며, 급기야는 기존의 항생제에 대해 모두 저항성을 나타내는 슈퍼박테리아(super-bacteria)가 등장하기에 이르렀다. 이와 같은 현실은 세균 감염증 환자에게 사용할 항생제는 보다 신중하게 선택해야 하며, 동시에 항생제 저항성을 줄이는 방법도 강구해야 한다는 점을 제시해 주고 있다. 여기서는 항생제의 종류와 적절한 항생제를 선택하는 방법뿐만 아니라 항생제 저항성에 관한 내용을 함께 기술하였다. 또한 수많은 항생제들 중 대표적인 것들만 거론하였다.

1. 항생제의 정의

항생제(antibiotics)란 생명체에서 유래한 물질로서 세균의 성장을 억제시키거나 파괴할 수 있는 물질을 의미한다. 항균제(antimicrobial agents)라는 단어는 그 물질의 출처와는 관계없이 세균 성장을 억제할 수 있는 모든 물질을 총칭하는 의미로 쓰이고 있다. 그런데 인공적으로 합성한 화학물질(화학요법제) 중에는 세균의 성장을 억제하거나 파괴할 수 있는 물질도 많다. 따라서 항생제와 더불어 인공적인 합성물질까지 포함한 것을 항균제라고 부르기도 하지만, 보통은 항생제와 항균제는 동일한 의미로 사용되는 경우가 흔하다.

제7절에서는 모든 항균제를 편의상 항생제로 통일하여 사용하기로 한다. 참고로 소독제도 항균물질이기는 하지만, 인체 내부에 투여했을 때 심한 독성을 나타내므로 항생제에 포함할 수 없다.

1) 항균역과 항균력

항균역이란 항생제의 작용범위를 의미한다. 예를 들어, 그람양성균에 작용하는 것인지, 아니면 그람음성균에 작용하는 것인지를 뜻한다. 그러나 오늘날에는 그람양성균과 그람음성균 모두에게 작용하는 광범위항생제(broad spectrum antibiotics)도 개발되어 있다.

항균력이란 항생제가 어떤 특정 세균에 대해 얼마나 강하게 작용할 수 있는가를 나타낸다. 따라서 항균력이 강한 물질은 낮은 농도에서도 그 세균의 성장을 차단할 수 있지만, 항균력이 낮은 항생제는 동일 농도에서 전혀 효과를 발휘할 수 없다. 이와 같은 개념하에서 살균(bactericidal)은 세균을 완전히 죽여 없앤다는 의미이고, 정균(bacteriostatic)이라 함은 세균의 성장만을 억제시키고 감염균의 퇴치는 환자의 면역 방어기전에 의존한다는 것을 의미한다.

2) 항생제의 선택방법

항생제가 갖추어야 할 가장 중요한 점은 선택적 독성(selective toxicity)이다. 즉, 항생제는 환자에게 피해를 주지 않고 감염된 세균만 공격해야 한다. 또한, 항생제로 이용되기 위해서는 항생제를 투여한 환자가 그 항생제에 대해 과민반응을 나타내지 않아야 할 뿐만 아니라, 인체 내에 들어가서도 활성을 잃지 않아야 하는 등 여러 가지 점을 들 수 있다.

항생제를 합리적으로 선택하기 위해서는 먼저 원인균의 진단이 필요하다. 그렇지만 원인균이 확인되기 이전이라도 항생제를 투여해야만 하는 경우가 있다. 예를 들면, 생명의 위험을 초래할 수 있는 심각한 감염병이거나 면역능이 현저하게 떨어진 사람이 균에 감염되었을 경우가 그렇다. 이와 같이 원인균을 확인하기 전에 항생제를 써야만 하는 경우는 전적으로 의사의 판단에 따라 결정된다. 그렇지만 미리 항생제를 사용한 경우일지라도 후에 감염균이 확인되면 이에 맞는 항생제를 다시 선택해야 한다.

감염균이 확인되면 항생제는 대부분 임상적 경험에 의해 선택된다. 그러나 아래와 같은 경우에 있어서는 항생제 감수성 검사를 시행한 뒤, 적절한 항생제를 선택해야만 한다. 즉, (1) 분리한 균이 그람음성 장내세균과 같이 항생제에 대해 내성을 잘 나타내는 경우일 때, (2) 뇌막염(meningitis), 패혈증(septicemia)과 같이 치료하지 않으면 위험한 상태가 되는 감염증일 경우, (3) 감염성 심내막염(infectious endocarditis)과 같이 균을 확실하게 제거해야만 하는 경우가 그 예이다.

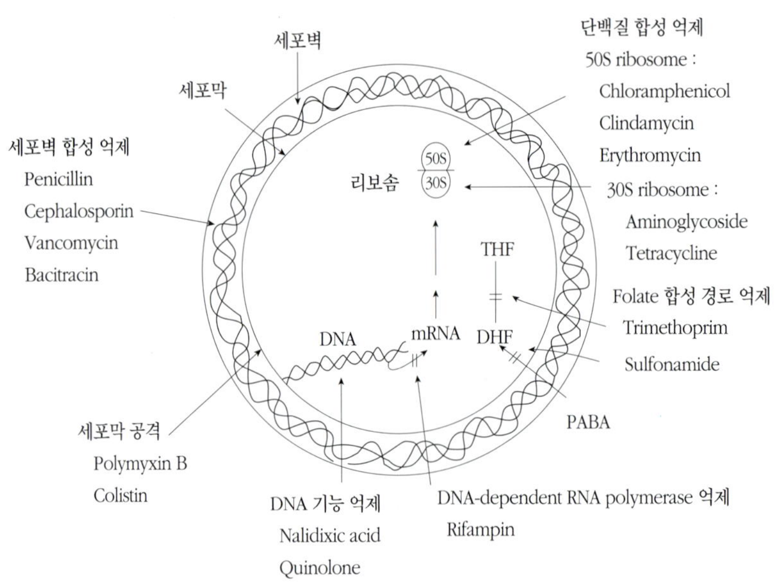

그림 1-24 세균 세포의 각 부위에 작용하는 항생제

2. 세균에 대한 항생제의 작용기전

항생제는 세균 세포(원시핵세포, prokaryote)와 사람 세포(진핵세포, eukaryote)의 차이점을 이용하여 개발되었다. 즉, 항생제는 사람 세포와 현저하게 다른 세균의 특이구조를 공격하여 세균은 파괴되지만 사람 세포에는 별다른 해를 끼치지 않는 성질이어야 한다. 이와 같이 세균 세포에 특이적이고 세균의 생존에 절대적으로 필요한 부위로는 세포벽(cell wall)과 30S+50S 아단위(subunit)로 구성된 리보솜(ribosome) 등을 들 수 있다. 그림 1-24는 세균 세포에 특이적인 구조를 공격하는 항생제들을 작용기전별로 그린 것이다.

1) 세포벽 합성 억제제

세균은 세포벽을 통해 세포 내의 높은 삼투압을 견뎌 낼 수 있다. 따라서 세포벽이 파괴되거나

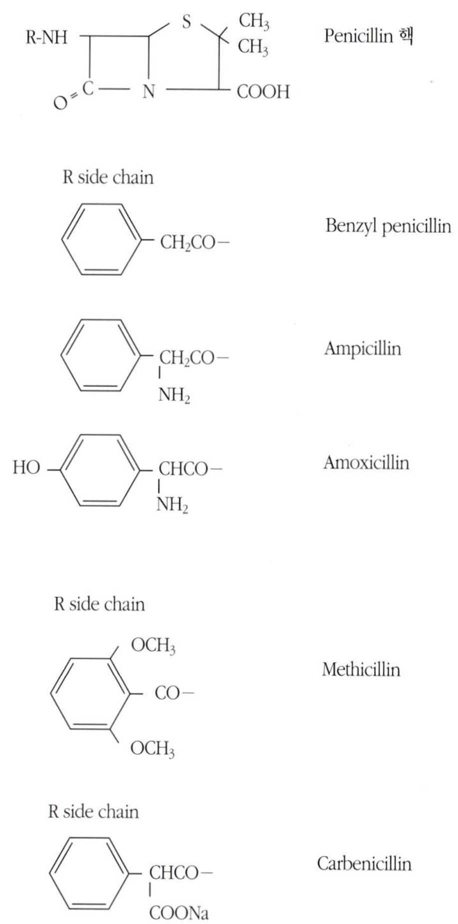

그림 1-25 각종 페니실린 제제의 구조

세포벽 합성을 억제하면 내부의 높은 삼투압을 견디지 못하여 세균 세포는 터져 버리고 결국 세균은 죽게 된다. 이와 같은 작용을 할 수 있는 항생제로는 베타락탐 계열의 항생제(페니실린 제제, 세팔로스포린 제제), 사이클로세린, 바시트라신, 반코마이신 등이 있다.

(1) 베타락탐 계열의 항생제

이 계열에 속하는 항생제는 모두 베타락탐(β-lactam)이라고 하는 독특한 구조를 갖고 있다. 이 구조를 바탕으로 수많은 항생제들이 개발되었으며, 이 구조를 약간 변형시킨 항생제들도 많이 개발되어 있다. 이 항생제들은 세포벽의 합성을 억제하여 균을 용해시키는 작용을 한다.

① 페니실린 제제 : 페니실린은 1929년 Fleming에 의해 *Penicillium notatum*이라는 곰팡이 추출물에서 발견된 역사적인 항생제이다. 오늘날까지 일반적인 치료제로 널리 사용되고 있고, 이를 기본으로 하여 많은 유도체들이 개발되어 있다(그림 1-25).

가. 자연산 페니실린 제제 : 여기에 속하는 제제 중 임상적으로 흔히 사용되는 것은 페니실린 G(penicillin G 또는 benzyl penicillin)이다. 한편, 페니실린 G의 곁사슬(측쇄, side chain)을 약간 변형시킨 페니실린 V는 페니실린 G에 비해 산성 환경에 잘 견디기 때문에 위장관을 통해 흡수가 더 잘 되는 장점이 있다.

나. 반합성 페니실린 제제(semi-synthetic penicillin) : 이 제제들은 자연산 페니실린 제제의 주요 구조에 다양한 곁사슬을 부착하여 얻은 항생제로서, 베타락탐 분해효소(β-lactamase)에 대해 강한 저항성을 갖고 있을 뿐만 아니라 그람음성균에까지 작용할 수

표 1-9 페니실린 제제의 분류

종류 및 일반명	위산에 대한 저항성
자연산 페니실린 제제	
페니실린 G(benzyl penicillin)	−
페니실린 V	+
반합성 페니실린 제제	
1) 베타락탐 분해효소에 대한 저항성을 나타내는 제제	
메티실린(methicillin)	−
나프실린(nafcillin)	+
크록사실린(cloxacillin)	+
옥사실린(oxacillin)	+
2) 광범위한 항균범위를 나타내는 페니실린 제제	
암피실린(ampicillin)	+
아목시실린(amoxicillin)	+
3) 항녹농균 페니실린 제제	
카베니실린(carbenicillin)	항녹농균 페니실린 제제는
피페라실린(piperacillin)	장으로부터 흡수가 잘 안 되므로
티카실린(ticarcillin)	비경구적으로 투여해야 한다.

표 1-10 세팔로스포린 제제의 개발단계

제 1 세대	제 2 세대	제 3 세대	제 4 세대
Cephalothin	Cefoxitin	Cefotaxime	Cefepime
Cephaloridin	Cefamandole	Ceftizoxime	
Cephapirin	Cefuroxime	Cefmenoxim	
Cephalexin	Cefaclor	Ceftazidime	
Cephradine		Cefsulodin	
Cefazolin		Cefoperazone	
Cefadroxil		Moxalactam	

있는 장점을 지니고 있다. 대표적인 예로 메티실린(methicillin)과 나프실린(nafcillin)은 베타락탐 분해효소를 지닌 균들을 파괴하기 위하여 사용된다. 각종 페니실린 제제들은 표 1-9에 분류하였다.

② 세팔로스포린 제제 : 이 종류의 항생제는 *Cephalosporium acremonium*이라고 하는 곰팡이에서 추출되었으며, 페니실린 구조와 유사한 베타락탐 구조를 갖고 있다. 이들은 페니실린에 감수성이 있는 모든 세균에 대해 작용하며, 특히 페니실린에 대한 과민성을 지닌 환자에게 사용된다. 세팔로스포린 제제는 개발단계에 따라 제 1 세대, 제 2 세대, 제 3 세대, 제 4 세대 하는 식으로 구분하기도 한다(표 1-10). 세대가 넘어 갈수록 그람음성균에 작용하는 범위가 더 넓어지는 반면 양성균에 대한 효과는 낮아진다. 특히 제 3 세대 세팔로스포린 제제들은 그람음성균에 대한 광범위한 활성이 증가된 약제일 뿐만 아니라 다제저항성(다제내성, multiple drug resistance) 세균에 대해서도 높은 활성을 나타낸다.

③ 베타락탐 항생제에 대한 저항성 : 베타락탐 항생제에 대한 내성은 베타락탐 구조를 분해하는 효소(β-lactamase) 때문이다. 베타락탐 분해효소는 그람양성균 및 음성균 모두에서 발견되고 있다. 특히 황색포도알균에 의한 베타락탐 분해효소의 생성은 플라스미드 유전자에 의해 조절되고 있다. 오늘날 반합성 페니실린 제제와 반합성 세팔로스포린 제제 개발의 주 목표는 바로 이와 같은 베타락탐 분해효소의 작용을 피할 수 있는 항생제를 개발하기 위함이다.

(2) 반코마이신

반코마이신(vancomycin)은 오래 전에 그람양성 알균에 대한 항생제로 개발되었으나 인체에 심한 독성을 나타내었기 때문에 한동안 사용되지 않았던 약제이다. 그러나 최근 페니실린에 대한 내성균들 중 메티실린에 대한 저항성(내성)도 함께 획득한 황색포도알균 감염증이 증가함에 따라 이들의 치료제로 사용되고 있다. 또한 항생제 남용의 결과 대장 내 *Clostridium difficile*의 과증식(overgrowth)으로 인한 위막성 대장염(pseudomembranous colitis, antibiotic-associated colitis)의 치료제로도 이용된다. 그러나 1996년부터 반코마이신에 대한 저항성균(내성균: 슈퍼박테리아)이 나타나기 시작하였다. 우리나라에서도 이미 반코마이신 저항성 황색포도알균이 분리되었고, 이에 대한 대책으로 대형 병원에서는 반코마이신에 대한 저항성 획득을 차단하기 위하여 이 항생제의 사용을 엄격히 제한하고 있다.

(3) 사이클로세린

사이클로세린(cycloserin)은 세균의 세포벽 합성을 억제하는 역할을 한다. 그러나 중추신경계에 대한 독성 때문에 오늘날에는 주로 결핵치료제로만 사용되고 있다.

(4) 바시트라신

바시트라신(bacitracin)은 심한 부작용(콩팥기능에 대한 독성) 때문에 전신적으로 투여하지는 않고, 상처 부위에 세균감염을 막기 위한 외용제(연고)로 사용되고 있다.

2) 세포막 기능 저해제

세균의 세포막은 사람의 세포막과 구조가 비슷하기 때문에 이곳에 작용하는 항생제는 환자에게도 독성을 나타낼 가능성이 매우 높다. 따라서 세포벽 합성 저해제만큼 널리 사용되고 있지는 못하다.

(1) 폴리믹신 제제

폴리믹신(polymixin) 제제는 A, B, C, D, E 등 5개의 군으로 구분되는데, 심한 독성 때문에 실제로 사용되고 있는 것은 B와 E(colistin) 뿐이고, 외용제로 사용된다.

(2) 폴리엔 제제

폴리엔(polyene) 제제는 곰팡이(진균) 감염 질환에 대한 치료제(항진균제, anti-fungal agents)로 널리 사용되고 있다. 폴리엔 제제는 곰팡이 세포막에 있는 스테롤(sterol)을 공격하여 효과를 나타낸다. 그런데 세균 세포막에는 스테롤이 없기 때문에 폴리엔 제제는 세균에 대해 효과를 나타내지 못한다. 대표적인 폴리엔 제제로 암포테리신 B(amphotericin B)와 니스타틴(nystatin)을 들 수 있다.

(3) 아졸 제제

아졸(azole) 제제 또한 곰팡이 감염질환에 대한 치료제로 사용되고 있다. 이 부류에 속하는 항진균제로는 케토코나졸(ketoconazole), 미코나졸(miconazole), 이트라코나졸(itraconazole) 등이 있다.

3) 단백질 합성 억제제

단백질 합성은 DNA의 유전정보를 바탕으로 RNA를 합성하는 전사(transcription) 과정과 RNA의 정보를 바탕으로 리보솜에서 암호를 해독하여 펩티도 사슬이 만들어지는 해독(translation) 과정으로 구성된다. 이들 과정을 차단할 경우 단백질 합성이 억제되므로 세균 세포는 기능을 수행할 수 없게 된다.

(1) 전사 기능 억제제

여기에 속하는 대표적인 항생제로 리팜핀(rifampin)을 들 수 있다. 이 항생제는 DNA 의존성 RNA 중합효소(DNA-dependent RNA polymerase)를 비활성화시켜 단백질 합성을 억제한다. 결핵의 1차 치료제 중 대표적인 약제로 이용되고 있으며, 수막염균(*Neisseria meningitidis*)에 의한 뇌막염 예방에도 이용된다. 또한 한센병(leprosy)의 치료제이기도 하다.

(2) 해독 기능 억제제

세균 세포에서 mRNA가 단백질로 번역되는 과정에는 리보솜이라는 구조가 반드시 필요하다. 세균 세포의 리보솜은 30S와 50S의 아단위로 구성되어 있다. 반면 사람 세포의 리보솜은 40S와 60S 아단위로 구성되어 있기 때문에, 세균의 리보솜을 공격하는 항생제는 사람 세포의 리보솜 기능에 별다른 영향을 미치지는 못한다. 이런 점에서 mRNA 해독 기능을 억제하는 항생제는 선택적 독성이 매우 높다고 할 수 있다.

① 30S 리보솜 아단위 억제제

가. 아미노글리코시드(aminoglycoside) 제제 : 이곳에 속하는 항생제는 그람양성균, 그람음성균 및 결핵균까지 광범위한 활성을 나타낸다. 그러나 콩팥기능에 독성을 나타내는 등 각종 부작용을 나타내기도 한다. 여기에는 스트렙토마이신(streptomycin)을 비롯하여 네오마이신(neomycin)과 카나마이신(kanamycin), 아미카신(amikacin), 겐타마이신(gentamicin), 토브라마이신(tobramycin) 등이 있다. 또한, 스펙티노마이신(spectinomycin)은 아미노글리코시드 제제와는 약간 다른 구조를 지니고 있지만 편의상 이 부류에 넣고 있다.

나. 테트라사이클린 제제 : 테트라사이클린(tetracycline) 제제는 그람양성균, 그람음성균, 미코플라스마, 리케차, 클라미디아 등 매우 넓은 범위로 사용되고 있는 항생제이다. 이 부류에는 테트라사이클린을 비롯하여 독시사이클린(doxycycline), 미노사이클린(minocycline) 등이 있다.

② 50S 리보솜 아단위 억제제

가. 클로람페니콜 : 클로람페니콜(chloramphenicol)은 위장관에서 신속하게 흡수되어 뇌와 뇌척수액을 포함한 모든 조직에 잘 침투하며, *Hemophilus influenzae*에 의한 뇌막염 치료제로 사용된다. 이 밖에도 무산소균(혐기성 세균) 감염의 치료와 장티푸스균

(*Salmonella typhi*)에 의한 감염증에도 이용되고 있다.

나. 에리스로마이신 : 에리스로마이신(erythromycin)은 *Mycoplasma pneumoniae*와 레지오넬라균(*Legionella pneumophila*)에 의한 감염증, 디프테리아, 백일해 등의 1차 치료약제로 이용되고 있다.

다. 클린다마이신 : 클린다마이신(clindamycin)은 주로 *Bacteroides fragilis*와 같은 무산소성(혐기성) 그람음성균 감염증의 치료에 사용되는 약제이다. 그러나 이 약제를 장기간 사용했을 때 정상적인 장내 세균무리의 활동이 심하게 억제되어 *Clostridium difficile*의 증식에 의한 위막성 대장염(pseudomembranous colitis)과 심한 설사가 초래되기도 한다.

③ 단백질 조립 억제제 : 단백질 조립을 억제하는 항생제로 글리세오풀빈(griseofulvin)을 들 수 있다. 이 항생제는 곰팡이 감염질환(진균 감염증)에 사용된다.

4) 핵산 기능 저해제

핵산 기능 저해제는 선택적 독성이 매우 맞아 핵산(DNA)뿐만 아니라 사람의 DNA에도 영향을 미친다. 따라서 세균 DNA를 공격하는 항생제로 개발된 물질들 중에는 항암제(anti-cancer drug)로 사용되는 경우도 많다. 아래에 제시한 항생제들은 선택적 독성이 비교적 높기 때문에 임상에서 흔히 사용되고 있다.

(1) 퀴놀론 제제

① 나리딕식산 : 나리딕식산(nalidixic acid) 항생제는 최초로 개발된 퀴놀론(quinolone) 제제이다. 주로 대장균에 의한 요로 감염(urinary tract infection) 치료제로 광범위하게 이용되고 있다.

② 기타 퀴놀론 제제 : 나리딕식산 이후 노프로사신(norfloxacin), 시플로프로사신(ciprofloxacin), 오프로사신(ofloxacin) 등과 같은 새로운 퀴놀론 제제들이 개발되고 있다. 이들은 나리딕식산에 비하여 장내 그람음성균들 뿐만 아니라 포도알균, 녹농균에 이르기까지 광범위한 활성을 나타낸다.

(2) 메트로니다졸

이 항생제는 무산소균(혐기성 세균) 감염증과 일부 원충류(protozoa, 기생충)에 의한 감염증의 치료에 이용된다.

5) 대사 대항제(길항제)

이에 속하는 항생제는 세균 세포 내에서 일어나는 대사(metabolism) 과정을 억압하여 세균의 성장을 억제한다. 대표적인 것으로 엽산(folic acid) 합성경로를 차단하는 항생제들을 들 수 있다.

(1) 엽산 합성경로 억제제

이에 속하는 항생제들은 엽산을 합성하는 데 필요한 물질과 유사한 구조를 갖고 있으나(그림 1-26), 세균 세포가 필요로 하는 최종적인 물질은 합성되지 않는다. 그림 1-27은 엽산 합성경로와 각 경로에 작용하는 항생제를 표시하였다.

① 술폰아미드 : 1930년대에 처음으로 소개된 술폰아미드(sulfonamide)는 인류 역사상 가장 최초로 광범위하게 사용된 항생제이다. 이 항생제는 엽산을 합성할 때 필요한 para-aminobenzoic acid(PABA)의 구조적 유도체로서, 이 항생제는 PABA와 경쟁하여 엽산의 합성을 방해한다.

② 트라이메소프림 : 트라이메소프림(trimethoprim)은 세균이 생성하는 dihydrofolic acid(DHF) 환원효소를 억제하여 dihydrofolic acid가 tetrahydrofolic acid(THF)로 환원되는 것을 차단한다. 보통 술폰아미드 제제 중의 하나인 술파메톡사졸(sulfamethoxazole)과 함께 혼합한 것을 사용하고 있다(trimethoprim/sulfamethoxazole ; TMP/SMX). TMP/SMX는 그

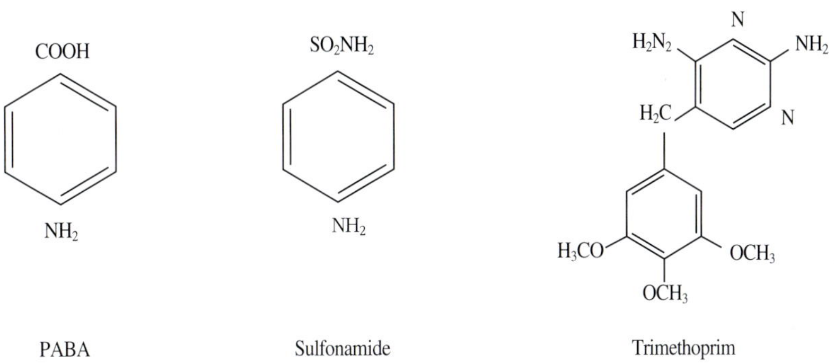

그림 1-26 엽산 합성경로를 억제하는 항생제 구조

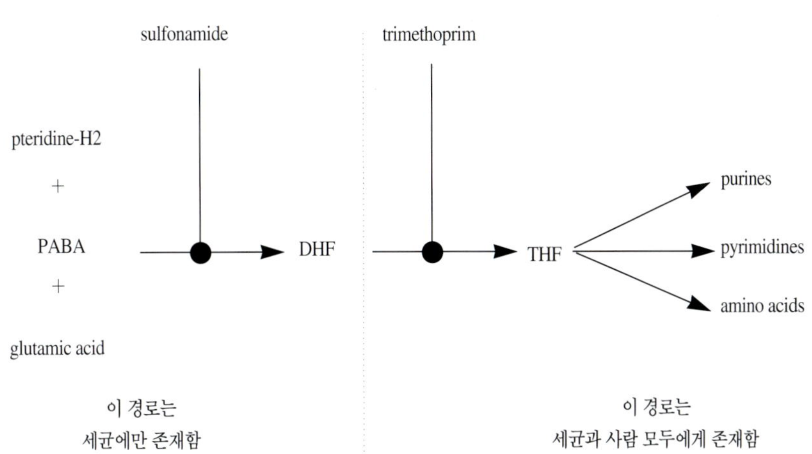

그림 1-27 엽산 합성경로

림 1-27에 표시된 경로에 연속적으로 작용하기 때문에 저항성(내성) 균주의 출현을 억제함과 동시에 두 항생제의 상승적인 항균효과(synergy)를 나타낸다.

③ 술폰제 : PABA와 구조가 비슷한 술폰제(sulfone)는 dapsone이라고도 불리는데, 한센병(leprosy)의 1차 치료제로 사용된다.

(2) 기타 대사 대항제 : 이소니아지드

이소니아지드(isoniazid)는 결핵균에 매우 특이적으로 작용하는 항생제이다. 오늘날 이 항생제는 1차 결핵 치료제로 이용되고 있다. 그러나 약제 저항성을 억제하기 위하여 하나 이상의 항생제(예 : 이소니아지드 + 리팜핀 등)와 함께 사용되고 있다. 한편, 이소니아지드는 간 독성, 말초신경염 등의 부작용이 나타날 수 있으므로 사용할 때 주의해야 한다.

3. 항생제 저항성(Antibiotic resistance)

항생제의 공격을 받은 세균들 중 일부는 이 항생제에 대해 저항할 능력을 획득하게 된다. 이와 같은 저항성을 나타나게끔 하는 유전자를 항생제 저항성(내성) 유전자(antibiotic resistance gene)라고 한다. 따라서 항생제를 오랫동안 사용하게 되면, 감수성을 나타내는 균들은 모두 죽고 저항성을 갖는 균들만 선택적으로 살아남게 된다. 이것은 항생제 요법의 효과를 제한하는 주요한 요인이 되고 있다.

1) 항생제 저항성 기전

세균은 몇 가지 기전을 통해 항생제 저항성을 획득한다. 세균이 항생제 저항성을 획득하는 기전을 소개하면 다음과 같다.

① 항생제가 세균 내부로 침투하기 전에 항생제를 파괴시키는 효소를 외부로 생산해 내어 그 항생제를 비활성화 시킨다(예: 베타락탐 분해효소).

② 세균 세포벽을 변화시켜 세균 세포 내로의 항생제 침투를 막는다.

③ 항생제가 세균 세포 내로 들어오자마자 이 항생제를 세균 세포 밖으로 배출시킨다.

④ 항생제의 표적 부위나 대사경로를 바꾸어 항생제가 효과를 나타낼 수 없게 한다.

위와 같은 여러 기전을 통하여 세균은 항생제의 공격으로부터 살아남을 수 있다. 그런데 저항성(내성)을 획득한 세균은 다른 균들에게 그 유전정보(항생제 저항성 유전자)를 전달한다. 이 저항성 유전자는 플라스미드(plasmid) 또는 삽입염기서열(transposon)이라고 하는 구조에 의해 다른 세균으로 옮겨지며, 결국 특정 항생제에 대한 저항성이 광범위하게 퍼지게 된다.

2) 교차저항

교차저항(교차내성, cross-resistance)이란 어떤 항생제에 대해 저항성을 나타내는 세균이 작용기전이 비슷한 다른 항생제에 대해서도 저항성을 나타내는 것을 말한다. 이와 같은 관계는 주로 화학적으로 관련이 깊은 약제(예: 아미노글리코시드 제제)들 사이에서 관찰된다. 따라서 한 항생제에 대해 내성을 보이는 균에 감염되었을 때에는 그 항생제와 작용기전이 비슷한 항생제는 사용하지 않는 것이 좋다.

3) 항생제 저항성을 최소화하는 방법

오늘날 항생제 저항성을 최소화하기 위하여 많은 노력을 경주하고 있다. 의료기관에서 수행하고 있는 방법들 중 대표적인 것 몇 가지를 나열하면 아래와 같다.

① 원래의 균 집단과 첫 번째 저항성 유전자 획득균을 파괴하기 위하여 환자 체내에 항생제 농도를 충분히 높게 유지시키고, 사용기간을 단축하지 않는다.

② 교차저항이 없는 두 가지 이상의 항생제를 동시에 투여하여(항생제 병용), 한 종류의 항생제에 대해 저항성을 나타낼지라도 다른 항생제에 의해 그 저항성균이 파괴됨으로써, 저항균의 출현을 억제시킨다(예: 결핵치료 때 사용하는 리팜핀과 이소니아지드).

③ 특별히 귀중한 항생제(예: 반코마이신)는 사용을 제한하여 가능한 세균에 노출시키지 않도록 한다.

이 밖에도 정책적으로 약국에서 의사의 처방에 의하지 않는 항생제 남용, 동물 사료에 포함되는 항생제의 사용도 제한하여야만 한다. 결국 항생제 저항성을 줄이는 방법은 의료종사자들의 노력뿐만 아니라 사회적인 홍보와 지역사회의 협력이 절대적으로 필요하다.

4. 항생제의 병용 효과

항생제의 병용(antibiotic combination)이란 활성기전이 다른 둘 또는 그 이상의 항생제를 선택하여 환자에게 사용하는 방법이다. 그 결과 각각의 항생제의 항균력 총합보다 더 높은 항균력(synergy)을 얻기 위한 목적으로 사용한다. 그러나 과도한 의료비용과 효과의 제한성 때문에 항생제 병용 치료는 신중하게 선택해야 한다.

5. 항생제 남용의 위험성

무분별한 항생제의 남용은 많은 위험성을 초래한다. 그 예를 간단히 제시하면 아래와 같다.

① 항생제에 대해 감작(sensitization)되어 과민반응(hypersensitivity)이 초래될 수 있다(예 : 페니실린 알레르기).

② 체내 정상 균무리가 변화되어 저항성균(내성균)이 과잉 성장할 가능성이 높다. 그 결과 위막성 대장염 혹은 여성의 질염이 초래되기도 한다.

③ 미생물 집단에 광범위한 항생제 저항성이 형성된다. 오늘날 항생제 저항성은 사회적으로

커다란 문제점으로 대두되고 있다. 최근 현재까지 이용될 수 있는 최후의 항생제인 반코마이신에 대한 저항성균(슈퍼박테리아)의 출현으로 사망자가 나오고 있다.

6. 항생제의 감수성 검사

항생제에 대한 감수성(antibiotic sensitivity)은 어떤 항생제를 작용시켰을 때, 그 세균의 성장이 억제되거나 파괴되어 치료제로 사용될 수 있음을 의미한다. 그런데 항생제마다 작용기전이 다르고, 동일한 세균도 각각의 항생제에 대해 감수성이 다를 수 있다. 따라서 세균 감염증 치료에 있어서 원인균의 항생제 감수성을 검사하는 것은 필수불가결한 과정이다.

항생제 감수성 검사법(antibiotic sensitivity test)은 원리에 따라 크게 희석법(dilution method)과 확산법(diffusion method)으로 나뉜다.

1) 희석법

이 방법은 적당한 농도의 항생제를 액체배지에 희석한 후 균을 접종하여 균의 성장 유무를 관찰하는 방법이다. 이 방법을 통하여 최소발육저지농도(minimal inhibitory concentration ; MIC)를 구할 수 있다. 적당한 농도의 항생제를 평판배지에 희석한 뒤 균집락(colony)이 형성되지 않는 농도를 구할 수 있는데, 이 방법을 이용하면 최소살균농도(minimal bactericidal concentration ; MBC)를 구할 수 있다. 즉, 이 방법들은 균을 억제하거나(MIC) 또는 죽이는데(MBC) 필요한 항생제의 최소요구량을 구하는데 이용한다.

2) 확산법

원판확산법(disk diffusion method, Kirby-Bauer method)은 특정한 농도의 항생제를 함유하는 여과지로 만든 원판(disk)을 사용하는 방법이다. 검사하고자 하는 균을 골고루 도말한 평판배지(Mueller-Hinton 배지) 위에 원판을 올려놓으면 이 내부에 포함된 항생제가 배지 표면으로 확산된다. 그 결과 원판을 중심으로 세균의 증식이 나타나지 않는 원이 생기게 된다. 그 원의 직경을 측정하여 감수성 여부를 판정하는 방법이다.

제 8 절 인체의 균무리

1. 일과성균무리와 토박이균무리

사람이 태어날 때는 아무런 세균을 가지고 있지 않으나 태어난 후 수일 내에 피부, 점막 등의 여러 표면에 미생물이 분포하게 된다. 이를 정상 균무리(정상 세균총, normal flora)라고 부르며, 정상 균무리에는 평생동안 존재하는 토박이균무리(상재균총, resident flora)와 일시적으로 존재하다가 사라지는 일과성균무리(일과성균총, transient flora)가 있다. 균무리는 인체내 장기(간, 심장, 콩팥, 방광, 중추신경계, 지라, 허파꽈리, 혈액 등)를 제외한 여러 곳에 다양하게 존재하고 있다.

2. 토박이균무리의 역할

토박이균무리는 사람 신체 표면에 자리하고 있으면서 외부로부터 병원균이 침입한 경우 병원균의 집락형성을 방해하여 질병의 발생을 억제하는 세균 간섭의 기능을 수행하고 있다. 의학적으로 중요한 토박이균무리의 의의는 기회감염을 들 수 있다. 이것은 원래 균무리가 위치하고 있는 자리에서는 숙주와 공생관계에 있지만 다른 위치로 옮겨가게 되면 새로운 곳에서 질병을 일으키게 되거나, 또한 숙주가 면역능이 떨어진 경우 정상 균무리들이 숙주에 질병을 일으킬 수 있는 경우를 말한다. 예를 들어, 피부에 존재하는 비병원성 포도알균은 수술이나 피부 찰과상 등으로 혈액 속으로 들어가면 균혈증을 일으켜 숙주의 생명을 위협할 수 있게 된다.

3. 의학적으로 중요한 토박이균무리의 종류 및 의의

(1) 피부의 정상 균무리(그림 1-28)

① 표피포도알균(*Staphylococcus epidermidis*) : 피부에 $10^3 \sim 10^4/cm^2$의 농도로 존재하며 피부에서는 병을 유발하지 않는다. 이 표피포도알균이 혈액을 통해 심장에 전이된 경우 인공심장판막에 감염을 일으킬 수 있는데 이는 황색포도알균이 일으키는 경우보다 더욱 빈도가 높다.

② *Peptococcus, Propionibacterium* : 진피의 깊은 곳에 존재하며 여드름의 원인균이 된다.

(2) 상부 호흡기의 정상 균무리

코, 목구멍, 입안에는 많은 정상 균무리가 존재한다. 하부 기관지나 허파꽈리(폐포)에는 균무리가 거의 존재하지 않는다.

① 코 : 포도알균, 사슬알균의 여러 종이 존재한다. 그 중에서 가장 의미가 있는 세균은 포도알

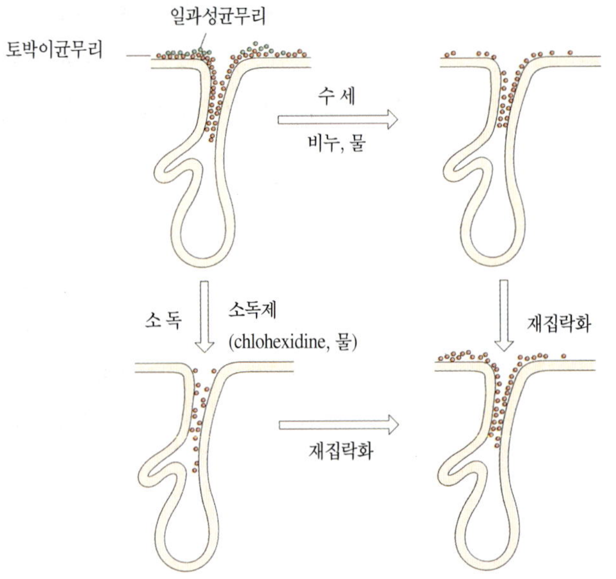

그림 1-28 **피부의 정상 균무리.** 피부에 존재하는 토박이균무리는 피부 표면뿐만 아니라 땀샘이나 지방샘에도 존재하므로 피부를 소독하더라도 8시간이 지나면 원래의 상태로 균무리가 분포하게 된다.

균으로서, 신생아실에 근무하는 정상 성인의 코에 존재하다가 신생아에 감염을 일으킬 수 있다.

② 목구멍 : 사슬알균, *Neisseria* 균종, 표피포도알균 등이 존재한다. 이들 정상 균무리는 *Streptococcus pyogenes*, *Neisseria meningitidis*, 황색포도알균 등의 병원균 증식을 억제한다.

③ 입 : *Streptococcus mutans* 균이 치태 1그램당 약 10^{10}개가 존재하며 치아 에나멜층의 미네랄을 제거시키고 치아우식증을 유발한다. 이들 균무리는 입안 수술시 혈액을 통해 심장으로 전파되어 아급성 세균성 심내막염을 일으키는 주된 원인균이다. 또한 입 안에 존재하는 무산소 균무리로 *Bacteroides* 균종, *Fusobacterium* 균종, *Clostridium* 균종 및 *Peptostreptococcus* 균종이 잇몸에 존재한다. 이들 무산소균들은 입안 위생이 불결한 경우 감염을 일으켜 허파에 고름주머니를 만들기도 한다.

(3) 장관 내의 정상 균무리

① 위 : 위에서는 위산의 산도가 강하므로 대부분의 세균이 살 수 없다.

② 작은창자(소장) : 사슬알균, 유산간균, *Candida albicans*와 같은 효모가 조금씩 증가하며 돌창자(회장)쪽으로 갈수록 균무리의 수가 증가한다.

③ 잘록창자(결장) : 신체 중 가장 많은 균무리가 존재한다. 대변의 20%는 큰창자(대장)에 존재하는 균무리로 이루어져 있으며, 대변 1그램당 약 10^{11}개의 세균이 존재한다. 잘록창자에는 대장균을 비롯하여 무산소균(혐기성 균)이 많이 존재하고 있다(표 1-11). 잘록창자에 존재하는 균무리가 창자에서 다른 곳으로 감염을 일으키는 대표적인 예는 다음과 같다.

표 1-11 잘록창자에 많이 존재하는 토박이균무리

세균명	대변 1그램당 함량	질병과의 관계
Bacteroides, 특히 *B. fragilis*	$10^{10} \sim 10^{11}$	중 요
Bifidobacterium	10^{10}	
Eubacterium	10^{10}	
대장균류	$10^{7} \sim 10^{8}$	중 요
Streptococcus, 특히 *S. faecalis*	$10^{7} \sim 10^{8}$	중 요
Lactobacillus	10^{7}	
Clostridium, 특히 *C. perfringens*	10^{6}	중 요

가. 대장균(*Escherichia coli*) : 요로계 감염증의 가장 빈번한 원인균이다.

나. *Bacteroides fragilis* : 외상이나 막창자꼬리염(appendicitis) 혹은 곁주머니염(diverticulitis)에 의해 창자가 파열된 경우 복막염을 일으키는 주된 원인균이다.

다. *Streptococcus faecalis*(창자알균의 일종) : 요로계 감염증 및 심내막염을 일으킨다.

라. 녹농균(*Pseudomonas aeruginosa*) : 면역능이 떨어진 환자에게 여러 가지 감염증을 일으킨다.

마. *Clostridium difficile* : 먹는 항생제를 과도하게 복용한 경우 항생제 유발 장염을 일으키는 원인균이다.

(4) 비뇨생식기의 정상 균무리

① 소변 : 방관 내에 있는 소변은 균이 없지만 요도의 끝부분은 일반 피부와 같은 정상 균무리들이 존재하므로 소변이 밖으로 나올 때 요도 끝에 존재하는 균무리들이 섞여 나오게 된다. 그러므로 소변검사를 할 때에는 처음 나오는 소변은 흘려버리고 중간 소변을 받아 검사하는 것이 정상 균무리에 의한 오염을 줄일 수 있는 방법이다.

② 요도 : 여성의 요도나 포경수술을 하지 않은 남성의 요도에는 분비물이 많아 *Mycobacterium smegmatis* 균이 존재한다.

③ 여성 질내 균무리의 변화 : 정상 성인 여성 질내에는 *Lactobacillus* 균종이 존재하며, 글리코겐을 분해하고 산을 만들어 질내의 산도를 산성으로 유지하므로 병원균의 감염을 억제한다. 항생제를 과다 복용한 경우 *Lactobacillus* 균종이 저하되며 *Candida albicans*가 증가하게 된다. 가임여성의 15~20%에서 질내에 B군 사슬알균이 발견되는데 이들은 신생아에 감염을 일으킬 수 있으므로 주의해야 한다.

(5) 병원감염

병원감염(hospital acquired infection)이란 입원시에는 없던 질병이 입원기간 중 혹은 외과수술 환자의 경우 퇴원 후 30일 이내에 발생하는 질병을 말하며, 여기에는 환자뿐만 아니라 병원

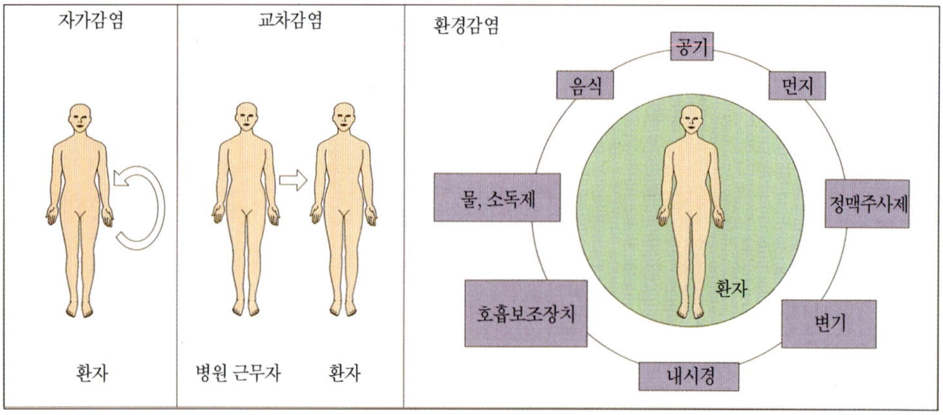

그림 1-29 병원감염의 감염경로

내에 근무하는 직원들의 감염도 포함한다. 병원감염에는 환자 자신이 가지고 있던 미생물에 의해 유발되는 내인성 감염과 여러 가지 도관이나 외과수술 등과 관련하여 발생하는 외인성 감염이 있다(그림 1-29).

병원에 입원하는 환자의 약 5%에서 병원감염이 일어나며 그 중 80%가 요로계 감염, 호흡기 감염 및 수술상처 감염이다(그림 1-30). 병원감염을 예방하기 위해서는 병원 직원들의 철저한 교육과 청결이 필요하며 병원감염을 통제하고 관리하는 기구가 필요하다(그림 1-31).

감염을 방지하려면 다음과 같은 위생관리가 필요하다.

① 도관 삽입부위의 소독을 철저히 한다.

② 처치전에 병원 근무자의 손을 철저히 소독한다.

③ 멸균된 장갑을 착용한다.

④ 1회용 소독제 사용을 권장한다.

⑤ 장기간 도관을 삽입한 상태로 방치하지 않는다.

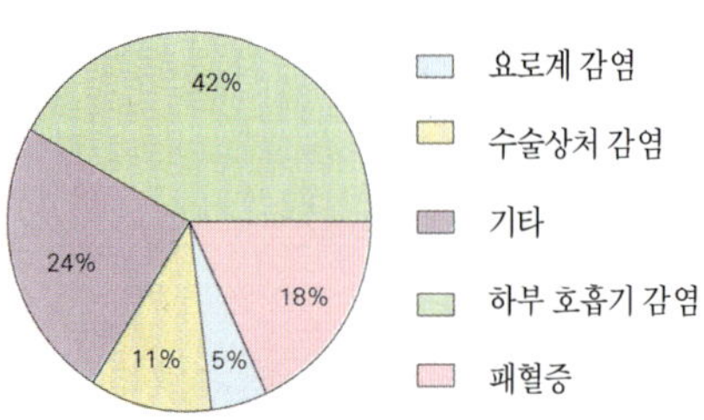

감염부위	원인균
요 로 계	*Escherichia coli, Enterococcus, Proteus, Klebsiella, Pseudomonas aeruginosa*
수술상처	*Stap. aureus, Stap. epidermidis, E. coli*
허파	*Klebsiella, Pseudomonas, E. coli, Stap. aureus*
1차 패혈증	*Stap. aureus, Stap. epidermidis,* Gram-negative rods
기 타	*Stap. aureus, E. coli*

그림 1-30 병원감염의 빈도별 분포

표 1-12 의학적으로 중요한 정상 균무리

정상 위치	중요 균무리	드물게 질병을 유발하는 균무리
피 부	표피포도알균 (*Staphylococcus epidermidis*)	황색포도알균, 디프테리아 유사균, 사슬알균, 녹농균, 무산소균(예 : *Peptococcus*), 효모(예 : *Candida albicans*)
코	황색포도알균 (*Staphylococcus aureus*)	표피포도알균, 디프테리아 유사균, 사슬알균
입	사슬알균 비리단스군	사슬알균
치 태	*Streptococcus mutans*	
잇 몸	*Bacteroides*, *Fusobacterium*과 같은 무산소균, 사슬알균, *Actinomyces*	
목구멍	사슬알균 비리단스군	사슬알균 (*Streptococcus pyogenes* 및 폐렴사슬알균 포함), *Neisseria* 균종, *Haemophilus influenzae*, 표피포도알균
잘록창자	*Bacteroides fragilis*, *Escherichia coli*	*Bifidobacterium*, *Eubacterium*, *Fusobacterium*, *Lactobacillus*, 그람음성 막대균, *Clostridium*, *Streptococcus faecalis*
여성의 질	*Lactobacillus*	사슬알균, 그람음성 막대균, *Bacteroides fragilis*, 디프테리아 유사균, *Candida albicans*
요 도		표피포도알균, 디프테리아 유사균, 여러 사슬알균, 그람음성 막대균

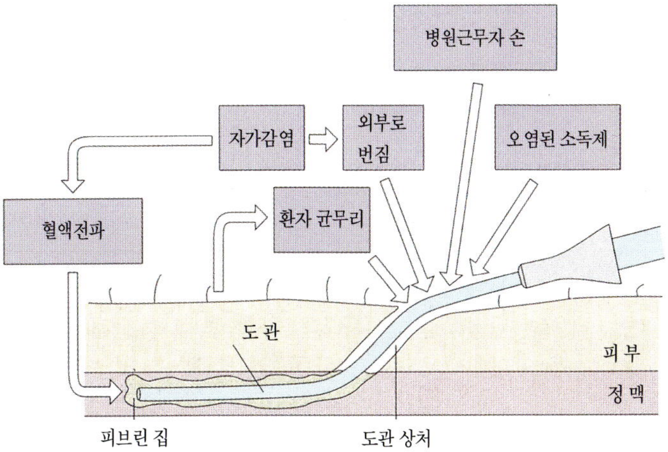

그림 1-31 정맥주사 혹은 도관에 의한 기회감염의 경로

제 9 절 숙주와 기생체의 상호작용

1. 감염과 감염증

1) 감염의 정의

감염(infection)은 숙주(host)와 기생체(parasite) 간의 상호작용의 결과로 나타나는 질병의 일종이다. 여기서 숙주는 미생물을 비롯한 다른 생명체에게 영양과 서식처를 제공하는 동물이나 식물 등의 거대 개체를 말하며, 기생체는 다른 개체(숙주)의 체표면 혹은 체내 조직에서 서식하면서 숙주로부터 영양분을 섭취하는 미세 생명체를 말한다. 감염이란 사람을 포함한 숙주에게 병을 일으키는 기생체, 즉 병원성 미생물이 다양한 경로로 침입하여 숙주의 조직, 세포, 체액, 표면 등에 정착, 증식하는 것을 말한다. 이러한 감염의 결과로 숙주의 정상적인 조직형태와 생리기능에 이상이 일어나고 그 이상이 임상증상으로 나타난 경우에 발병(disease)했다고 말하고, 이러한 미생물의 감염 결과로 발병된 질환을 감염병(infectious disease)이라 한다.

감염병 중에 특히 한 사람에게서 다른 사람으로 전염될 수 있는 질병을 전염병(communicable disease)이라고 한다. 그 중에 증상감염(현성감염, apparent infection)은 감염이 일어나 증상과 진찰 및 검사 이상까지 나타난 경우를 말하며, 무증상감염(불현성감염, inapparent infection; asymptomatic infection)은 감염이 되었다 하더라도 발병하지 않아 임상증상이나 이상소견이 나

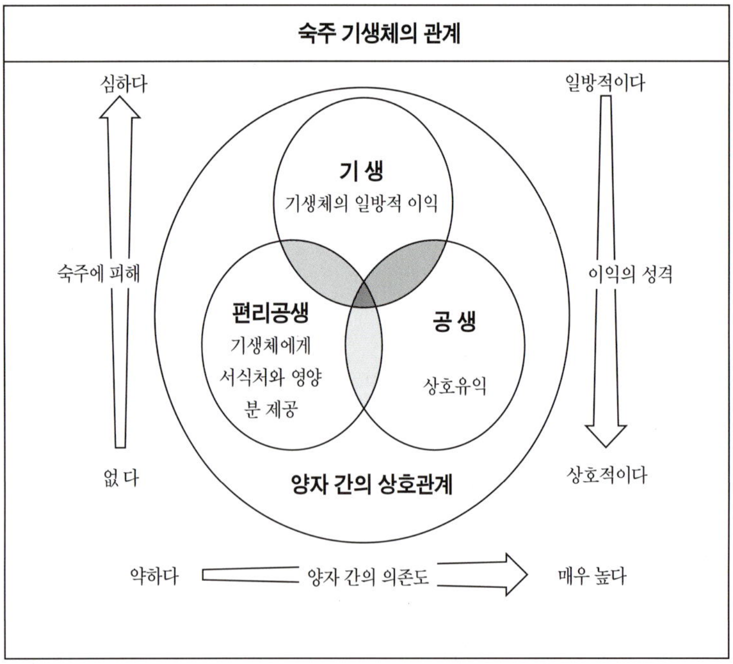

그림 1-32 숙주 기생체 간의 상호관계

타나지 않는 경우를 말한다. 이러한 무증상감염은 임상증상이 나타나지 않더라도 체내에서는 면역반응이 일어나 그 병원체에 대한 방어력(면역능)을 형성하게 된다. 감염 후 증상도 없고 병원체의 증식은 있으나 활동이 없는 경우를 잠복감염(latent infection)이라고 하며 이때 숙주를 보균자(carrier)라고 한다. 따라서 모든 감염이 감염병 발병으로 연결되지는 않으며, 감염은 감염병의 전제조건으로 보아야 한다.

숙주와 관련성 있는 기생체에는 위의 감염과 관련된 병원체뿐만 아니라 체내에 존재하는 정상 균무리도 있다. 따라서 숙주와 기생체 간의 관계는 다음의 3종류로 분류할 수 있다(그림 1-32).

① 공 생(mutualism, symbiosis) : 숙주와 기생체 간에 서로 도움을 주는 관계

② 편리공생(commensalism) : 기생체에게는 도움이 되지만 숙주에게는 도움도 해도 없는 관계

③ 기 생(parasitism) : 기생체에게는 도움이 되면서 숙주에게는 피해를 주는 관계

2) 감염의 분류

감염은 일어나는 방식 또는 감염의 상태에 따라 여러 가지 종류로 구별할 수 있다.

(1) 전염성과 비전염성

감염 중에는 특정 감염경로를 통해 한 숙주로부터 다른 숙주에게 전달되는 전염성 감염병과 전달이 되지 않는 비전염성 감염병이 있다. 장티푸스, 콜레라, 매독 등은 전염성이고 파상풍, 보툴리누스 식중독, 중이염 등은 비전염성이다.

어떤 전염병이 특정 지역에서 짧은 기간에 일정수준 이상으로 발생하는 상태를 유행병(epidemic)이라 하고, 어떤 지역에 국한되어 장기간 일정수준 이상으로 발생하는 경우를 국지적 유행(endemic), 전 세계적으로 확산되는 경우를 범발성 유행(pandemic)이라고 한다.

(2) 1 · 2차 감염과 혼합감염 및 균교대증

처음에 어떤 병원체에 감염된 후 다음에 다른 병원체에 감염되었을 경우 처음 감염을 1차 감염(primary infection), 다음의 감염을 2차 감염이라 한다. 역학적으로 처음 감염 환자를 1차 감염자라 하고, 이어서 감염이 연달아 확산해 나가는 경우를 2 · 3차 감염자라고 일컫는 경우도 있다.

또한, 단일 숙주에서 2종 이상의 병원체가 동시에 감염되었을 때에 이를 혼합감염(mixed infection)이라 한다. 균교대증(superinfection)의 예로는 감염증에 대해 항균제를 사용하였을 때 감염 원인균과 항균제에 감수성이 있는 정상 세균들은 사멸하고 항균제에 저항성이 있는 균만 이상증식하여 증상을 유발하는 경우가 있다. 이러한 균교대증은 최근 항균제제의 남용으로 증가하는 경향이 있다.

(3) 내인감염과 외인감염

내인감염(endogenous infection)은 체내에 이미 존재하는 정상 세균들에 의해 감염되는 것으

로, 정상 세균이 다른 장기나 무균상태의 장기에 침입하여 감염증을 일으키든가 혹은 기회감염증으로 감염증을 일으키는 것을 말한다. 이에 반해서 인체 외부로부터 병원균이 어떤 경로로 숙주 체내에 침입하여 감염증상을 일으키는 경우를 외인감염(exogenous infection)이라고 한다.

(4) 국소감염과 전신감염 및 병터감염

병원균이 체내에 침입하여 침투, 정착부위에 국한하여 감염을 일으키는 경우를 국소감염이라 하고 침투, 정착부위에 머물지 않고 전신에 퍼져 감염을 일으키는 경우를 전신감염이라고 한다.

병터감염(focal infection)은 어떤 부위에서 발생한 감염이 원인이 되어 알레르기(allergy) 등의 후속 반응을 일으켜 원격장기에 영향을 미치는 경우를 말한다. 대표적으로 용혈사슬알균에 의한 인두염 이후에 수반되는 면역복합체에 의한 토리콩팥염(사구체신염)을 들 수 있다.

(5) 수입감염증과 여행자설사증

국내에서 존재 혹은 흔히 발생하지 않거나 매우 드문 감염증이 해외 여행자와 수입식품을 따라 침입하여 국내에서 환자가 발생한 경우를 수입감염증이라고 한다. 여행자들 중 동남아시아 등에서 여행 중에 설사증에 걸리는 경우가 있는데 이것을 여행자설사증(traveler's diarrhea)이라 한다. 그 주요 원인으로는 독소생성 대장균(Enterotoxigenic *E. coli*; ETEC), 살모넬라, 장염비브리오 등이 있다.

(6) 지속감염과 잠복감염

지속감염(persistent infection)은 감염이 일단 성립되면 그 상태가 지속되는 경우이다. 만성간염(B형과 C형)이 지속감염의 좋은 예이다. 잠복감염(latent infection)은 일단 한 번 감염되면 미생물이 숙주의 어느 조직에 잠재하여 장기간에 걸쳐 병원체와 숙주 사이에 평형관계를 유지하고 있는 것으로, 증상 없이 잠복상태로 있다가 숙주의 저항력이 떨어지면 증식하여 발증을 일으킨다. 잠복감염의 예로는 단순포진 바이러스에 의한 단순포진과 수두 바이러스에 의한 대상포진이 흔한 예이다.

(7) 기타 분류

이상의 감염 분류 이외에도 병변이 있는 장기별로 호흡기감염증, 요로감염증, 소화기감염증 등으로 분류할 수 있다.

3) 감염병의 성립기전

감염병은 기생체의 공격력(병원성)이 숙주의 방어력(면역성)을 압도하거나 숙주의 방어력이 기생체의 공격력에 미달하여 양자 간의 힘의 균형이 깨어지고 기생체의 힘이 우월해질 때에 성립된다.

기생체 중에서 숙주 내에서 질병을 유발할 수 있는 미생물을 병원체(pathogen)라 하고, 이 병원체가 질병을 일으킬 수 있는 능력을 병원성(pathogenicity)이라고 한다. 즉 병원성이라 함은 숙주쪽의 조건은 일단 도외시하고 병원체가 감염 및 발증, 즉 질병을 일으키거나 또는 병변(病變)을 발전시킬 수 있는 능력을 말한다.

특히, 이 병원체가 질병을 유발하는 양적인 능력, 즉 병원체가 숙주 체내에서 질병을 유발하는 수적인 능력의 정도를 균력(virulence)이라고 한다. 즉, 숙주 체내 침습력(invasiveness), 독소생산력(toxigenicity)과 치사력(lethality, LD_{50}) 등의 총합적 개념이 균력이며, 병원체의 병원성을 양적으로 표현하는 용어이다.

병원체의 침입에 대응하여 숙주는 다양한 방어인자를 갖고 있다. 이 방어인자에는 일반적인 모든 균으로부터 숙주를 방어하는 비특이적 감염 방어기구와 어떤 특정한 병원체로부터 숙주를 방어하는 특이적 감염 방어기구가 있다. 비특이적 감염 방어기구에는 선천적 소인, 피부, 점막에 의한 물리적 방어기구, 정상 균무리, 점막 분비물, 점액, 체액 중에 존재하는 항미생물질인 lysozyme, β-lysin, plakin, 보체와 interferon 등과 식세포(macrophage, neutrophil) 등에 의한 식균작용 등이 있다. 특이적 감염 방어기구에는 항균 항체, 항독소 항체, 항바이러스 항체 등 항체성분에 의한 체액면역과 T 림프구, NK 세포 등에 의한 세포면역 등이 작용한다.

(1) 기생체쪽 요인(병원균 균력의 구성)

균력의 변이(variation of virulence) : 동일한 병원균 내에서도 균주 간에는 현저한 균력의 차이가 있을 수 있다.

병원성이 강한 미생물의 균력은 어떤 불리한 환경이나 영양조건, 혹은 시험관내에서의 지속적인 계대배양 등에 의해 유전 혹은 비유전적 기전으로 쇠퇴해져 숙주에 대한 병원성을 일부 또는 전부 소실하는 경우가 있다.

하지만 장기간 인공배지에서의 배양으로 약화된 병원균의 균력은 해당 숙주의 체내에서 수차례 계대시킴으로로써 회복시킬 수 있다. 이런 방법을 체내계대(animal passage)라 한다.

① 전파력(communicability) : 병원체가 자연상태에서 한 숙주로부터 다른 숙주로 퍼져갈 수 있는 능력을 전파력이라 한다.

② 침습력(invasiveness, aggressiveness) : 미생물이 숙주의 체내외 상피표면에서 자리를 잡은 후 조직 내부나 타 장기로 침투할 수 있는 능력을 침습력이라 한다. 침습력을 결정하는 요인으로서는 병원균이 배출하는 침습인자(aggressive factor), 침습효소군, 그리고 항탐식인자 등이 있다.

③ 증식력(multiplicity) : 병원체의 증식력은 침입한 숙주의 저항력 또는 살균력에 대항해서 증식할 수 있는 병원체의 능력을 말한다.

④ 독소생산력(toxigenicity) : 독성물질을 생산할 수 있는 병원체의 능력을 독소생산성이라고 한다. 병원체에 의하여 생산되고 숙주 안에서 항체를 생산할 수 있는 능력을 갖고 있는 유독물질을 독소(toxin)라고 하며, 숙주에 침입한 병원체가 일정량 이상의 유독물질을 생산하면 그 유독물질의 독작용만으로도 숙주가 발병하게 된다.

⑤ 철섭취인자 : 세균 성장에 필수적인 철분의 섭취인자로서 철분포획체(siderophore)를 생성하여 분비한다. 일부 세균은 숙주의 트랜스페린, 락토페린, 페리틴, 헤민 같은 철결합단백에서 철분을 포획하는 표면단백을 가지고 있다.

2. 세균 독소

세균 독소(bacterial toxin)는 외독소와 내독소로 대별된다.

외독소(extoxin) : 세균이 증식할 때 균체 밖으로 분비되는 독소를 말하며, 어떤 균종에서는 이것이 발병의 주된 요인이 될 수 있다. 디프테리아균, 파상풍균, 보툴리눔균, 가스괴저균, 황색포도알균, 이질균 등이 대표적인 외독소 생산균종이다. 외독소는 단백질의 일종으로, 열에 약하고 미량으로도 강한 독성을 나타내며, 특이적 항체에 의하여 그 독성이 중화될 수 있다.

내독소(endotoxin) : 주로 그람음성균의 세포벽 성분 중 lipopolysaccharide(LPS)는 숙주에 대하여 독성을 발휘하며, 이를 내독소라고 한다. 이 내독소는 함수탄소 지방산이 독성을 나타내는 주성분이며, 균체 항원성을 결정하는 다당체와 소량의 단백 등을 함유하는 복합체이다. 내독소

표 1-13 외독소와 내독소의 특성 비교

외독소	내독소
살아 있는 세포에서 분비됨 : 액체배지에서 고농도로 존재	그람음성균의 세포벽의 중요한 일부분, 세균이 죽을 때에 배출되며 성장 중에도 일부 배출됨. 생물학적 활성을 가지도록 분비되지는 않는 것으로 생각됨.
그람양성 및 그람음성균 모두에서 생산됨. 분자량 10,000~900,000의 폴리펩티도	그람음성균에서만 발견됨. 지질 다당류 복합체 : 지질 A 부분이 독성을 갖는 것으로 생각됨
비교적 불안정 : 독성이 60℃ 이상의 온도로 가열하면 신속하게 파괴되는 경우가 많음	비교적 안정 : 60℃ 이상의 온도로 수시간 동안 가열하여도 독성의 손실없이 보존됨
고도의 항원성을 가짐 : 높은 역가의 항독소가 만들어짐. 항독소는 독소를 중화시킴	면역원성이 약함 : 항체는 항독소적이며 방어적임. 항체 역가와 질병의 방어 간의 상관관계가 외독소에 비하여 뚜렷하지 않음
포르말린, 산 및 가열 등에 의해 항원성을 가진 비독성 유독소로 전환될 수 있음 유독소(toxoid)는 면역에 이용됨(예: 파상풍 유독소)	유독소로 전환되지 않음
고도의 독성을 가짐 : microgram 이하의 양으로 동물에서 치명적임	중간 정도의 독성을 가짐 : 수십에서 수백 microgram의 양으로 동물 치사 가능함
일반적으로 세포의 특이적 수용체에 결합함	세포에서 특이적 수용체가 발견된 바 없음
일반적으로 숙주에 열을 유발하지 않음	일반적으로 IL-1 및 다른 매개자를 분비하도록 하여 숙주에서 열을 유발함
종종 염색체외 유전자(예: 플라스미드)에 의하여 조절됨	염색체 유전자에 의하여 합성됨

는 외독소와는 달리 내열성이고 생체내에 주사시 균종에 관계없이 발열 또는 ACTH와 유사한 작용을 나타낸다. 내독소는 항체에 의한 독소작용 중화가 분명하지 않고, 외독소에서 볼 수 있는 톡소이드(toxoid)화 현상이 일어나지 않는다(표 1-13).

1) 외독소 특이적 질환

① 보툴리즘(botulism) : 식중독의 일종으로 원인균은 보툴리눔균(*Clostridium botulinum*)이다. 이 독소는 1마이크로그람(㎍ ; 1/1,000mg)으로 생쥐(mouse) 20,000마리를 즉사시킬 수 있다.

② 파상풍(tetanus) : 원인균은 파상풍균(*Clostridium tetani*)으로, 다리 등의 깊은 상처부위에 감염된 이 균이 생산 분비한 외독소가 척수의 중추신경에 흡수되어 경련을 일으키는 감염병으로 아관경련(lockjaw)을 특징적 임상소견으로 한다.

③ 디프테리아(diphtheria) : 원인균은 디프테리아균(*Corynebacterium diphtheriae*)이다. 이 세균이 분비하는 독소는 조직 호흡에 관여하는 효소인 시토크롬 b(cytochrome b)의 합성을 방해함으로써 조직내 호흡곤란을 일으켜 사망케 한다. 이 독소는 말초혈관신경, 심장근육에 병변을 일으킨다.

④ 가스괴저(gas gangrene) : 원인균은 가스괴저균(*Clostridium perfringens*)이며, 이 균이 분비하는 독소는 세포의 구성성분인 레시틴(lecithin)을 분해하는 레시틴 분해효소(lecithinase)인 알파(α) 독소로서 조직을 파괴하여 세균의 전파를 돕는다.

3. 숙주쪽 요인

1) 숙주의 감염 방어기구

(1) 비특이적 감염 방어기구

① 선천적 소인 : 선천적 소인은 어떤 병원균에 대해 숙주가 감수성이 없어 감염을 방어하는 것을 말한다. 감수성(susceptibility)은 숙주가 감염되고 발병될 수 있는가 하는 문제이다. 이 감수성은 숙주의 종에 따라, 그리고 동일한 종 내에서도 각 숙주 개체의 연령, 영양상태, 정신적 · 육체적 피로에 따라 다를 수 있다.

② 피부, 점막에 의한 물리적 방어 : 이것은 숙주가 미생물을 방어하기 위한 생리적 장벽이다. 피부는 강인하고 피부 분비물은 살균작용을 하기 때문에 미생물은 건강한 피부에 감염되어 발증되기 어렵다. 또한 점막은 피부보다는 부드러운 편이지만 점막의 여러 가지 분비물과 기계적 방어에 의해 미생물의 정착 및 증식을 억제하게 된다.

③ 정상 균무리 : 미생물은 토양, 수중, 공기 중에 널리 존재하고 있으며, 또한 인체에도 상재하고 있다. 이러한 정상 균무리는 숙주와 공생관계(symbiosis)를 유지하고 있어서 숙주가

정상 세균에게 서식처와 영양물질을 공급하는 대신 정상 세균은 숙주에게 비타민을 합성해 주거나 영양물의 소화와 흡수를 돕고 병원성 세균의 침입을 막아주는 감염 방어작용을 한다.

④ 분비액, 체액 중의 항미생물질(lysozyme, β-lysin, plakin, 보체, interferon 등) : 숙주의 분비액 및 체액 중에는 선천적으로 방어를 할 수 있는 비특이적 저항인자들이 있다. 예를 들면, 눈물, 침 등의 분비액 중에 포함되어 있는 리소자임(lysozyme)은 미생물 균체의 peptidoglycan 사슬을 분해하여 용균작용이 일어나게 한다. 또한 인체 혈청 중 properdin은 그람음성균에 작용하고, 혈청 글로불린의 일종인 보체(complement)는 살균을 촉진시키는 역할을 한다. Interferon이란 물질은 바이러스가 숙주 체내에서 수종의 세포에 작용함으로써 그 세포에서 생성되는 단백질로 여러 바이러스의 증식을 억제시켜 각종 미생물 병원체에 대한 비특이적 방어에 기여한다.

⑤ 식세포(macrophage, neutrophil 등)에 의한 식균작용 : 백혈구 중의 호중구(neutrophil)와 큰 포식세포(대식세포, macrophage)는 미생물을 탐식하여 제거함으로써 감염에 대해 비특이적 방어를 한다.

(2) 특이적 감염 방어기구

숙주는 상술한 비특이적 감염 방어기구 외에도 병원체 각각에 대해 특이적으로 작용하는 감염 방어기구가 있다. 이러한 특이적 감염 방어기구에 의해 어떤 특정 균에 대한 면역이 성립되어 있을 때 그에 대한 특이적 방어가 가능하다.

이러한 면역은 체액면역과 세포면역으로 나눌 수 있다. 체액면역은 B-cell에 의해 생성된 면역글로불린에 의한 특이적 반응이고, 세포면역은 T-cell의 감작 림프구에 의한 특이적 반응이다. 어느 것이 감염 방어에 주역을 담당하는가 하는 것은 미생물의 종류에 따라 다르다. 예를 들어 일반 세균 감염증에서는 체액면역이 감염 방어에 주역을 담당하고, 결핵균, 살모넬라 등의 세균류와 바이러스 등의 세포내 기생성 미생물에는 주로 세포면역이 감염 방어에 주역을 담당하고 있다. 이 특이적 면역력을 인공적으로 성립시키는 것이 예방접종이며, 이것은 특이적으로 숙주의 특정 미생물에 대한 감염 방어를 가능케 한다.

(3) 특이적 면역 방어기전

감염에 대한 숙주방어에 있어서 전술한 일차적인 비특이적 방어작용이 무너졌을 때 이차적인 면역반응에 의한 방어기전이 최후의 보루 역할을 한다. 비특이적 방어기전과는 달리 특이적 면역반응에 의한 방어기전의 특징은 기억(memory), 특이성(specificity) 및 비자기인식(recognition of non-self)으로 요약할 수 있다. 한 미생물이 숙주에 침입하여 최초로 접촉했을 때 숙주는 이를 기억함으로써 동일한 미생물이 그 후 다시 침입하였을 때는 효과적으로 저항할 수 있는 면역 방어기전을 유발한다.

이러한 면역 방어기전은 자연면역과 획득면역을 나눌 수 있으며, 획득면역은 다시 수동면역과 능동면역으로 나눌 수 있다.

① 자연면역 : 자연면역은 감염 미생물과의 접촉에 의하여 획득한 면역이 아니고, 주로 유전적 배경에 의하여 결정되며 그 기전에 관해서는 잘 알려져 있지 않다.

② 획득면역 : 획득면역은 이미 다른 숙주로부터 만들어진 특이항체를 제공받음으로써 이루어진 수동면역과 숙주 자체가 직접 미생물 등과 같은 항원과 효과적으로 접촉하여 성립된 능동면역으로 나눌 수 있다.

수동면역은 자기 스스로의 반응에 의하여 형성된 면역이 아니기 때문에 면역상태의 지속기간이 짧고 제한된 범위 내에서 작용하며 방어능력이 완전하지 못하다. 수동면역은 침입성 미생물 감염에 대해서는 제한적인 방어작용을 나타내지만 독소생산 미생물 감염에 대해서는 신속하고 효과적인 방어작용을 나타낸다. 일반적으로 회복기 환자의 혈청 또는 인위적인 면역조치에 의하여 동물이나 사람에서 얻은 면역혈청(또는 면역글로불린 분획)을 투여하여 수동면역을 유발할 수 있으며, 임신 시에는 모체에서 형성된 항체가 태반을 통하여 태아에 전달됨으로써 이루어진다. 또한, 신생아에서는 모체의 초유를 통하여 수동면역을 전달받을 수 있다.

능동면역은 숙주에 미생물이 침입하여 일어난 면역반응을 통해 이루어진 면역으로서 수일 또는 수주간에 걸쳐 서서히 나타나며 오랫동안 지속된다. 능동면역은 대개 증상(현성) 또는 무증상(불현성)감염이나 예방접종 등에 의하여 성립된다.

2) 감염경로

병원미생물은 다양한 침입경로를 통해 숙주 체내에 침입하고 정착, 증식함으로써 감염이 성립된다. 이때 숙주의 다양한 감염 방어기구가 동원되어 발병까지 이르지 않는 경우도 있다(무증상감염). 그러나 미생물이 숙주의 방어능력보다 우세하면 숙주에 국소적 또는 전신적으로 어떤 증상이 일어나 감염증이 발병하게 된다.

감염과정은 병원균이 숙주 표면을 싸고 있는 피부와 점막을 통하여 체내에 침입하여 침입부위 주위 또는 전신으로 확산하여 집락화를 이룸으로써 성립된다. 미생물의 침입은 숙주를 싸고 있는 피부와 점막을 뚫고 들어오는 과정이다.

미생물 감염의 첫단계는 점막 상피세포의 표면부착에서부터 시작된다. 미생물의 상피세포 부착능은 그 미생물의 병원성과 관계 있으며, 이러한 부착은 병원균의 부착인자와 숙주 세포표면 특성(수용체)에 따라 특이적으로 나타난다. 침입 미생물은 침입부위에서 정착, 증식하거나 또는 침입부위에서 직접 주위조직으로 확산하는 한편, 림프조직과 혈류를 통하여 증식에 적합한 장소에 정착하여 증식한다.

미생물의 감염에 수반하는 주요 생체반응은 염증으로 그 4대 소견은 동통(pain), 발열(fever), 발적(redness), 종창(swelling)이다. 병원체가 숙주 체내에 침입해서 발증에 이르기까지 일정한 기간이 있는데, 이를 잠복기(incubation period)라고 한다. 잠복기에는 병원체의 양, 독력과 감염된 인체 숙주의 감수성, 저항력 등에 따라 다르지만 각 감염증마다 어느 정도 일정하다. 이러한 잠복기간에는 그 질환에 불특징적이며 일정치 않은 증상이 나타나는 경우가 있는데, 이것을 전구증상(prodromal sign)이라고 한다. 잠복기 후 발증이 나타나면 그 질환에 특징적인 증상이 나타나게 되는데, 예를 들어 특징적인 발열, 특징적인 발진, 특징적인 순환기, 호흡기, 소화기, 비뇨기계의 증상들이 나타난다.

증상 발현 후 감염증의 경과는 미생물쪽 인자(병원성, 독력 등)와 숙주쪽 인자(저항력) 그리고 치료에 따라 다르지만 일반적으로 회복기를 거쳐 치유되거나 혹은 숙주가 병원체를 이겨내지 못하면 사망하게 된다. 병원균이 완전히 제거되지 않은 잠복상태로 치유가 되면 숙주의 상태에 따라 다시 재발되는 경우도 흔하다.

3) 기회감염과 원내감염

① 기회 병원체 : 숙주의 저항성이 손상되었을 경우(즉, 환자의 면역상태가 저하되었을 때)에만 질병을 유발하는 원인체를 기회 병원체(opportunistic pathogen)라 한다.

② 기회감염 : 건강한 사람에게 감염증을 일으키지 못하는 약독균 또는 비병원균이 저항성이 일시적으로 떨어진 환자에게 감염되는 경우를 기회감염(opportunistic infection)이라 한다. 이것은 의료기술의 발달로 백혈병, 콩팥기능상실(신부전), 미숙아, 화상 등 기초질환을 가진 환자가 생존하는 경우가 많아졌고, 항암제나 면역억제제 및 여러 외과적 조작으로 인한 감염 방어능이 저하된 환자의 증가에 기인한다.

③ 원내감염(병원감염, nosocomial infection) : 병원에 입원 중에 감염이 성립된 경우를 말하는데, 이것 또한 대부분이 약독균에 의한 기회감염증이다. 특히, 이와 같은 약제내성균에 의한 병원감염은 치료하기가 매우 어렵기 때문에 의료종사자는 미리 그러한 감염증이 발생하지 않도록 예방에 노력하여야 한다.

4. 우리나라 법정전염병

1) 목 적

전염병의 발생과 유행을 방지하여 국민보건을 향상 · 증진시킴을 목적으로 한다.

2) 정의와 해당 질환

용 어		정의와 해당 질환	
전염병	제1군 전염병	• 전염속도가 빠르고 • 국민건강에 미치는 위해 정도가 크고 • 발생 또는 유행 즉시 방역대책을 수립 해야 하는 전염병	• 콜레라 • 페스트 • 장티푸스 • 파라티푸스 • 세균성이질 • 장출혈성 대장균감염증
	제2군 전염병	• 예방접종을 통해 예방 또는 관리가능 • 국가예방접종사업의 대상이 되는 전염병	• 디프테리아 • 백일해 • 파상풍 • 홍역 • 유행성 이하선염 • 풍진 • 폴리오 • B형간염 • 일본뇌염 • 수두
	제3군 전염병	• 간헐적으로 유행할 가능성이 있어 • 지속적으로 발생을 감시하고 • 방역대책의 수립이 필요한 전염병	• 말라리아 • 결핵 • 한센병 • 성병 • 성홍열 • 수막구균성 수막염 • 레지오넬라증 • 비브리오패혈증 • 발진티푸스 • 발진열 • 쯔쯔가무시병 • 렙토스피라증 • 브루셀라증 • 탄저 • 공수병 • 신증후군출혈열(유행성 출혈열) • 인플루엔자 • 후천면역결핍증후군(AIDS)
	제4군 전염병	• 방역대책의 긴급수립이 필요하여 • 보건복지가족부령으로 정하는 전염병[1]	• 국내에서 새로 발생한 신종 전염병증후군 • 재출현전염병 • 국내 유입이 우려되는 해외 유행전염병
	지 정 전염병	• 제1~4군 전염병 외에 유행여부의 조사를 위해 감시활동이 필요하다고 인정되어 보건복지가족부장관이 정하는 전염병	

1) 보건복지가족부령으로 정하는 전염병 : 황열, 뎅기열, 마버그열, 에볼라열, 라싸열, 리슈마니아증, 바베시아증, 아프리카수면증, 크립토스포리디움증, 주혈흡충증, 요우스, 핀타, 두창, 보툴리눔독소증, 급성 호흡기증후군, 조류인플루엔자 인체 감염증, 아토병, 큐열, 급성 출혈열증상, 급성 호흡기증상, 급성 설사증상, 급성 황달증상 또는 급성 신경증상을 나타내는 신종 전염병증후군.

용 어	정의와 해당 질환
전염병 환자	• 전염병 병원체가 인체 내에 침입하여 증상을 나타내는 자로 • 의사의 진단 또는 보건복지가족부령이 정하는 기관[1)]의 실험실 검사를 통해 확인된 자
전염병 의사환자	• 전염병 병원체가 인체 내에 침입한 것이 의심되나 • 의사의 진단 또는 보건복지부령이 정하는 기관의 실험실 검사를 통해 확인되기 전 단계인 자
전염병 병원체 보유자	• 임상적인 증상은 없으나 전염병 병원체를 보유하고 있는 자
역학조사	• 전염병의 차단과 확산방지 등을 위한 활동 • 발생규모 파악, 감염원 추적 • 전염병 예방접종 부작용 사례발생시 원인규명 활동

1) 보건복지가족부령으로 정하는 기관 : 질병관리본부, 국립검역소, 특별시 · 광역시 · 도의 보건환경연구원, 시 · 군 · 구 보건소, 임상병리과 전문의가 상근하는 기관, 의과대학.

2 면역학

제 1 절 면역학의 개념

1. 선천면역과 후천면역

인간은 태어나는 순간부터 끊임없이 미생물과 싸워야 한다. 침입하는 미생물을 효율적으로 막아내지 못한다면 인류는 전멸할 것이다. 역사적 기록에 의하면 실제로 다양한 전염병으로 인하여 수없이 많은 생명이 희생되었다. 그런데 그런 과정에서 전염병에 걸렸다가 살아난 사람은 다시는 동일한 전염병에 걸리지 않는 현상이 발견되었다. 이는 미생물 감염으로부터 인체를 방어하는 면역계(immune system)가 작동한 결과이다. 인체는 미생물에 대해 비특이적인 방어기전을 나타내는 선천면역계와 특이적인 방어기전을 보이는 후천면역계를 지니고 있다. 선천면역은 피부, 점막, 체액, 포식세포, 염증반응 등이 담당하고 있으며, 미생물 감염에 대하여 우선적으로 우리 몸을 방어하는 중요한 역할을 한다. 후천면역은 림프구가 관여하는 매우 정교한 미생물 방어기전이며, 다음과 같은 특징이 있다.

1) 특이성과 다양성

면역계를 구성하는 림프구의 종류는 매우 다양한데, 특정 이물질 A에 대해 반응하는 림프구는 이물질 B에 대해서는 반응하지 않는다. 이는 면역계가 매우 정교하게 이물질을 구별할 수 있다는 것과 반응할 수 있는 이물질의 종류가 매우 다양하다는 것을 의미한다.

2) 자기관용성

면역계는 기본적으로 자기(self)와 비자기(non-self)를 구별할 수 있으며 비자기 물질에 대해서만 면역반응을 일으킨다. 이렇게 자기 성분에 대해서는 반응하지 않는 성질을 자기관용성(self-tolerance)이라 하는데, 이는 자기를 공격할 수 있는 면역세포는 성숙과정에서 제거되기 때문이다. 자기관용성이 깨어진 병적인 경우, 면역계는 자기 성분에 대하여 면역반응을 일으키게 되며 이를 자가면역질환(autoimmune disease)이라 한다.

3) 면역학적 기억

면역반응을 유발한 이물질이 다시 침입하였을 때, 면역계는 처음에 비해 신속하고 강력하게 반응한다. 이 면역학적 기억(immunologic memory) 현상은 예방접종의 근거가 되는 성질로서, 이물질과 반응한 면역세포의 일부가 기억세포가 되어 오랫동안 체내에 생존하기 때문에 나타난다.

2. 면역계의 구성

체내에서 면역반응에 관여하는 기관, 조직, 세포, 분자를 통틀어 면역계라 한다. 위에 기술한 후천면역계는 체액성 면역반응과 세포성 면역반응이라는 두 가지 형태로 면역반응을 일으킨다. 체액성 면역반응(humoral immunity)에서는 체액에 포함되어 있는 항체라는 단백질이 미생물 방어와 이물질 제거에 주된 역할을 한다. 세포성 면역반응(cellular immunity)에서는 림프구가 직접 작용하여 세포 속에 숨어 있는 미생물을 제거한다. 이 두 형태의 면역반응은 이물질 제거라는 공동의 목적을 위하여 서로 협력하는 관계에 있다. 면역기관이란 면역계를 구성하는 세포의 성숙, 분열, 분화가 일어나는 장소로서 기능적인 차이에 따라 중추 림프조직(central lymphoid tissue)과 말초 림프조직(peripheral lymphoid tissue)으로 나눈다. 그림 2-1에서 볼 수 있는 바와 같이, 우리 몸의 구석구석에 있는 림프조직은 병원성 미생물을 포함한 이물질의 공격으로부터 우리 몸을 보호하고 있다.

1) 중추 림프조직(1차 림프기관)

중추 림프조직(primary lymphoid organ)이란 면역반응의 중추세포인 림프구가 생산되어 성숙하는 장소로서 포유동물의 골수(bone marrow)와 가슴샘(흉선, thymus)이 이에 해당한다. 림프구가 골수와 가슴샘에서 성숙하는 동안에 면역계는 자기관용성을 획득하게 된다.

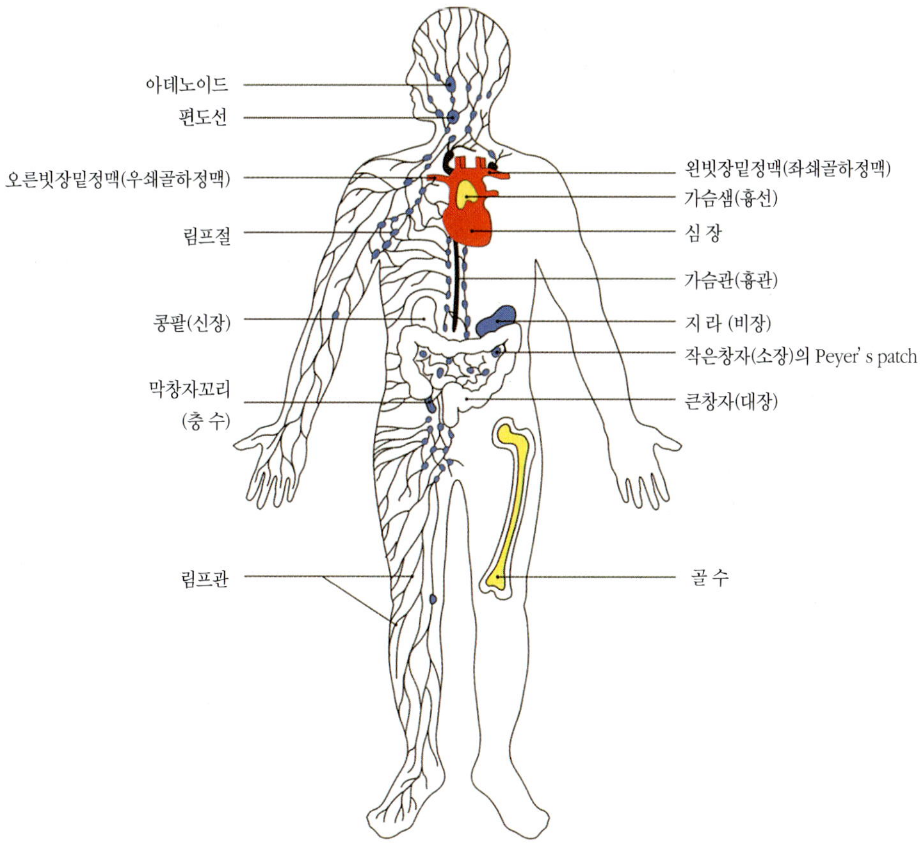

그림 2-1 우리 몸의 림프조직

2) 말초 림프조직(2차 림프기관)

말초 림프조직(secondary lymphoid organ)이란 성숙한 림프구가 이물질을 만나, 세포분열과 분화를 겪으면서 면역반응을 일으키는 장소이다. 주요 조직으로는 지라(비장, spleen), 림프절(lymph node), 편도선(tonsil) 등이 있다. 말초 림프조직은 이물질을 포획하는 기능과 이물질에 대한 면역반응을 일으키는 기능을 담당한다. 예를 들어, 지라는 혈액 속으로 유입된 이물질을, 림프절은 조직 속으로 유입된 이물질을 그리고 편도선은 점막에 들어온 이물질을 포획한다.

3) 림프계 세포

적혈구, 백혈구, 혈소판 등 혈액에서 발견되는 모든 세포는 궁극적으로 한 종류의 세포에서 유래한다. 포유동물의 골수에서 발견되는 조혈모세포(hematopoietic stem cell)가 그것인데 자기를 복제하는 증식능력과 면역계를 구성하는 각 계열의 세포로 분화하는 능력을 동시에 지닌 세포이다. 즉 조혈모세포는 미분화된 상태에 있으며 중추 림프조직이 형성한 미세환경에서 기질세포가 분비하는 수용성 인자의 자극에 의하여 그림 2-2에서 보는 바와 같이 면역계를 구성하는 각종 세

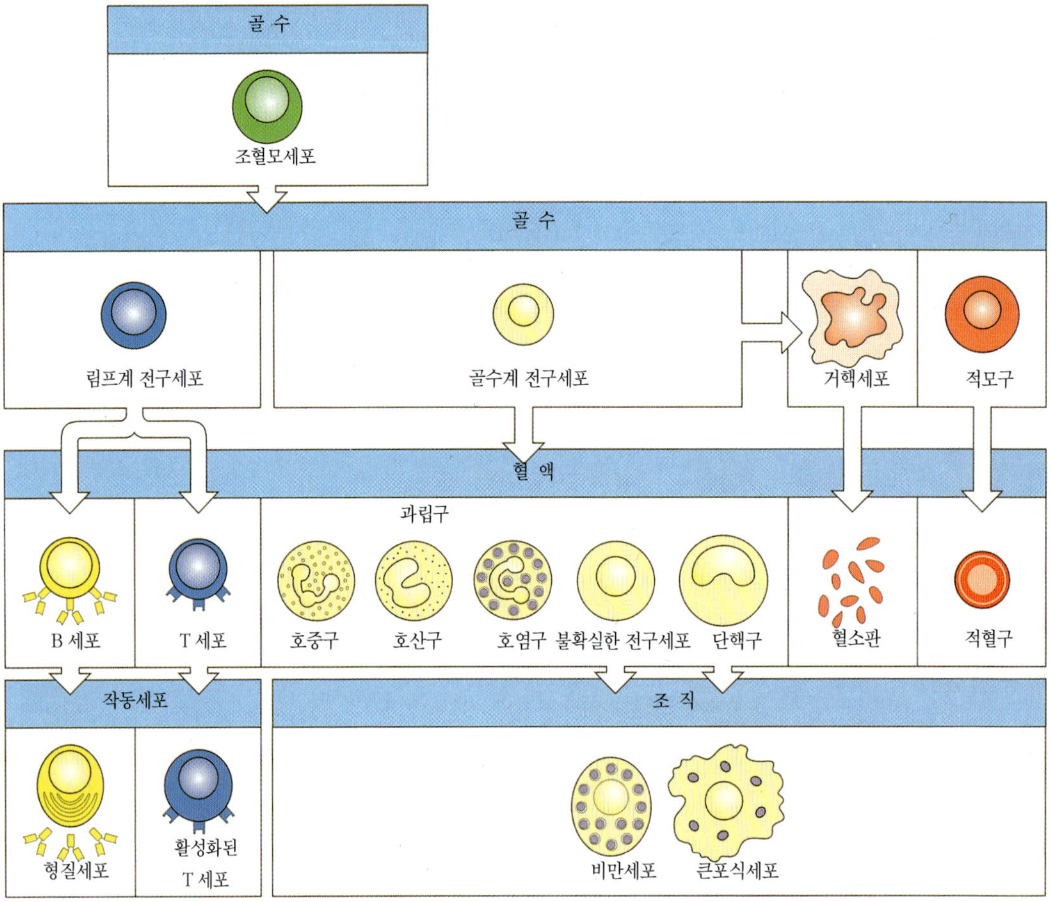

그림 2-2 조혈모세포의 분화

포로 분화하는 것이다. 조혈모세포에서 유래하는 백혈구 가운데 주로 후천성 면역반응에 관여하는 세포는 림프구와 항원제시세포(antigen-presenting cells; APC)이다.

림프구에는 B 림프구(또는 B 세포)와 T 림프구(또는 T 세포)가 있다. B 세포는 골수에서 생성되어 그곳에서 성숙하는 세포로서, 이동하여 말초 림프조직의 B 세포 구역에 자리를 잡는다. 이물질인 항원의 자극을 받은 B 세포는 대부분 형질세포(plasma cell)로 분화하게 되는데, 형질세포는 이물질과 결합할 수 있는 단백질인 항체를 대량으로 분비하는 유일한 세포이다. 면역반응에 참여한 B 세포의 일부는 기억 B 세포로 분화하여 오랫동안 생존하다가 다시 침입하는 같은 종류의 항원에 대하여 2차 면역반응을 일으킨다(그림 2-3).

T 세포는 골수의 조혈모세포에서 생성되지만 가슴샘으로 이동하여 성숙과정을 마친다. 성숙한 T 세포는 기능적인 측면에서 보조 T 세포(helper T cell)와 세포독성 T 세포(cytotoxic T cell)로 나눌 수 있다. 항원의 자극을 받으면, 전자는 B 세포가 제대로 항체를 분비할 수 있도록 돕거나 항원제시세포의 활성을 강화한다. 후자는 직접적인 접촉이나 수용성 인자를 이용하여 항원을 제시하는 세포를 살해한다. B 세포의 경우와 마찬가지로 면역반응에 참여한 T 세포의 일부는 기

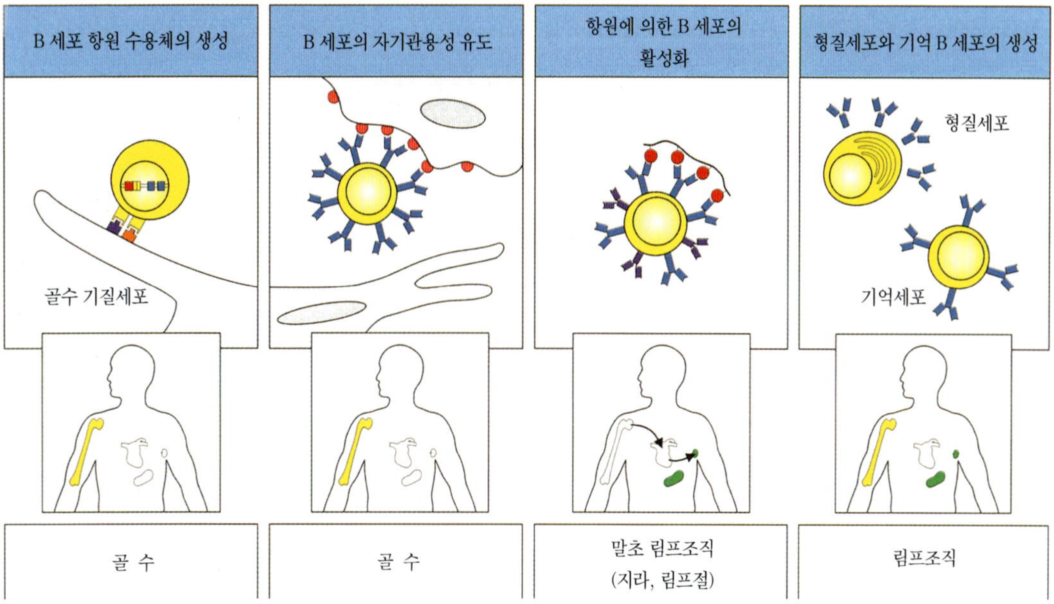

그림 2-3 B 세포의 발달과정

억 T 세포로 분화하여 2차 면역반응을 일으킨다. 림프구가 수많은 항원을 구별하고 결합할 수 있는 것은 세포 표면에 발현된 특이한 수용체 때문인데, 면역세포 가운데 항원에 대해 특이적인 수용체를 발현하는 세포는 B 세포와 T 세포뿐이다(표 2-1).

항원제시세포는 림프구에 항원을 제시하는 기능을 갖는 세포로서 큰포식세포(대식세포, macrophage)와 가지세포(수지상세포, dendritic cell) 등이 있다. 조혈모세포에서 분화한 세포의 일부는 혈액 중에 단핵구(monocyte)로 존재하다가 조직 속으로 들어가 큰포식세포가 된다. 큰포식세포는 이물질을 포식작용으로 제거하는 역할과 소화시킨 이물질의 일부를 림프구가 인식할 수 있도록 제시하는 역할을 한다(그림 2-4). 가지세포는 나뭇가지 모양의 돌기를 가진 형태학적으로 특이한 세포로서 말초 림프조직의 T 세포가 위치하는 구역에 많이 분포한다. 가지세포는 T 세포에 매우 효율적으로 항원을 제시하는 능력이 있어서 면역반응을 개시하는 세포로 알려져 있다.

표 2-1 사람의 B 세포와 T 세포

비 교	B 세포	T 세포
성숙 기관	골수	가슴샘
기 능	체액성 면역반응	세포성 면역반응
항원 수용체	표면 면역글로불린	T 세포 수용체
혈액내 분포(% 림프구)	10~15	50~60
표면 표지분자	CD19	CD3

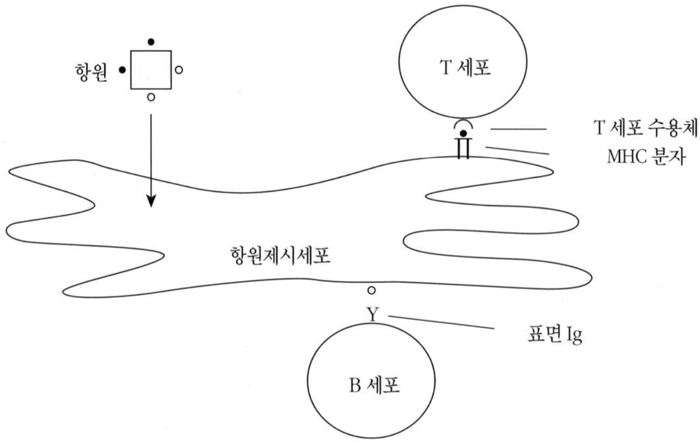

그림 2-4 항원제시세포의 기능

3. 면역의 종류

면역이란 우리 몸에서 이물질로 인식되는 외부물질에 대한 방어기전을 의미한다. 예를 들어, 특정 질병에 대한 면역이 있다는 말은 그 질병에 대한 방어능력을 지녔다는 말이다. 건강한 사람은 태어나면서부터 기본적으로 이물질에 대한 저항능력을 지녔는데, 이 능력은 이물질과 접촉한

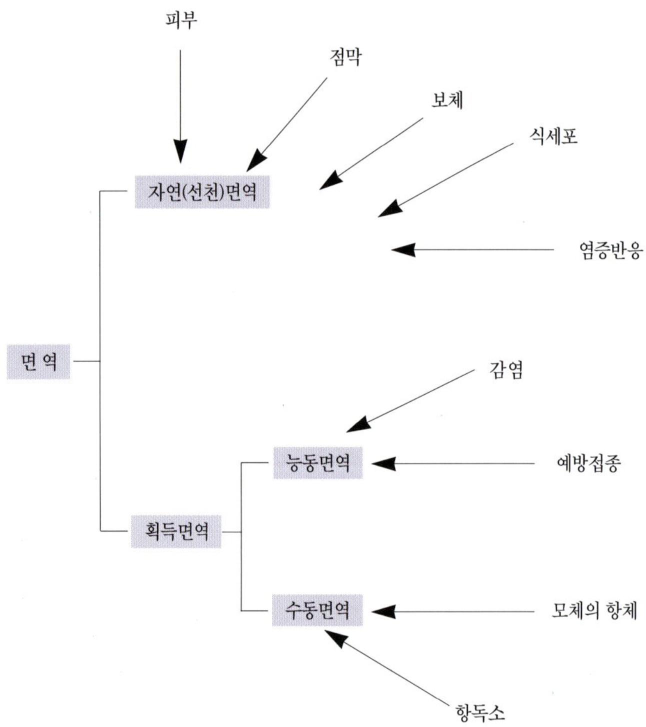

그림 2-5 면역의 종류

경험이 없이 갖게 된 것이므로 자연(선천)면역(natural 또는 innate immunity)이라 한다. 포유동물의 체내에는 자연면역뿐만 아니라 매우 정교한 방어기전이 있다. 이는 감염이나 예방접종에 의해 그 방어능력이 증가되는 것으로서 태어나서 경험을 통하여 얻게 된 능력이므로 획득면역 또는 후천면역(acquired immunity)이라 한다. 획득면역은 이물질을 특이하게 인식할 수 있는 능력을 지닌 림프구와 그 산물인 항체에 주로 의존하는 면역반응이다. 획득면역은 이를 얻게 된 방법에 따라 능동면역(active immunity)과 수동면역(passive immunity)으로 나눌 수 있다(그림 2-5). 능동면역은 감염이나 예방접종에 의하여 한 개체 내에 형성된 형태를 말하며, 수동면역은 한 개체에 성립된 면역능이 다른 개체에 전달된 경우이다. 모체로부터 받은 수동면역이 없다면 모든 신생아는 생존에 어려움을 겪게 될 것이다. 한 개체가 능동면역을 갖기 위해서는 일정한 시간이 요구되기 때문에, 감염된 개체에 신속한 방어능이 요구될 때는 수동면역이 매우 효과적이다. 뱀에 물렸을 경우, 뱀독에 대한 능동면역이 생기기를 기다릴 수는 없으며, 말에서 유도한 항혈청으로 신속하게 치료해야 한다. 다만, 수동면역으로는 지속적인 면역상태를 얻을 수 없다.

제 2 절 항 원

1. 항원이란

림프구에는 침입한 이물질을 특이적으로 인식할 수 있는 수용체가 있다. 이렇게 B 세포나 T 세포 표면의 수용체 또는 항체에 결합할 수 있는 물질을 항원(antigen)이라 한다. 항원이 면역반응을 유도하는 경우에는 면역원(immunogen)이라 한다. 항원과 면역원이라는 말은 구별하지 않고 사용되기도 한다. 자기 이외의 모든 생물에서 유래한 이물질은 기본적으로 항원성을 지녔다고 볼 수 있는데 단백질, 탄수화물, 핵산, 지질 등이 이에 해당한다. 일반적으로 단백질의 항원성이 제일 크다. 항원은 특이적으로 반응할 수 있는 림프구의 수용체와 결합하여 림프구를 활성화시키는 일을 한다.

2. 항원의 종류

항원성과 면역원성을 동시에 지닌 이물질을 완전 항원이라 한다. 분자량이 작은 펩티드나 단순한 화학물질 등은 항체와 결합할 수 있으나 면역반응을 유도하지는 못하는 경우가 있다. 즉 항원성은 지녔으나 면역원성이 없는 이런 물질을 불완전 항원 또는 합텐(hapten)이라 부른다. 합텐은 분자량이 큰 단백질과 결합하면 면역원성을 갖게 되는데 이렇게 결합하는 단백질을 운반체(carrier)라 한다. 항생제나 약품이 과민반응을 일으키는 경우가 있는데, 이는 체내의 단백질이 운

표 2-2 B 세포와 T 세포 epitope의 차이

구분	B 세포 epitope	T 세포 epitope
항원의 종류	단백질, 탄수화물, 지질	단백질
항원에서의 위치	표면	내부
단백질 항원인 경우	이어진 또는 떨어진 몇 개의 아미노산	이어진 몇 개의 아미노산
MHC와의 결합	불필요	필요

반체로 작용한 결과이다.

항원에 대한 항체가 효율적으로 만들어지기 위해서는 항원에 특이적인 B 세포와 T 세포의 협력이 요구된다. 그러나 그람음성 세균의 lipopolysaccharide(LPS)와 같은 어떤 항원은 T 세포의 도움이 없이도 B 세포가 항체생산을 유도할 수 있어 T 세포 비의존성(T-independent) 항원이라 한다. T 세포 비의존성 항원에 대한 체액성 면역반응은 일반적으로 약한 반응이며 면역학적 기억현상이 유도되지 않는다. 대부분의 항원은 T 세포의 도움을 받아 B 세포가 항체 생성을 유도하는 T 세포 의존성(T-dependent) 항원이다.

3. 에피톱(Epitope)

항원 분자에서 수용체와 결합하는 것은 커다란 항원 전체가 아니라 항원의 일부 구조이다. 수용체와 결합하는 항원부위를 항원결정부위(antigenic determinant) 또는 에피톱(epitope)이라 부르는데, 에피톱과 수용체의 결합은 자물쇠와 열쇠의 관계처럼 3차원적 구조의 상보성에 기인한다. 일반적으로 B 세포가 인식하는 에피톱과 T 세포가 인식하는 에피톱은 다르다. B 세포 에피톱은 항원의 표면에 노출되어 있으며 친수성이다. T 세포 에피톱은 주로 단백질이며, 단백질 내부에 있는 차례로 연결된 아미노산이 에피톱으로 작용한다. 이는 T 세포와 B 세포의 항원인식 방법이 다르기 때문인데, T 세포는 항원제시세포가 세포 내부에서 처리한 다음 제시하는 항원만을 인식할 수 있다. B 세포와 T 세포 에피톱의 차이를 표 2-2에 요약하였다.

제 3 절 선천면역

항원과 접촉한 경험이 없어도 갖게 되는 선천면역은 피부와 점막, 체액속 단백질, 큰포식세포 등이 나타내는 방어기전이다. 포식작용(phagocytosis)을 나타내는 포식세포에는 호중구, 큰포식세포, 가지세포 등이 있으며, 특히 감염 세균을 포식하여 제거하는 역할을 한다. 포식세포의 항원 수용체(pattern recognition receptor)는 밀접히 관련된 미생물에 공통적인 분자적인 양상(pathogen-associated molecular pattern)을 인식하며, 한 가지 수용체가 여러 종류의 양상을 인식한다. 따라서 림프구가 항원을 인식하는 방식과는 특이성에서 차이가 있다. 혈액과 림프액과 같은 체액에는 세포뿐만 아니라 미생물을 제거하는 다양한 단백질이 있는데, 대표적인 것이 보체 단백질이다.

1. 선천면역계의 세포

1) 호중구

호중구(neutrophil)는 혈액을 순환하는 백혈구의 50~70%를 차지하는 세포이다. 세포질에 있는 과립의 염색 성질에 따라 호중구라 불린다. 주 기능은 세균과 진균을 화학주성에 의해 찾아가서 포식작용을 통하여 제거하는 역할이다. 감염 후에는 호중구의 수가 급격히 증가한다. 호중구는 포식작용을 지니지만 항원제시세포로는 작용하지 않는다.

2) 큰포식세포

조혈모세포에서 분화한 세포의 일부는 혈액 중에 단핵구(monocyte)로 존재하다가 조직 속으로 들어가 큰포식세포(대식세포)가 된다. 큰포식세포는 이물질을 포식작용으로 제거하는 역할과 소화시킨 이물질의 일부를 림프구가 인식할 수 있도록 제시하는 역할을 지닌다. 호중구와 큰포식세포를 그림 2-3에서 비교하였다.

3) 가지세포

가지세포(수지상세포)는 나뭇가지 모양의 돌기를 가진 형태학적으로 특이한 세포로서 말초림프조직의 T 림프구가 위치하는 구역에 많이 분포한다. 가지세포는 수용체를 매개로 한 세포내이입 및 포식작용을 통하여 유입된 항원을 분해한 다음 T 세포에 매우 효율적으로 항원을 제시하는 능력이 있어서 면역반응을 개시하는 세포로 알려져 있다.

표 2-3 호중구와 큰포식세포의 비교

호중구	큰포식세포
감염 초기에 급격히 증가	염증반응 동안 약간 증가
혈액과 염증 조직에서만 발견	건강한 조직에서도 발견
한 가지 형태로 성숙	다양한 형태로 성숙
감염 후 신속히 고름 형성	T 림프구의 도움으로 서서히 육아종 형성
포식작용	포식작용과 항원제시 기능
포식작용 후 사멸	포식작용 후에도 생존

4) 자연살해세포

선천면역계를 구성하는 세포 가운데 자연살해세포(NK cell)는 바이러스 감염 초기에 전파를 억제하는 역할을 담당한다. T 세포와는 달리 면역학적 기억현상을 나타내지 않는다. 자연살해세포는 표면에 있는 수용체를 이용하여 감염된 세포나 종양세포를 찾아내고 공격한다.

2. 보 체

세균을 항혈청에 넣으면 세균이 용균되어 사라지는 현상을 볼 수 있는데, 이는 혈청에 항체와는 다른 성분이 작용하고 있음을 의미한다. 즉, 먼저 항체가 세균에 특이적으로 부착하면 그 다른 성분이 세균-항체복합체에 결합하여 세균 세포벽을 파괴한 것이다. 항혈청을 56℃에서 30분간 가열하면 용균능이 사라지는 것을 볼 수 있다. 이렇게 열에 약한 성분으로서 항체가 매개하는 체액성 면역반응에서 작동기능을 담당하는 일군의 단백질이 보체(complement ; C)이다. 보체는 또한 병원성 미생물에 대한 선천면역에서 중요한 역할을 담당하기 때문에 생체방어의 필수적인 구성요소이다. 현재까지 발견된 30가지 이상의 단백질이 보체계를 형성하고 있다. 혈청 내 농도는 4.2 mg/mL 정도이며, 혈청 총 단백질량의 5% 정도에 달한다.

보체는 혈액응고에 관여하는 단백질군과 마찬가지로 연쇄반응을 일으키는데, 전구효소의 활성화가 다음 성분의 활성화로 이어지는 과정이 연속된다. 초기에 발견된 성분에는 C에 1~9까지의 숫자를 붙였으며 나중에 발견된 성분은 이와는 다른 방식으로 명명되었다. 보체계를 구성하는 성분들은 주로 간세포(hepatocyte)에 의해 생산되며 큰포식세포와 상피세포도 보체를 생산한다.

1) 보체계의 활성경로

보체의 활성화는 두 가지 방식으로 일어난다. 먼저 발견된 C1~C9 성분에 의해 이루어지는

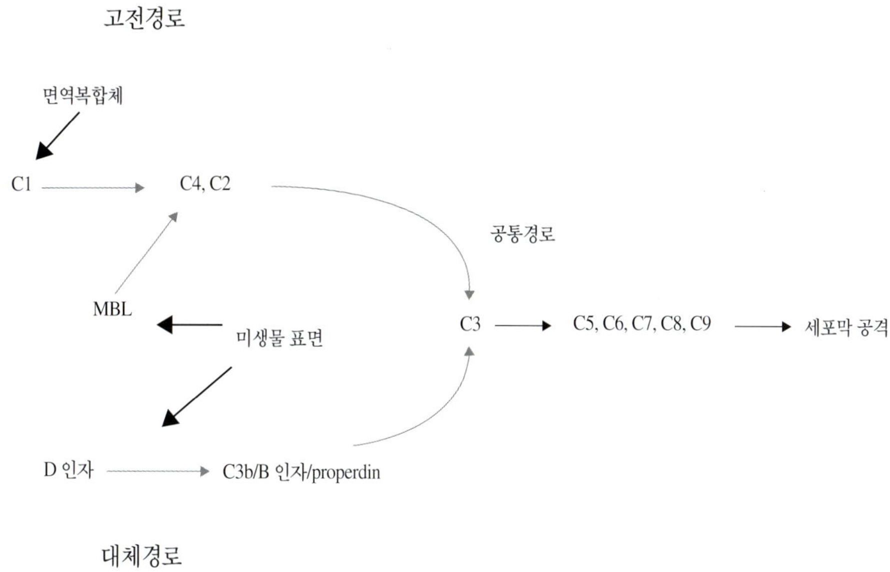

그림 2-6 보체의 활성화 경로

경로를 고전경로(classical pathway)라 하며, 후에 발견된 성분이 개시하는 경로는 대체경로(alternative pathway)라 한다(그림 2-6). 비록 이 두 경로는 보체계의 다른 성분에 의해 개시되지만 C5부터 마지막 성분인 C9까지의 경로는 공유하고 있으며 세포막에 구멍을 형성하는 동일한 결과를 낳는다.

고전경로에서는 항원-항체복합체에 보체 성분이 순서대로 결합하여 활성화된 후 세포막을 공격하게 된다. 이때 보체계의 첫 성분인 C1이 부착할 수 있는 항체의 종류는 IgM과 IgG이다. 원래 고전경로는 항원-항체복합체의 형성으로 유발되는 것으로 알려졌으나 최근에 만노오스-결합 단백질(mannose-binding lectin ; MBL)이 발견되어 항체의 매개 없이도 고전경로가 활성화될 수 있음이 알려졌다. 이는 만노오스-결합 단백질이 고전경로의 첫 성분인 C1과 구조적으로 유사하여 미생물 표면의 탄수화물과 결합하기 때문인 것으로 보인다.

대체경로에서는 C1, C4, C2를 이용하지 않고 C3 이하의 성분이 properdin 등의 성분과 작용하여 활성화된다. 이 경로를 활성화하는 물질은 세균의 세포벽 성분처럼 숙주에 대한 이물질이다. 대체경로는 고전경로와는 달리 항체가 매개하지 않은 상태로 활성화되기 때문에 선천면역 기전에 해당한다.

2) 보체계 활성의 생물학적 의의

보체계 성분이 결핍된 사람은 자가면역질환을 일으킬 위험이 높으며 재발성 미생물 감염으로 고생한다. 이는 보체가 다음과 같은 주요 기능을 수행하여 면역계를 보강하기 때문이다.

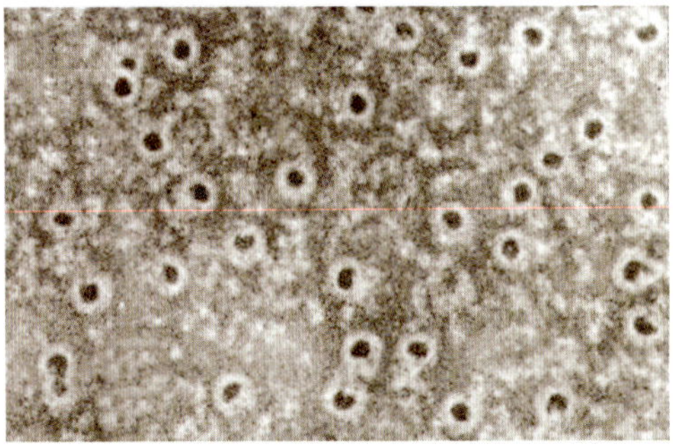

그림 2-7 보체에 의해 적혈구 세포막에 형성된 구멍

보체 활성화의 주된 결과는 세포막 상해 및 옵소닌 작용이다. 보체는 활성화되는 경로에 관계없이 C5~C9로 이뤄진 막공격 복합체(membrane attack complex)를 형성하는데, 이 복합체는 막에 구멍을 내어 세포용해를 유도한다(그림 2-7). 또한 보체가 활성화되는 과정에서 나타나는 반응산물은 미생물에 직접 부착하거나 미생물에 결합한 항체에 부착하게 된다. 포식세포의 표면에는 보체에 대한 수용체가 있기 때문에 보체산물이 결합된 미생물은 그렇지 않은 경우에 비해 훨씬 더 쉽게 제거된다. 이를 보체가 지닌 옵소닌(opsonin) 작용이라 한다.

제 4 절 후천면역

미생물에 대한 면역이 후천적인 노출에 의해서 획득되는 것으로 노출이 반복됨에 따라 그 강도 및 방어능력이 증가된다. 감염에 대한 면역이 발생되어 그에 대한 적응이 된다는 의미에서 적응면역(adaptive immunity)이라 불리기도 한다. 후천성 면역반응은 항체를 중심으로 한 체액면역과 T 세포를 중심으로 한 세포면역으로 나뉜다.

1. 체액면역(Humoral immunity)

1) 체액면역의 정의

혈장, 림프기관, 조직액에 존재하는 항체에 의해 매개되는 숙주방어이며 주로 체외 세균으로부터 숙주 보호를 담당한다.

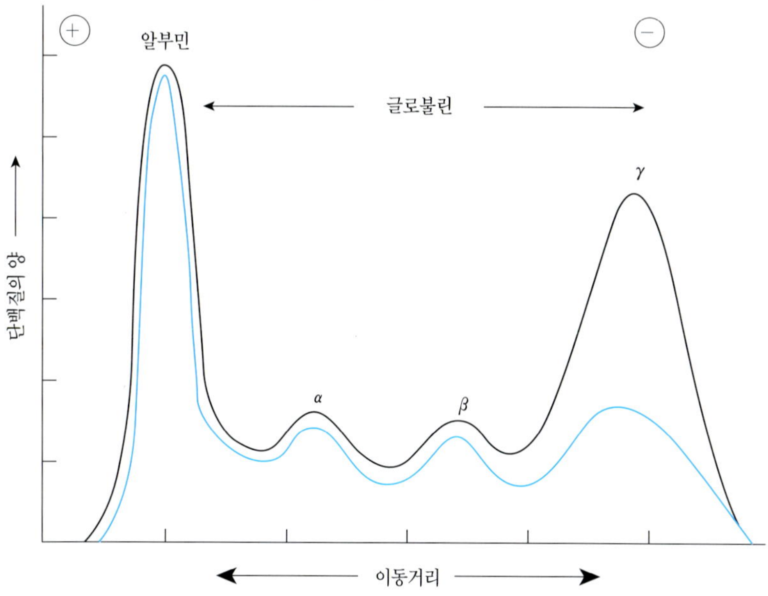

그림 2-8 **혈청 단백질의 전기영동 양상.** 항원과 반응하기 전(검은색)과 후(파란색)의 항혈청 내 단백질의 전기영동 양상을 보여준다.

2) 항 체

항체(antibody)는 면역계의 체액성 면역반응을 담당하는 주요한 분자로서 면역반응을 유발한 항원과 특이적으로 결합한다. B 세포는 분화의 최종 단계에 이르면 형질세포가 되는데 항체는 형질세포가 분비하는 것이다. 항체는 혈청에 포함된 단백질의 20% 정도를 차지하는 당단백질이다. 혈청 단백질을 전기영동으로 분리하면 알부민 분획과 몇 개의 글로불린 분획이 나타나는데, 항체는 주로 γ-글로불린 분획에 포함되어 있다(그림 2-8). 특히, γ-글로불린 분획에 포함된 다른 단백질과 구별하기 위하여 항체 분자를 면역글로불린(immunoglobulin ; 약칭 Ig)이라 부른다. 면역글로불린은 체액 속에 분비된 형태 또는 성숙한 B 세포의 세포막에 부착된 형태로 존

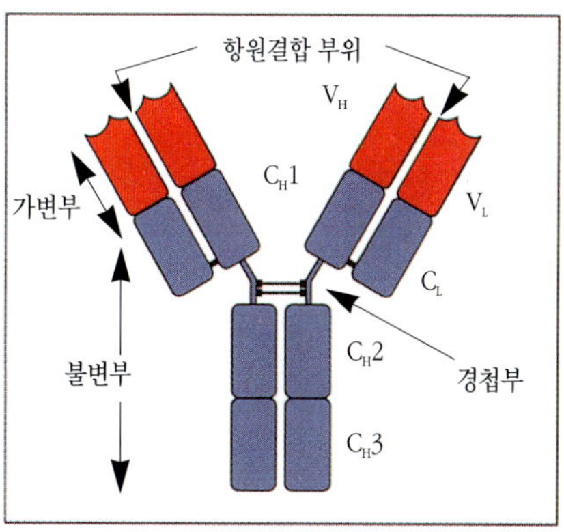

그림 2-9 **항체의 기본 구조**

재한다.

면역글로불린에는 몇 가지 종류가 있으나 기본구조는 비슷하다. 그림 2-9에서 보는 바와 같이, 분자량 25,000 정도의 짧은 펩티드 사슬(L 사슬)과 50,000 정도의 긴 펩티드 사슬(H 사슬)이 S-S 결합(disulfide bond)에 의해 연결된 두 사슬이 동일한 방식으로 만들어진 두 사슬과 S-S 결합에 의해 대칭적으로 연결되어 있어 전체적으로는 Y자를 이루는 구조이다. 서로 붙어있는 L 사슬과 H 사슬의 N-말단쪽 아미노산 서열은 면역글로불린마다 다르기 때문에 가변부(variable region)라 하는데, 이 부위가 항원의 epitope과 결합하는 곳이다(antigen-binding fragment ; Fab). L 사슬과 H 사슬의 나머지 아미노산 서열은 면역글로불린의 종류마다 일정하므로 불변부(constant region)라 불린다. 특히 H 사슬의 휘어진 부위부터 C-말단까지는 Fc(fragment-crystallizable)라 불리며 항체의 작동기능을 담당한다. H 사슬의 휘어진 경첩부(hinge region)는 항체분자에 유연성을 제공한다.

3) 면역글로불린의 종류와 특성

사람의 면역글로불린은 5가지 종류로 나뉜다. 이들은 아미노산 배열, 분자량, 체내에서의 분포, 혈청내 농도, 생물학적 기능 등이 상이하다(표 2-4).

표 2-4 면역글로불린의 종류와 특성

	IgM	IgG	IgA	IgD	IgE
혈청내 농도 (mg/mL)	1	12	1.8	0.04	0.00002
분자량	900,000	150,000	160,000 (2량체는 400,000)	180,000	200,000
체내 분포	주로 혈액	혈액, 림프액	혈액, 분비물	B 세포 표면	비만세포 표면
반감기(일)	5	23	5.5	2.8	2.0
태반 통과	−	+	−	−	−
보체와 결합	+	+	−	−	−
비만세포와 결합	−	−	−	−	+

(1) IgM

혈청내 면역글로불린의 10% 정도를 차지하는 IgM은 항원자극에 의해 유발된 면역반응에서 가장 먼저 생산되는 항체이다. IgM은 IgG보다 약간 큰 단량체 5분자가 J 사슬(joining chain)에 의해 연결된 5량체(pentamer)로서 분자량이 900,000에 이르는 거대분자이다(그림 2-10). 따라서

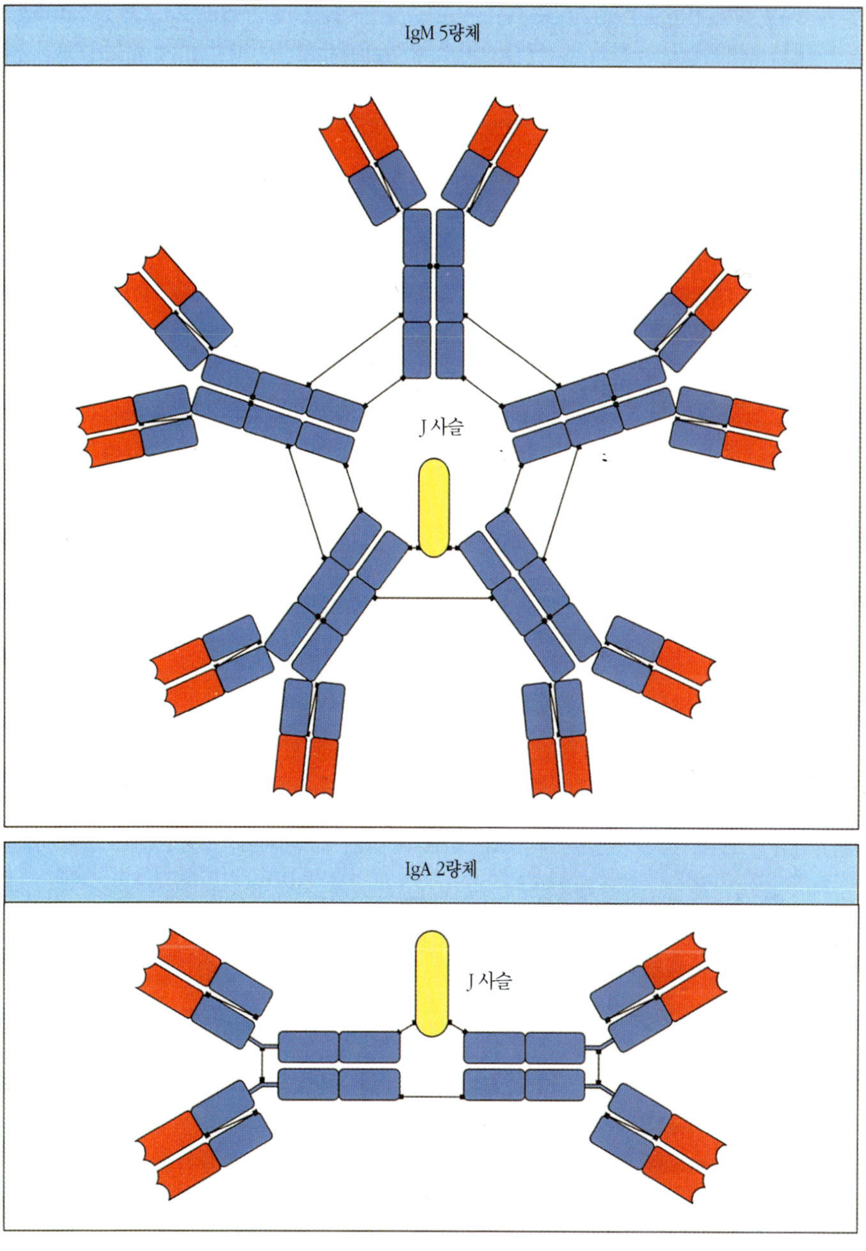

그림 2-10 IgM과 IgA

IgM 한 분자에 Fab가 10개나 있기 때문에 응집, 침강 등에서 뛰어난 반응성을 보인다. 또한 보체와의 결합능이 뛰어나 세균감염에 대한 1차 방어를 담당하지만, 항원과 거대한 면역복합체를 형성하여 때론 조직상해의 원인이 되기도 한다.

(2) IgG

혈청내 면역글로불린의 75% 정도를 차지하는 IgG는 혈청내 농도가 약 12mg/mL이다. 모체에서 태반을 통과하여 태아로 전달되는 유일한 항체로서 신생아 초기에 감염을 방지하는 중요한 기능이 있다. 응집, 침강반응을 일으킬 수 있으며, 특히 독소와 바이러스의 활성을 저해하는 중화능이 뛰어나다. IgM과 마찬가지로 보체를 활성화할 수 있어 표적세포를 용해할 수 있으며, 탐식구의 탐식작용을 증강시키는 작용이 있다.

(3) IgA

혈청내 면역글로불린의 15% 정도를 차지하는 IgA는 혈중에는 단량체로 존재한다. 이 항체의 중요성은 모유, 눈물, 콧물, 침, 정액, 소장점막 등의 분비물에 가장 많은 면역글로불린이라는 점인데, 이들 체액에서는 단량체 2개가 J 사슬로 결합된 구조인 분비형 IgA로 존재한다(그림 2-10). 분비형 IgA(secretory IgA; sIgA)는 점막상피세포를 통과하면서 부착된 분비성분(secretory component)이 있어서 분비물의 다양한 단백분해효소에 대한 저항성을 갖고 있어 점막에서 병원미생물의 부착과 침입을 차단하는 중요한 역할을 한다.

(4) IgD

IgD는 혈청에서 0.04 mg/mL의 농도로 존재하는 면역글로불린인데, 항체로서의 기능은 분명하게 알려지지 않았다. IgD는 IgM과 함께 성숙한 B 세포의 세포막에 발현되는데, 항원자극을 받은 B 세포의 활성화와 분화에 관여하는 기능이 알려졌다.

(5) IgE

5종류 가운데 가장 나중에 발견된 면역글로불린인 IgE는 혈청내 농도가 0.3㎍/mL 이하이다. 비록 우리 혈청내에 낮은 농도로 존재하지만 사람에 따라 IgE가 지닌 활성과 영향은 매우 지대하다.

IgE는 비만세포(mast cell)와 호염구(basophil ; 조혈모세포에서 분화하는 과립구의 한 종류)의 표면에 발현된 IgE 수용체에 결합하는 성질이 있다. 항원과 결합한 비만세포나 호염구는 세포에서 히스타민 등 여러 가지 물질을 분비하여 과민 면역반응을 유발하게 된다. 이 과민 면역반응은 기생충에 대한 방어라는 순기능으로 연결되기도 하지만, 심한 알레르기 반응이나 전신 아나필락시스(anaphylaxis)처럼 치명적인 반응으로 이어질 수도 있다.

4) 항체의 생성과 조절

일반적으로 체내에 유입된 항원이 면역반응을 일으키기 위해서는 항원제시세포의 역할이 필수적이다. 항원제시세포는 포획된 항원을 처리하거나 농축하여 B 세포나 T 세포에 제시하는데, 항원에 특이한 수용체를 지닌 림프구는 활성화되어 작동세포로 되는 분화과정을 거친다. B 세포

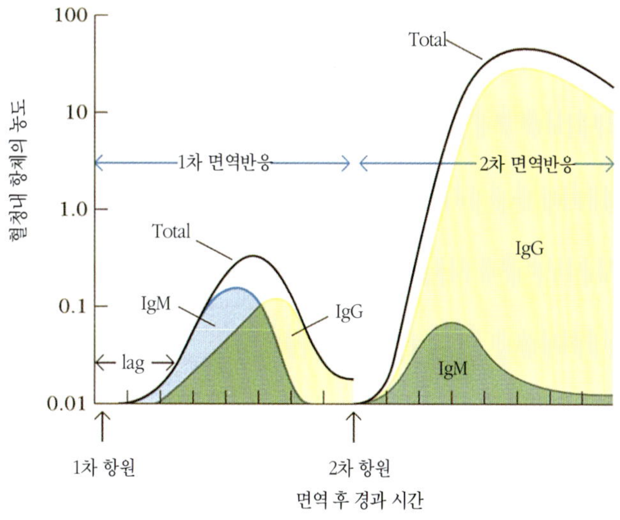

그림 2-11 1차 면역반응과 2차 면역반응

는 분화의 최종단계에서 항체를 분비하는 형질세포가 되는데, 성숙한 B 세포가 형질세포가 되기 위해서는 다른 세포와 많은 인자의 도움을 필요로 한다. 특히 보조 T 세포가 직접적인 세포접촉 및 액성 인자 분비를 통하여 효율적인 항체 생성에 결정적인 역할을 하는 것이 알려졌다.

실제로 인체에 항원이 침입하면 이에 대한 항체는 즉각 만들어지는 것이 아니라 일정 시간이 경과하여야 한다. 보통 1주 후에 혈청에서 항원에 대한 특이 항체를 검출할 수 있는데, 항체의 종류는 IgM이다. IgM의 뒤를 이어 IgG 항체가 형성되지만 점차 특이 항체의 양은 감소한다. 이것이 항원에 대한 1차 면역반응(primary immune response)인데, 재차 침입한 동일한 항원에 대한 2차 면역반응(secondary immune response)은 전과는 다른 양상으로 진행한다(그림 2-11). 주로 IgG 항체가 만들어지는데, 전보다 많은 양이 빠른 속도로 지속적으로 생산된다. 항원에 대한 항체의 친화도(affinity)도 상승된다. 이는 1차 면역반응에서 생성된 기억세포에 의해 일어나는 면역학적 기억 현상인 것이다.

생산된 항체에 의하여 항원이 성공적으로 제거된 경우에 항체생성은 억제되어야 한다. 이는 여러 가지 방법으로 진행될 것으로 여겨지고 있다. 우선 B 세포의 분화에 결정적인 T 세포가 도움을 주지 않으면 B 세포의 활성화 및 분화는 일어나지 않게 된다. 이보다는 적극적으로 T 세포는 불필요한 B 세포에 세포독성을 발하거나 사멸을 유도할 수 있다. 또한 조절 T 세포(regulatory 또는 suppressor T cell)가 작용하여 항원에 대한 면역반응을 억제하거나 자기 성분에 대하여 항체가 생성되는 과정을 차단할 수 있다.

5) 항체매개 작동면역반응

(1) 중화반응

생물 활성물질(독소, 효소, 호르몬 등)이나 바이러스는 특이 항체와 반응하면 활성이 소실되는 경우가 있다. 이런 현상을 중화반응(neutralization)이라 한다. 바이러스와 항바이러스 항체가 결합하여 중화반응이 생체에서 일어나 감염이 예방되기도 한다.

(2) 옵소닌(Opsonin)

항체는 식세포의 포식작용을 증진시킬 수 있다. 식세포들은 IgG 항체의 Fc 부위를 인식할 수 있는 수용체를 가지고 있다. 그래서 항체가 미생물 표면에 부착하면 식균작용이 용이해진다. 이는 항체가 옵소닌으로 작용한 결과이다.

(3) 항체의존세포매개세포독성

항체는 감염 세포를 직접적으로 제거하는 자연살해세포(NK cell)의 활성화를 증진시킬 수 있다. 자연살해세포는 항체의 Fc 부위를 인식할 수 있는 수용체를 가지고 있다. 그래서 감염 세포에 부착이 용이해져 감염 세포를 쉽게 제거할 수 있다.

(4) 보체활성화

세균을 용해시킬 수 있는 혈청 단백질인 보체(complement)를 활성화시켜 감염체를 쉽게 제거할 수 있다.

2. 세포면역(Cellular immunity)

1) 세포면역의 정의

살아있는 세포에 의존하는 면역으로서, 면역반응에 있어 T 세포가 중심적 역할을 하며 항체는 부수적인 역할을 하는 면역반응을 말한다. $CD4^+$와 $CD8^+$ T 림프구 등의 항원 특이적 세포들은 물론, 대식세포, 호중구, 호산구, 자연살해(natural killer ; NK) 세포 등의 항원 비특이적 세포들도 중요한 역할을 한다. 이들 항체 특이적 및 비특이적 세포들의 활성은 국소의 시토카인들의 농도에 의하여 조절된다. 세포외(extracellular) 세균과 세균 생성물들의 제거에 중요한 역할을 하는 체액성 면역과는 달리 세포내(intracellular) 기생세균, 바이러스 감염 숙주세포, 종양세포 그리고 이식 조직을 제거하는 기능을 한다.

세포면역(cellular immunity)의 중요성은 DiGeorge syndrome 등 세포성 면역계가 결핍된 개체들에서 잘 드러난다. DiGeorge syndrome 환자들은 가슴샘이 없으며, 따라서 세포면역에 있어 중심적 역할을 하는 T 세포가 없다. 이 환자들에서 세포외 세균들에 의한 감염증은 잘 조절된다. 그러나 바이러스, 세포내 기생세균, 진균에 의한 감염은 잘 조절되지 못하며, 반복적인 감염에 시달린다. 정상인에서는 전혀 문제가 되지 않는 약독화 백신에 의해서도 생명이 위협받는 감염증이 발생하기도 한다.

세포성 면역은 크게 직접 세포독성군과 지연형 과민반응군의 2가지 범주로 나눌 수 있다.

(1) 지연형 과민반응(Delayed-type hypersensitivity; DTH)

지연형 과민반응은 투베르쿨린 반응, 접촉형 과민반응 등에서 잘 관찰된다. 이 경우 항원에 의해 자극된 T_H 세포들은 여러 종류의 시토카인을 분비한다. 항원 주입부에 존재하던 $CD4^+$ T_H 세포가 활성화되어 시토카인을 분비하고, 분비된 시토카인에 의하여 혈관 내피세포들이 활성화되어 많은 백혈구들을 국소로 침윤시킨다. 국소에 모여든 단핵구는 시토카인에 의하여 큰포식세포로 분화되며 더욱 활성화된다. 그 결과 국소 염증반응이 촉발되고 조직부종이 발생하여 조직 경화(induration)가 일어나는데, 이에 소요되는 시간이 24~48시간 이상이기 때문에 지연형 과민반응(delayed-type hypersensitivity; DTH)이라 한다. 과민반응이라는 이름이 붙은 것처럼 때로는 조직파괴를 수반하는 병적 상태를 야기하기도 하지만, 세포내 병원체들과 접촉성 항원들을 제거하는 데 중요한 방어작용을 나타내기도 한다.

(2) 직접 세포독성(Direct cytotoxic response)

직접 세포독성에 의하여 바이러스 감염세포, 이식 장기, 종양세포의 제거가 일어난다. 항원에 의하여 $CD8^+$ T 림프구들이 세포독성 T 림프구(cytotoxic T lymphocytes ; CTL)로 분화되어 특이 항원-class I MHC 분자 복합체를 표현하는 표적세포들을 용해시킨다. 이러한 분화과정은 항원에 의하여 활성화된 T_H 세포에 의하여 분비된 일련의 시토카인들의 작용을 필요로 한다. CTL은 큰포식세포의 phagolysosome에 존재하는 미생물을 제거할 뿐만 아니라, 비탐식세포나 큰포식세포의 세포질에 존재하는 미생물도 죽일 수 있다. 활성화된 $CD4^+$ T 림프구에 의하여 분비된 시토카인은 NK 세포들을 자극하여 림포카인 활성화 살해세포(lymphokine-activated killer cell ; LAK cell)로 분화시켜 CTL이 본격적으로 출현하기 전에 바이러스에 감염된 세포들을 죽인다. 또한 기생충이나 알러젠에 의해 활성화된 T 림프구는 비만세포를 활성화시키며 호염구와 호산구를 국소에 침윤시키고 활성화시키는 시토카인을 분비한다.

2) 세포간 상호작용에 관여하는 인자–시토카인

효과적인 면역반응이 일어나기 위해서는 림프구, 염증세포 그리고 조혈세포들의 작용이 필요하다. 이 세포들의 복잡한 상호작용은 시토카인(cytokine)이라 통칭되는 일련의 저분자 단백질 분자들에 의하여 조절되고 매개된다. 어떤 시토카인은 면역 작동세포의 분화를 조절하는데 관여하고, 다른 시토카인은 그 자체가 면역 작동인자로 작용하기도 한다. 호르몬이 내분비계의 신호전달자로 작용하는 것처럼 시토카인은 면역계에 있어서의 신호전달자 역할을 한다. 다만, 호르몬이 멀리 떨어진 세포들에도 작용을 나타내지만 시토카인은 주로 분비된 국소에서 주로 작용한다는 점이 차이점이라 할 수 있다.

시토카인은 생산세포에 의해 크게 분류할 수 있으며 각각의 명칭도 있다. 활성화된 T 림프구에서 주로 생산되는 활성인자는 림포카인(lymphokine)이라 하고, 단핵구와 큰포식세포에서 생산되는 활성인자는 모노카인(monokine)이라 하며, 혈액내 백혈구의 특정 집단에 의해 만들어지고 또 다른 백혈구의 기능을 조절하는 활성인자는 인터루킨(interleukin ; IL)이라 정의한다. 시토카인들은 대부분 인터루킨으로 명명되는데, 몇몇 시토카인들은 그것들이 맨 처음 증명될 때의 이름 그대로 통용되는 것들도 있다. 대표적인 것이 인터페론(interferon ; IFN), 종양괴사인자(tumor necrosis factor ; TNF), 콜로니 자극인자(granulocyte/macrophage colony-stimulating factor) 등이다.

시토카인의 일반적 특성은 다음과 같다.

① 분자량 9만 이하, 평균 3만 이상의 당단백질이다.
② 초미량($10^{-10 \sim 13}$ M, 10^{-15} M 이하의 경우도 있다)에서 효과를 발휘한다.
③ 세포 표층의 특이적 수용체에 결합하여 세포내 활성화기구(세포 내에 신호가 전달되면 RNA나 단백질의 패턴이 변화됨)를 통하여 효과를 발휘하므로 표적세포 특이성이 있다.
④ 자연 및 특이 면역의 활성화 단계 및 실행단계에서 생산되어, 면역반응과 염증반응을 조절하고 매개하는 데 관여한다.
⑤ 분비는 주로 자기 제한적으로 되먹임(feed back) 조절 제어기구에 의해 조절되고 있다.
⑥ 주로 생산된 장소에서 작용을 발휘한다.
⑦ 하나의 시토카인이 복수의 활성을 가진다(다양성). 한편, 복수의 시토카인이 동일의 활성(중복성)을 가진 경우도 있다.
⑧ 각 시토카인이 고유의 활성을 보이면서 동시에 상호관련 연쇄활성을 보인다(시토카인 네트워크). 즉 다른 시토카인의 합성이나 조절에 영향을 미친다.
⑨ 여러 종류의 시토카인 수용체의 발현은 특정 신호에 의해 조절된다.
⑩ 신호에 대한 대부분의 세포반응은 새로운 mRNA와 단백질 합성을 요구한다.
⑪ 많은 표적세포에 대해 성장인자로 작용한다.
⑫ 시토카인은 내분비계의 호르몬 혹은 신경계와 상호작용을 보인다.

3. 시토카인의 종류와 작용

시토카인	주요 면역계 생성원	기타 생성원	주요 표적세포	주요 효과
IL-1 α IL-1 β	macrophages, LGLs, B cells	endothelium, fibroblasts, astrocytes, etc.	T cells, B cells, macrophages, endothelium, tissue cells	lymphocyte activation, macrophage stimulation, ↑ leucocyte/endothelial adhesion, pyrexia, acute phase proteins
IL-2	T cells		T cells	T-cell proliferation and differentiation, activation of cytotoxic lymphocytes and macrophages
IL-3	T cells	stem cells		multilineage colony stimulating factor
IL-4	T cells		B cells, T cells	B-cell growth factor, isotype selection, lgE, lgG1
IL-5	T cells		B cells	B-cell growth and differentiation, lgA selection
IL-6	T cells, B cells	fibroblasts, macrophages	B cells, hepatocytes	B-cell differentiation, induces acute phase proteins
IL-7		bone-marrow stromal cells	pre-B cells, T cells	B-cell and T-cell proliferation
IL-8	monocytes	fibroblast	neutrophils, basophils, T cells, keratinocytes	chemotaxis, angiogenesis, superoxide release, granule release
IL-9	T cells			enhances T-cell survival, mast cell activation, synergy with erythropoietin
IL-10	T cells		T_H1 cells	inhibition of cytokine synthesis
IL-11		bone-marrow stromal cell	haemopoietic progenitors, osteoclasts	osteoclast formation, colony stimulating factor, elevates platelet count *in vivo*, inhibits pro-inflammatory cytokine production
IL-12	monocytes		T cells	induction of T_H1 cells
IL-13	activated cells		monocytes, B cells	B-cell growth and differentiation, inhibits pro-inflammatory cytokine production
IL-14	T cells			stimulates proliferation of activated B cells, inhibits Ig secretion
IL-15	monocytes	epithelium, muscle	T cells, activated B cells	proliferation
IL-16	eosinophils, $CD8^+$ T cells		$CD4^+$ T cells	chemoattraction of $CD4^+$ cells
IL-17	$CD4^+$ T lymphocytes		epithelium, fibroblasts, endothelium	release of IL-6, IL-8, G-CSF, PGE2, enhances ICAM-1, stimulates fibroblasts to sustain $CD34^+$ progenitors
IL-18		hepatocytes	PBMC	induces IFN_γ production, enhances NK activity

시토카인	주요 면역계 생성원	기타 생성원	주요 표적세포	주요 효과
TNF α	macrophages, mast cells, lymphocytes		macrophages, granulocytes, tissue cells	activation of macrophages, granulocytes and cytotoxic cells, leukocyte/endothelial cell adhesion, cachexia, pyrexia, induction of acute phase protein, stimulation of angiogenesis, enhanced MHC class l production
TNF β (LT)		lymphocytes		TNFa와 유사
IFN α	leukocytes	epithelia, fibroblasts	tissue cells	MHC class I induction, antiviral state, stimulation of NK cells, anti-proliferative, stimulates IL-12 production and T_H1 cells
IFN β		fibroblasts, epithelia	tissue cells, leukocytes	MHC class I induction, antiviral state, anti-proliferative
IFN γ	T cells, NK cells	epithelia,	leukocytes, tissue cells, T_H2 cells	MHC class I and II induction, macrophage activation, endothelial cell/lymphocyte adhesion, antiviral state anti-proliferation
M-CSF	monocytes	endothelium, fibroblasts		proliferation of macrophage precursors
G-CSF	macrophages	fibroblasts	stem cells	stimulates division and differentiation
GM-CSF	T cells	endothelium, fibroblasts		proliferation of granulocyte and macrophage precursors
MIF	T cells		macrophages	migration inhibition
MCP-1	monocytes	epithelia	monocytes, T cells, mast cells, basophils, stem cells	chemotaxis, adhesion, histamine release, inhibition of colony formation
MIP-1 α	T cells monocytes	fibroblasts	monocytes, T cells, B cells, NK cells, mast cells, eosinophils dendritic cells, stem cells	chemotaxis, respiratory burst, adhesion, inhibition of colony formation
RANTES	T cells		monocytes, T cells, NK cells, eosinophils, basophils, dendritic cells	chemotaxis, histamine release
eotaxin	monocytes		eosinophils	chemotaxis
IP-10	monocytes		T cells, NK cells, endothelial cells	chemotaxis, cytolytic activity, inhibition of angiogenesis

제 5 절 미생물 감염에 대한 면역

정상인은 끊임없이 병원성 미생물에 노출되고 있지만, 실제는 아주 드물게 감염증에 걸린다. 대부분의 병원성 미생물은 인체 내에 들어온 지 수시간 이내에 항원특이성이 없는 자연면역(innate immunity)에 의하여 제거된다. 감염 미생물이 초기 자연면역을 극복한 경우에 인체는 특이적 면역반응(specific immunity; adaptive immune response)으로 방어작용을 나타난다. 특이적 면역반응(적응면역)이 일어나면 병원성 미생물을 특이적 표적으로 하는 면역 작동세포들이 활성화되어 항체를 생성하거나 세포성 면역반응이 일어난다. 일부의 작동세포들은 기억세포(memory cell)가 되어 같은 병원성 미생물에 의해 다음에 감염증이 발생하였을 때 신속하고 더욱 증폭된 면역반응을 일으킨다.

1. 체액면역에 의한 감염 방어기구

1) 세균감염

(1) 분비형 IgA(secretory IgA, sIgA)의 작용

일반적으로 병원체는 호흡기, 장관, 요관이나 피부 등의 표피를 뚫고 체내에 침입한다. sIgA는 점막상피에 세균이 부착하는 것을 효과적으로 방지하여 감염의 성립을 초기 단계에서부터 억제한다. sIgA는 항균작용 외에 바이러스에 대해서도 효과적으로 작용한다. sIgA는 세균의 부착인자와 결합하여 정착을 방지하거나 독소와 결합하여 독소의 수용체와의 결합을 방해하는 작용을 나타낸다 .

(2) 중화항체(IgM, IgG)의 작용

독소를 생산하는 세균감염의 경우, 항독소 항체가 독소와 결합하여 독소 수용체와의 결합을 방해하여 발병을 억제한다(중화작용). 보툴리누스균, 파상풍균, 디프테리아균 등이 생성한 독소나 사슬알균의 발적독에 대한 중화항체는 발병을 억제할 뿐만 아니라 예방효과도 있다. 또한 세균이 생성한 하이알루로니다아제(hyaluronidase), 프로테아제(protease), 에스테라아제(esterase) 등의 효소는 세균이 조직을 침습하는 데 중요한 역할을 하는데, 이에 대한 중화항체는 병변의 확대를 저지한다.

(3) 옵소닌 작용에 관여하는 항체와 보체의 작용

세포내 기생세균은 먼저 호중구가 주체가 된 식세포 탐식작용과 살균작용에 의해 제거되는데, 세균에 항체와 보체가 결합하면 이 결합체는 호중구의 표면에 있는 항체 Fc 부위 수용체와 보체 성분 C3b에 대한 수용체와 결합을 통하여 탐식되고 살균된다(옵소닌 작용). 특히 세균의 협막(폐렴균 등), 사슬알균의 M 단백, 녹농균 표층 다당체, 대장균 K 항원, 장티푸스균 Vi 항원이나 포도알균 표층 뮤코펩티드 등은 식작용에 저항성을 보이지만, 이들에 대한 항체가 만들어지면 보체와 함께 작용하여 탐식작용이 촉진된다. 또한 5량체(pentamer) 형태로 존재하는 IgM 항체는 균에 대한 탐식작용 강화에 그리 큰 역할은 하지 못하지만, 보체를 활성화시키는 능력이 좋아 보체에 의한 용균작용을 촉진시키고, 세균을 응집시켜 잘 제거되도록 한다. IgG 항체의 subclass IgG1 및 IgG3도 보체를 활성화시키지만 용균 유도는 IgM 항체에는 미치지 못한다.

(4) 세균용해에 관여하는 항체와 보체의 작용

그람음성균의 외막에 대한 항체는 결합 후 보체를 활성화시켜 외막을 손상시키므로 살균, 용균을 유도한다. 이러한 효과는 리소좀이 동시에 존재하면 훨씬 살균효과가 증강된다. 다만, 대부분의 그람양성균이나 병원성이 강한 그람음성균은 세균 외막의 조성이나 구조의 차이에 의해 이런 기전에 의한 살균, 용균작용이 일어나지 않는 경우도 있다. 그러나 임균, 뇌수막염균은 이러한 기전에 의해 사멸된다.

2) 바이러스 감염

(1) 바이러스 입자에 대한 항체(중화항체)의 작용

바이러스 입자에 항체(IgM, IgG)가 결합하면 표적세포로의 흡착이 저지되어 감염이 일어나지 않는다. 이러한 항체를 중화항체라고 한다. 엔테로바이러스(enterovirus)나 아르보바이러스(arbovirus) 등은 혈류 중에서 중화항체와 결합을 하면 옵소닌 효과에 의해서 입자는 탐식 · 처리된다. 외피(envelope)를 소유하는 바이러스도 항외피 항체에 의해 활성화된 보체 막공격 복합체(membrane attack complex; MAC)에 의해 입자는 용해(virolysis) 되어 감염력이 소실된다. 분비형 IgA 항체도 중화항체로서 국소면역에 중요한 역할을 한다(폴리오, 인플루엔자, 로타 바이러스 등의 감염을 방지).

2. 세포면역에 의한 감염 방어기구

1) 세균감염

세포내 기생세균(결핵균, 나균, 장티푸스균, 리스테리아 등)은 항체와 보체가 작용하여도 살균효과는 거의 없으며, 옵소닌 작용에 의해 큰포식세포에 탐식되어도 세포내 식포(phagosome) 내에서의 살균기구에 저항하여 대부분 생존한다. 또한 호중구는 수명이 짧아서 별 효과가 없다. 그러나 이러한 세균들의 감염에 대하여 활성화된 큰포식세포는 균의 증식을 막고 균을 사멸시킨다. 그 기전은 다음과 같다.

① 큰포식세포는 최초의 탐식시에 항원제시세포로서 세포막의 MHC Class II 단백질에 탐식 세균 항원의 펩티드를 $CD4^+$ T 세포에 전달하고(항원제시), 항원 특이적 T 세포를 유도한다(숙주는 이 시점부터 세균에 대하여 감염 방어면역을 획득한다).

② 개체가 동일 세균의 재감염을 받은 경우, 감작 T 세포는 큰포식세포로부터 항원제시를 다시 한 번 받아서 여러 가지의 림포카인을 생산한다.

③ 특히 큰포식세포 유주인자(MCF), 인터페론 감마(IFN-gamma), GM-CSF, IL-1, IL-4, TNF를 포함한 큰포식세포 활성인자(MAF)는 큰포식세포를 집합시키고, 이동을 정지시키며, 큰포식세포의 활성화를 촉진시킨다(모노카인의 생산, MHC Class II의 발현, 점착성, 탐식능, 리소좀 효소의 활성, 활성산소의 생성, 살균능 등이 항진된다).

④ 결과적으로 병원성 세균은 활성화된 큰포식세포에 의해 살균되어 감염이 저지된다. 세포내 기생세균에 대한 세포면역에 관련된 감작 T 세포의 경우 항원에 대한 특이성이 존재하지만, 림포카인에 의해 활성화된 큰포식세포는 항원 특이성이 없다(활성화된 큰포식세포는 세포내 기생성 세균 중에서 어떤 균에 대하여도 탐식 후 항진된 살균효과를 발휘한다). 죽은 세균은 T 세포를 감작시키기 어렵다고 알려져 있다. 또한, 감작 T 세포를 다른 개체에 이식시켜도 세포성 면역이 일어나지만, 혈청의 이식에 의해서는 감염 방어작용이 일어나지 않는다고 한다.

2) 바이러스 감염

바이러스는 숙주세포에 감염 · 증식한 후, 주로 인접한 미감염 세포에 체액을 통하지 않고 직접 전파되어 감염을 계속적으로 확대시키므로, 바이러스를 제거하기 위해서는 바이러스가 감염된 세포를 파괴하여야 한다. 이러한 작용은 세포면역에 의해서 일어나며, 세포독성 T 세포(Tc 세포; $CD8^+$)가 주체가 된다.

(1) T 세포매개 세포독성

바이러스 감염 세포의 막에는 바이러스 관련항원(virus-associated antigen: 바이러스 특이항원, 감염과정에서 획득한 세포유래항원 혹은 양자의 결합체)이 출현하여 표적항원이 된다. 또한 보조 T 세포(Th 세포: $CD4^+$)가 항원제시세포상의 MHC Class II과 바이러스 관련 항원 펩티드의 복합체를 인식 · 증식하여 IL-2 등의 림포카인을 생산한다. 한편 미분화 Tc 세포는 바이러스 감염 세포막의 바이러스 관련 항원과 MHC Class I을 인식하고 Th 세포가 유리하는 IL-2의 작용을 받아서 Tc 세포로 분화하여 감염 세포를 파괴한다. 한편, Tc 세포 자체도 IL-2 등을 생산하여 증식과 분화를 유도하기도 한다.

(2) NK 세포의 작용에 의한 세포독성

대형 과립 림프구(large granular lymphocyte: 세포질에 다수의 과립을 함유한 세포)를 NK 세포(자연살해세포)라고 부른다. 감염 초기의 적응면역이 획득되기까지의 기간에 IFN이나 큰포식세포에 의해 활성화 되어서 바이러스 감염 세포를 파괴한다.

(3) Killer(K) 세포에 의한 세포독성

감염 세포의 막항원에 대응항체가 결합한 후, Fc 수용체를 보유한 K 세포(살해세포)가 작용하여 세포융해를 일으킨다(antibody dependent cell mediated cytotoxicity; ADCC 작용).

(4) 지연형 감작 T 세포 (T_{DTH})의 작용에 의한 세포독성

지연형 감작 T 세포(delayed-type hypersensitivity T-cell, T_{DTH})가 바이러스 관련 항원과 반응하여도 IFN-gamma 등의 림포카인을 생산, 이것에 의해 활성화된 큰포식세포가 바이러스 감염 세포를 공격하는 것으로 생각된다.

(5) 인터페론(IFN)의 작용에 의한 바이러스 증식 저지

항원제시세포로부터 항원정보를 받은 감작 T 세포는 IFN-gamma를 생산하여, 바이러스 억제 작용을 나타내며 큰포식세포를 활성화시켜서 바이러스를 불활성화시킨다. 바이러스 감염 섬유아세포나 상피세포는 IFN-beta를, 큰포식세포나 림프구는 IFN-alpha를 생산하여 바이러스 복제를 저지한다. IFN은 Tc나 NK 세포를 증식, 활성화시켜서 간접적으로 바이러스 감염 세포의 파괴에 가담한다.

3) 진균, 기생충 감염

(1) 진균(칸디다, 아스페르길루스, 크립토코쿠스 등) 감염

항체보다는 큰포식세포에 의한 탐식 살균작용이 방어의 주체로서 역할을 하는 것으로 생각된다.

(2) 기생충 감염

원충(말라리아, 톡소플라스마, 뉴모시스티스 카리니 등) 감염에 대해서는 활성화된 큰포식세포에 의한 탐식 살충작용 이외에 항체에 의한 조직 침입 방지도 중요한 작용으로 생각된다. 유충(흡충, 조충, 선충 등) 감염에 대해서는 IgE 항체나 호산구(eosinophil)가 중요한 방어기능을 하며, 그 밖에 IgG 항체와 보체도 방어작용을 한다고 알려졌다. 어떤 것이든 간에 기생충은 생체의 방어기전에 대하여 항원성의 변화, 식공포(食空胞)나 피포를 형성하여 저항한다.

제 6 절 과민증

1. 아나필락시스와 알레르기의 정의

Portier과 Richet(1902년)가 말미잘 촉수로부터 추출한 독소를 투여받고 생존한 개에 다시 독소를 투여하여 저항성의 획득을 기대했으나 쇼크로 사망하였다. 이런 현상을 아나필락시스[anaphylaxis(ana: 반대, phylaxis, 방어)]라고 명명하였다. Von Pirquet(1906년)는 면역조작에 의해서 인체가 유리 · 불리한 면이든 상관없이 변화된 반응성을 보이는 것을 알레르기(allergy)라고 정의하였다. 이 후 생체에 불리한 반응만을 알레르기라 부르기로 하였다(all = alles 변하다, ergo = action 작용). 알레르기의 동의어는 과민증(hypersensitivity)으로서 감작된 생체가 다시 한 번 동일 항원과 접촉한 경우 오히려 생체의 조직이나 장기에 손상이 초래되는 현상을 정의한다.

2. 과민증의 종류

1) 즉시형과 지연형

즉시형(immediate type)과 지연형(delayed type)으로 알레르기를 분류하는 것은 순전히 알레르기 유발물질(알러젠, allergen)과 접촉한 후 과민반응이 나타나는 데 소요되는 시간을 기준으로 한 것이다. 감작된 생체가 다시 동일 알러젠과 접촉한 후 수분 안에 반응이 관찰되는 경우를 즉시형(I～III형 알레르기)이라고 부르며 항체가 관여한다. 지연형(IV형 알레르기)은 T 세포가 관여하는 세포성 면역반응으로서 반응이 최고에 도달하기까지는 1～3일이 걸린다.

2) Gell과 Coombs의 분류법(표 2-5)

본래 이 분류법은 과민반응을 면역학적 기전에 따라 I형부터 IV형까지 나누었지만, 최근 일부 학자들은 이에 새로이 V형을 추가하기도 한다.

(1) I형 과민증－아나필락시스형(anaphylactic type)

즉시형 반응으로서 반응은 항원 접촉 후 수분 내에 발생하며, 수시간 내에 소멸된다. 맨 처음 알러젠이 체내에 들어오면 아토피와 같은 특이 체질을 갖는 개체는 알러젠에 대한 IgM 또는 IgG 항체보다 IgE 항체를 생산한다. 생산된 IgE는 주위의 비만세포(mast cell)나 호염구(basophil)의 Fc 수용체에 결합되어 항체와 결합할 수 있는 부위가 밖으로 향하게 된다. 이 과정까지를 감작(sensitization)이라 한다. 이런 상태에서 알러젠이 들어오면 이들 세포의 표면에 존재하는 IgE 항체와 결합하고 결과적으로 Fc 수용체 간의 교차결합(cross-linking)을 일으킨다. 그 결과

표 2-5 Coombs와 Gell의 과민증 분류

알레르기형	반응유발 인자	표적세포와 조직	보체의 관여	과민증
I 형(아나필락시스 반응형) 비만세포상의 수용체와 결합한 항체에 항원이 반응하여 세포에서 화학전달물질(히스타민, 류코트리엔 등)을 방출하여 병태생리학적 반응을 일으킨다.	IgE (IgG1: 기니피그)	기관, 기관지, 장관, 피부점막	(−)	아나필락시스 쇼크, 기관지천식, 장관 알레르기, 담마진, 아토피성 피부염, 알레르기성 비염
II 형(항체의존세포독성) 세포표면 항원과 그 대응항체가 반응한 후, 보체, K 세포, 호중구나 큰포식세포가 유도되어 염증반응이 일어난다.	IgG, IgM	적혈구, 백혈구, 혈소판, 신장, 심내막	(+) or (−)	용혈성 빈혈 과립구감소증 혈소판감소성 자반병 Goodpasture 증후군 심내막염 } 자가 항체에 의한다. (중증근무력증 : V 형) 신생아용혈황달 수혈반응 } 동종 항체에 의한다.
III형(면역복합체질환, Immune complex 형) 면역복합체(Ag-Ab)에 의한 보체의 활성화, 호중구에서 상해물질의 방출에 의해 일어난다.	Ag+Ab Complex	혈관, 피부, 관절, 신장	(+)	혈청병, 사구체신염(자가면역병), 교원병에 의한 콩팥염, 관절염, 혈관염
IV형(지연형 과민반응) T 세포와 항원의 반응에 의해 림포카인이 방출되어 염증반응이 일어난다.	감작림프구 (T 세포)	피부, 폐, 갑상샘, 중추신경, 간	(−)	접촉성 피부염, 결핵(투베르쿨린 반응), 갑상샘염, 알레르기성 뇌염, 동종 이식편 거부반응
V 형(세포기능의 변화) II 형과 비슷하지만 수용체에 대한 항체가 결합하여 세포기능에 변화를 초래한다.	IgG	TSH 수용체, 인슐린 수용체, 아세틸콜린 수용체	(−)	갑상샘항진증(Graves 병) (II 형) 중증근무력증(II 형) 인슐린 저항성 당뇨병(II 형)

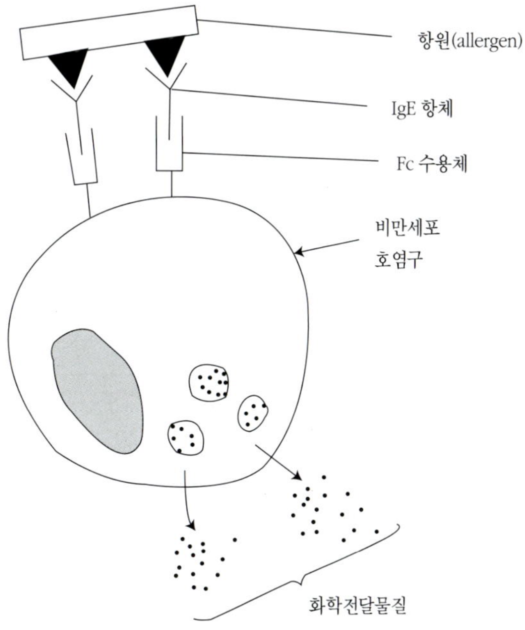

그림 2-12 I형 과민증 기전

비만세포내 과립에 저장되어 있던 히스타민(histamine), 세로토닌(serotonin), 칼리크레인(kallikrein), 호산구 주화인자(eosinophil chemotactic factor; ECF), 호중구 주화인자(neutrophil chemotactic factor; NCF) 등이 탈과립(degranulation)되거나 SRS-A(slow reactive substance of anaphylaxis), 류코트리엔(leukotriene; LT)이나 혈소판 활성인자(platelet activating factor; PAF), 프로스타글란딘(prostaglandin; PG), 트롬복산(thromboxane A2; TxA2) 등의 화학전달물질(chemical mediator)들이 새로이 합성되어 분비된다. 이러한 여러 가지 화학전달물질들이 평활근의 수축, 혈관 투과성 항진, 점액분비 증가 등을 초래하여 알레르기 증상을 유발한다. 이와 같은 병태기전에 의하여 알레르기성 비염, 기관지천식, 담마진, 페니실린 쇼크 등이 항원에 폭로된 후 즉각적으로 일어난다(그림 2-12). I형 알레르기는 크게 다음과 같은 형태로 증상을 발현한다.

① 전신성 아나필락시스(systemic anaphylaxis): 알러젠과의 재접촉 후 5～10분 이내에 호흡곤란, 혈액순환장애나 뇌부종, 폐부종 등이 일어나고, 기관지 등의 평활근의 수축과 모세혈관의 확장에 의한 급격한 쇼크 증상을 나타낸다.

② 국소성 아나필락시스(local anaphylaxis): 피부, 점막이나 특정의 장기에 국소적으로 일어나는 아나필락시스를 말한다. 알러젠과의 재접촉 후 수분 이내에 피부에서는 발적, 종창, 기도 혹은 소화관 점막에서의 국소 삼출성 반응이 일어난다. 국소 혈관의 투과성 항진에 의해 일어나는 것으로서 Arthus 반응보다 빠르게 나타나지만 출혈, 조직괴사 등을 수반하지는 않는다.

③ 아토피성 알레르기(atopy): 유전적 소인이나 가족 내에 발생하는 경향을 보이는 사람의 국

소성 알레르기 반응을 말한다. 천식, 습진, 화분증, 고초열, 담마진이나 알레르기성 위장염, 부종, 결막염 등이 이 범위에 속하지만, 알러젠이 불명인 경우가 많다.

(2) II형 과민증 – 항체의존세포독성(antibody-dependent cytotoxicity)

II형 과민증은 세포나 조직에 결합하는 IgG 또는 IgM 항체에 의하여 유발된다. 손상은 반응항원을 가지고 있는 특정 세포나 조직에 국한되어 일어나는 것이 보통이다. 세포 및 조직 손상의 기전은 다음과 같다(그림 2-13).

① 항원에 항체가 결합하고 보체가 활성화되어 세포막이 손상되는데 이를 보체의존세포독성 반응(complement-dependent cytotoxicity; CDC). C5b-9 세포막 공격 복합체(membrane attack complex; MAC)가 표적세포의 세포막에 구멍을 뚫어 세포용해를 유발한다.

② Fc 수용체를 보유하고 있는 큰포식세포, 호중구, 호산구 등이 표적세포에 결합한 항체의 Fc 부위와 결합하여 세포독성을 나타낸다. 또한 보체 성분의 C3b가 보체활성화에 의해 표적세포에 부착하면 C3b 수용체가 있는 면역세포들이 결합하여 탐식작용이 촉발되는데 (옵소닌화, opsonization), 항체와 C3b가 동시에 존재할 경우 탐식작용이 상승적으로 강화된다. Fc 수용체와 보체 수용체를 통하여 표적세포와 결합된 면역세포들에서는 프로스타글라딘과 류코트리엔 등이 왕성하게 생성되어 염증반응을 유발한다.

③ 표적세포에 특이적으로 결합한 항체에 Fc 수용체가 있는 K 세포가 결합하여 세포를 파괴한다. 이런 기전에 의한 상해를 항체의존세포매개세포독성(antibody-dependent cell-mediated cytotoxicity; ADCC)이라고 한다.

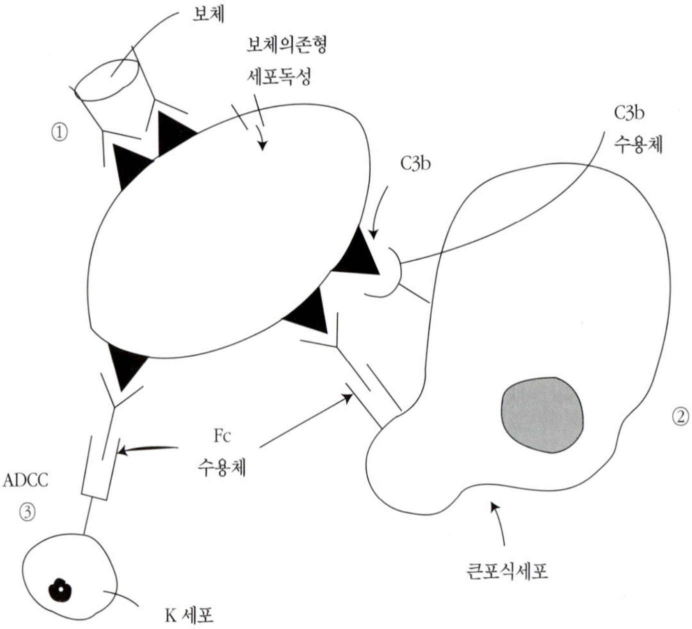

그림 2-13 II형 과민증 기전

◆ II 형 과민증에 의하여 일어나는 질환

A. 비변형 항원에 대한 항체의존세포독성 기전

① 부적합 수혈: A, B혈액형 공통항원에 대한 항A, 항B 자연항체에 의해 용혈빈혈이 일어난다. 항 적혈구 자연항체는 장내세균의 세포 표면 항원에 대해 만들어진 항체가 적혈구막의 당지질 항원과 교차반응한다고 알려져 있다.

② 신생아용혈빈혈 : 분만과정 중 모체의 혈류로 유입된 태아의 Rh(+), 특히 D항원(+)의 적혈구에 의해 감작된 Rh(−)의 모친에서 생산된 항D항체(IgG)가 생성된다. 두 번째 태아 이후부터는 항 D 항체가 모체에서 태아로 태반을 통해 전달되면 태아적혈구가 용혈되어 태아적모구증(erythroblastosis fetalis)이 일어난다.

③ 자가면역성 용혈빈혈(autoimmune hemolytic anemia; AiHA) : 자기의 적혈구와 반응하는 항체가 만들어졌을 경우 Ig의 isotype에 따라 다른 용혈 양상을 나타낸다. 자가항체가 항혈액형 자연항체처럼 IgM일 경우에는 보체가 활발하게 활성화되어 즉각적인 용혈이 일어난다. 반면에 보체를 잘 활성화시키지 못하는 IgG의 경우에는 지라(비장)나 간에 존재하는 탐식세포에 의하여 제거되므로 만성빈혈의 증상을 나타낸다.

B. 변형 항원에 대한 항체의존세포독성 기전

① 약제 알레르기 : 페니실린과 같은 약제는 합텐(hapten)으로서 혈구에 비특이적으로 결합하여 완전항원으로 변형되어 항체생성을 자극하고 생성된 항체와 반응하여서 혈구파괴가 일어난다.

② 특발성 혈소판 감소성 자반병(idiopathic thrombocytopenic purpura; ITP): ITP 환자 혈청 중에 항혈소판 IgG 항체, 혈소판 표면에 IgG와 C3가 검출되는 점이 II형 과민증 기전에 의해 혈소판이 파괴되는 것으로 생각된다. ITP는 바이러스나 세균 감염증 후에 종종 발생하며, 때로는 자가면역질환의 한 증상으로 나타나기도 한다.

C. 자가항원에 대한 항체의존세포독성

① Goodpasture 증후군: 폐출혈과 신염의 2가지 장기의 병변을 특징으로 한다. 폐혈관 기저막과 신사구체 기저막(glomerular basement membrane; GBM) 당단백질 항원에 대하여 자가항체가 공통으로 반응하여 파괴가 일어난다. 자가 항체는 주로 IgG이며, 약 50%의 환자에서는 보체 고정이 관찰된다. 폐출혈은 모든 환자에서 관찰되는 것은 아니지만, GBM 자가항원과의 교차반응에 의하여 발생하는 것으로 추정된다.

② 남성불임증: 항정자 자가항체에 의한 II형 과민증의 결과로 생각된다.

③ 용혈사슬알균 감염증에 앓고난 후에 속발하는 토리콩팥염(사구체신염)이나 심내막염 등도 세균에 대한 항체와 정상조직 항원과의 교차반응에 의한 것으로 생각되고 있다.

(3) III형 과민증－면역복합체형[immune complex(IC) type]

면역복합체는 항체가 항원과 만날 때마다 형성되며, 일반적으로는 단핵 탐식세포계(mononuclear phagocyte system; MPS)에 의하여 제거된다. 만일, 이 과정에 문제가 생겨 면역복합체가 제거되지 않고 계속 존재하면 다양한 조직과 장기에 침착되고 면역복합체 질환이라고 불리는 III형 과민증 반응이 일어난다. 면역복합체가 침착되는 장소는 항원의 위치와 순환 중인 복합체가 침착되는 방법에 따라 결정된다. IC 질환은 대별하여 지속적인 감염증, 자가면역증, 곰팡이나 동물유래 항원 등의 흡입 항원 등에 의하여 발생한다.

조직에 침착한 IC는 보체를 활성화시키는데 이 과정에서 생성된 anaphylatoxin C3a나 C5a가 호염구나 비만세포로부터 히스타민이나 류코트리엔을 유리시켜, 혈관 투과성을 항진시키고, 호중구 침윤(C5a가 주화인자로서)을 일으키고 또한 복합체의 Fc 부위에 대한 수용체를 가지는 호중구가 활성화되어 활성산소나 단백 분해효소를 유리시켜 조직을 파괴시킨다(그림 2-14).

활성화된 보체의 C5b, 6, 7, 8, 9 복합체는 세포막에 구멍을 형성하여 세포를 손상시킨다. IC는 혈소판의 Ig-Fc 수용체에 결합 응집하여 미소 혈전을 형성시키고, 혈관투과성 항진물질인 히스타민, 세로토닌을 방출시켜 순환장해를 일으켜 조직을 파괴한다. 면역복합체병(immune complex disease)은 Arthus 반응형과 혈청병형 질환으로 크게 구별된다.

A. Arthus 반응형

항체과잉 상태의 개체에 대응 항원이 국소적으로 침입한 경우에 일어나는 반응으로서 항체가

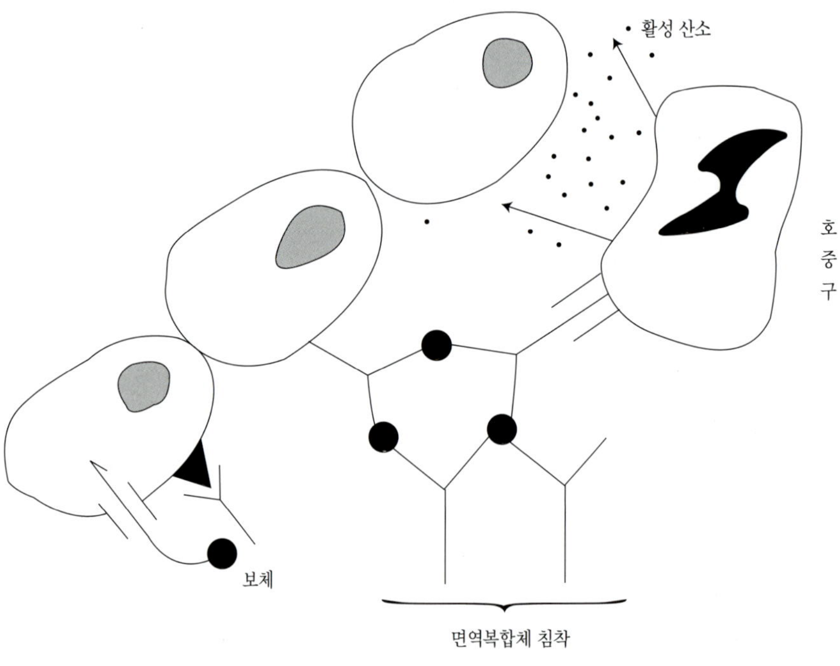

그림 2-14 III형 과민증의 기전

가 높고, IC의 형성이 많은 개체일수록 반응이 강하다. 실험적으로 가용성 항원(예: 말혈청)을 토끼나 기니피그에 반복 투여 후 높은 항체가가 얻어진 상태에서 동일 항원을 피내에 접종하면 수 시간 내에 최고조에 이르는 피부발적, 종창이 일어난다. 주입 항원이 소정맥 내에서 항체와 IC를 형성하고, 이에 보체가 결합하여 전술한 기전에 의하여 다형핵 백혈구의 침윤, 조직파괴가 일어나기도 하며, 출혈, 조직의 괴사가 보인다.

① 하시모토 갑상샘염 : II형 과민반응 기전에 의해 손상된 갑상샘 조직에서 빠져 나온 갑상샘 글로불린(thyroglobulin)과 자기항체와의 IC가 갑상샘에 침착하여 Arthus 반응에 의해 갑상샘에서 제2의 조직파괴가 일어난다.

B. 혈청병형

치료의 목적으로 이종 혈청(디프테리아나 파상풍 항독소혈청)을 대량으로 투여한 경우, 이종 혈청이 항원으로 작용하고 이에 대하여 형성된 항체의 IC가 전신의 혈관벽의 바닥막에 침착하여, III형 과민증 반응에 의해 혈관염이 일어난다. 증상으로는 발열, 림프절 종창, 관절 종창이나 관절통, 담마진양 발진, 일과성 단백뇨가 8일 후 정도에 발생한다. IC가 보체와 결합하기 때문에 혈청 중의 보체가가 저하되는 경우가 많다.

(4) IV형 과민증−지연형 과민증(delayed-type hypersensitivity; DTH)

IV형 과민증은 발현하는 데 12시간 이상 걸리고, 항체가 관여하지 않으며, 주로 T 세포와 큰포식세포가 반응을 일으킨다. 생체가 항원에 일단 감작되고 난 후에, 감작 T 세포가 항원과 반응하면 여러 종류의 시토카인을 생산하여 방출한다(그림 2-15). 그 결과 큰포식세포, 림프구, 호염구, 호중구 등이 보여들어 국소에 단핵구 위주의 염증세포 침윤이 일어난다(그림 2-15). 큰포식세포는 T 세포가 생산한 IFN-γ, IL-2, GM-CSF 등에 의해 활성화되며, 활성화된 큰포식세포는 IL-1, TNF-α, 프로스타글라딘, 활성 산소, 질소산화물 등을 생산한다(그림 2-15). 활성 산소, 질소산화물, TNF-α, T 세포 유래 TNF-β는 세포독성을 가지고 있어서 국소 주변의 조직세포를 손상시킨다. 또한 혈관에서 혈장 성분도 새어 나와 큰포식세포 유래 응고촉진인자와 반응하여 섬유소원으로부터 섬유소가 만들어진다. 더욱이 IL-1 등은 모세혈관을 증식시킨다. 이상의 결과 항원-T 세포의 반응국소에 큰포식세포를 위주로 한 세포침윤, 혈장성분의 삼출, 모세혈관의 증식을 수반하는 염증상이 형성된다(그림 2-15). 결핵균, 나균 감염에서 보이는 육아종(granuloma)이 대표적인 예이다. 이와 같은 조직 염증반응을 IV형 과민증이라고 한다. 투베르쿨린 반응, 접촉성 피부염, 자가면역질환의 일부, 이식편 거부반응이나 종양 면역도 지연형 과민증에 의하여 발현된다고 알려져 있다.

① 투베르쿨린형 반응(tuberculin type reaction): 결핵환자나 BCG 접종자의 피내에 투베르쿨린(PPD)을 접종하면 이 부위에 단핵세포의 침윤에 의한 발적, 경결, 종창이 출현한다. 본 반응은 48시간을 정점으로 하여 이후 소실된다. 세포내 기생성 세균이나 진균 등의 진단이나 예후 예측에 사용하기도 한다.

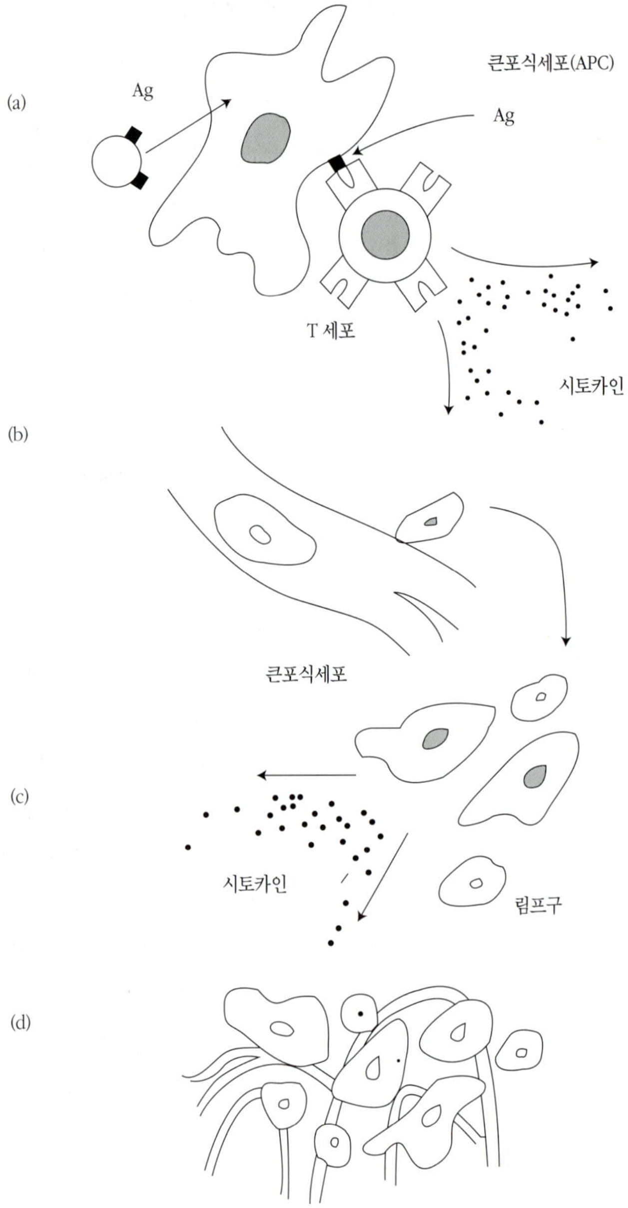

그림 2-15 Ⅳ(a~d)형 과민증 기전

② 접촉피부염(contact dermatitis): 니켈, chromate, 고무 가소제, 포이슨 아이비 등과 접촉한 후 48~72시간에 최고조에 이르는 습진성 피부반응이 관찰되는데 이것도 지연형 과민반응에 의한 것이다. 이 반응은 상기 물질이 합텐으로서 생체 단백질과 결합하여 T 세포를 감작하거나 표피내 랑게르한스세포가 항원제시세포(APC)로 작용한다. 림프구나 큰포식세포 등 단핵구의 침윤이 관찰된다.

(5) V형 과민증

II형 과민증에 의해 일어나는 염증반응과는 달리 항수용체 항체가 수용체와 결합하였을 경우 신호가 세포 내로 전달되어 세포의 활성 변화가 일어나는 경우이다. 즉, 항수용체 질환으로서 각종 조직세포에 존재하는 수용체(항원)에 특이적인 자가항체가 결합하여 세포의 기능이 항진되거나 저해된다.

갑상샘 세포에 갑상샘 자극 호르몬(TSH)의 수용체에 대한 자가항체가 생산되는 경우, 이 항체가 수용체에 결합하면 TSH의 결합자극과 비슷한 신호가 전달되어 갑상샘 호르몬이 분비되지만 이 호르몬은 항체생산을 억제하는 작용이 없기 때문에 자가항체에 의해 자극된 호르몬 생산이 계속되어 갑상샘항진증(Graves 병)이 생긴다. 이 경우에는 세포의 파괴가 없고 오히려 세포기능을 높이기 때문에 II형 알레르기와는 다르게 V형 알레르기로 분류하고 있다.

그 밖에 아세틸콜린(ACH) 자가항체에 의해 ACH 수용체가 파괴되는 중증근무력증(myasthenia gravis), 항인슐린 수용체 항체에 의한 수용체 기능장애에 의한 인슐린 저항성 당뇨병이나, 항수용체 항체에 의해 TSH의 수용체에 결합이 억제됨으로써 갑상샘 호르몬 분비에 장애가 발생한 점액수종(myxedema) 등 항체에 의한 세포기능 변화에 의해 발생하는 일련의 질환을 V형 과민증에 포함시키는 경우가 있다.

제 7 절 예방접종

1. 정 의

면역학은 에드워드 제너(Edward Jenner)와 루이스 파스테르(Louis Pasteur)의 예방접종 시도에 그 뿌리를 둔다. 감염질환은 예방접종에 의해 전 세계적으로 크게 감소하였다. 예방접종(vaccination)은 후천면역을 생산하기 위해 항원성 물질을 투여하는 것을 말한다.

2. 예방접종의 종류

감염체에 대한 면역은 능동(active) 및 수동면역(passive immunity)에 의해 획득된다. 능동면역(active immunity)은 감염이나 예방접종에 의하여 한 개체 내에 형성된 형태를 말하며, 수동면역은 다른 개체에 성립된 면역능이 한 개체에 전달된 경우이다(표 2-6).

표 2-6 수동 및 능동면역의 획득

형 태	획득경로
수동면역	자연모체항체 면역글로불린 인간 적용가능 단클론 항체 항독소
능동면역	자연감염 백신 • 약독화 미생물 • 불활성 미생물 • 정제된 미생물 항원 • 재조합 단백질 • 바이러스 벡터 • 클론 DNA • 변성독소

1) 수동면역

과거 능동적 예방접종과 항생제가 사용되기 전에 수동면역(passive immunity)은 다양한 감염 질환에 대한 주요 방어를 제공하였다. 감염원에 대한 항체를 얻은 후 감염된 개체에 주입하는 방법으로 현재 세균 독소에 의한 파상풍 같은 질병의 신속한 치료와 간염, 광견병[미친개병]으로부터 방어에 흔히 사용되고 있다. 또한 뱀독에 대한 항체는 뱀독에 물렸을 때 생명을 구조하는 효과적인 수동면역 치료제이다(표 2-7). 하지만 수동면역은 면역기억을 유도하지 못하기 때문에 주사된 항체가 지속되는 기간만 효과가 발휘되므로 방어기간이 짧고 일시적이다.

2) 능동면역

능동면역(active immunity)은 방어면역을 이끌어내면서 면역학적 기억을 형성시키는 데 목적이 있다. 성공적인 능동면역에 의해 유도되는 강력한 면역반응은 효과적으로 감염체를 제거하거나 그의 대사물에 의해 매개되는 질병을 막을 수 있다. 능동면역은 미생물의 자연적인 감염에 의해 획득되거나 백신의 투여에 의해 인위적으로 획득되어질 수 있다(표 2-6). 능동면역에서 항원의 투여는 항원에 특이적으로 반응하는 T 세포와 B 세포의 증식을 이끌어 내고 이는 기억세포를 형성시킨다. 다양한 백신에 의한 능동면역은 감염질환으로부터의 사망률을 낮추는 중요한 역할을 수행해 오고 있다.

표 2-7 수동면역화에 사용된 일반 약제

질 병	약 제
검은과부거미(독거미)에 물린 상처	항독소 (주사)
보툴리누스 중독	항독소 (주사)
디프테리아	항독소 (주사)
A형 · B형간염	사람 면역 감마글로불린
홍역	사람 면역 감마글로불린
광견병	사람 면역 감마글로불린
호흡기질환	단클론 항-RSV(호흡기 세포융합 바이러스) 항체
뱀에 물린 상처	항독소 (주사)
파상풍	사람 면역 감마글로불린 또는 항독소 (주사)

3. 능동면역을 위한 백신 개발

1) 불활성화(Inactivated) 및 약독화(Attenuated vaccine) 백신

미생물 전체로 이루어진 백신은 면역원성은 유지시킨 채 화학적 처리 혹은 방사선으로 불활성화시키거나 감염체를 특정 조건에서 배양하여 그 중 질병을 일으킬 수 없는 비병원성 미생물 개체를 선택하여 만든다. 현재 기본적으로 투여되는 백신 중 많은 수가 불활성화 혹은 약독화 백신으로 이루어져 있다(표 2-8). 약독화 생백신의 가장 큰 장점은 선천면역과 적응면역 모두를 이끌어낸다는 것인데, 이것은 방어면역을 유도하는 가장 이상적인 방법이다. 그러나 일부 약독화 바이러스 백신(예 : 폴리오)은 면역손상 개체에서 병을 일으킬 수 있어 안전성이 낮은 단점을 지니고 있다. 반면 불활성화 백신[사백신]은 안전성은 높으나 제한적인 방어를 유도하고 효과가 일시적이어서 반복적인 투여가 필요하다는 단점을 지닌다.

2) 정제 항원 백신(Purified macromolecules as vaccines)

불활성화 및 약독화 백신의 약점인 특이성을 보완하기 위해 감염체로부터 정제한 항원이나 불활성화한 독소를 만들어 백신으로 개발하였다(표 2-8). 대표적 정제 항원 백신의 예로, 세균 독소에 의한 질병예방을 위해 독소를 면역원성의 소실 없이 무해한 "변성독소(toxoid)"로 만들어 접종하면 강력한 항체반응을 유도한다. 디프테리아와 파상풍은 변성독소를 어린이에게 면역접종함으로써 질병 발생을 거의 막을 수 있는 질병이다. 정제 단백질 백신은 보조 T 세포와 항체반응을 자극하지만 강력한 세포독성 T 세포 반응은 이끌어낼 수 없다는 단점을 지닌다.

표 2-8 사람 백신 분류

질병 또는 병원균	백신 형태
전 유기체(organisms)	
세균의 세포	
탄저병	불활성 백신
콜레라	불활성 백신
백일해	불활성 백신
흑사병	불활성 백신
결핵	생독성 약화 BCG 백신
장티푸스	생독성 약화 백신
바이러스성 입자	
A형간염	불활성 백신
인플루엔자	불활성 백신
홍역	생독성 약화 백신
귀밑샘염(이하선염)	생독성 약화 백신
소아마비(세이빈)	생독성 약화 백신
소아마비(소크)	불활성 백신
광견병	불활성 백신
로타바이러스	생독성 약화 백신
풍진	불활성 백신
수두대상포진(닭 수두)	생독성 약화 백신
황열병	생독성 약화 백신
정제된 고분자	
변성 독소	
디프테리아	불활성 외독소
파상풍	불활성 외독소
협막의 다당류	
헤모필루스 b형	다당류 백신 + 단백질 운반체
나이세리아속의 수막염균	다당류 백신
사슬알균 폐렴	23개 다른 협막의 다당류 백신
표면항원	
B형간염	재조합표면항원(HBsAg)

3) 재조합 벡터 백신

재조합 벡터 백신(recombinant-vector vaccine)은 특정 감염체의 주항원 유전자를 약독화 바이러스나 세균에 발현시켜 특정 감염체에 대한 면역반응을 이끌어내는 백신이다. 다른 살아있는 감염체처럼 생산한 항원에 대한 강력한 세포독성 T 세포 반응을 포함하여 세포성 면역반응과 체액성 면역반응을 유도한다는 큰 이점을 가진다. 종두 바이러스 벡터(vaccinia virus vector)가 주로 사용되며, 원하는 항원 유전자를 상동재조합과정(homologous recombination process)에 의해 종두 바이러스의 유전체에 도입시킨다. 재조합 벡터 백신에 의해 활성화된 세포독성 T 세포가 숙주세포를 파괴할 수 있기 때문에 안전성 문제로 광범위한 사용은 제한적이다.

4) DNA 백신

최근 단백질 항원을 생산하는 유전자를 갖는 플라스미드 DNA를 직접 접종하여 항원에 대한 체액성 및 세포성 면역반응을 유도하는 DNA 백신이 개발되었다. 안전성과 제작의 용이성이 장점이지만 효율이 낮다는 단점이 있어 T 세포를 활성화시킬 수 있는 시토카인과 병행 투여가 시도되고 있다.

3 화농성 알균

제 1 절 그람음성 알균 및 짧은막대균(구간균)

나이세리아과 *Neisseriaceae*의 *Neisseria* 속, *Moraxella* 속, *Acinetobacter* 속의 세균은 그람음성 알균이다. 대부분 쌍알균이며 산소균(호기성 세균)이다. 병원균으로는 나이세리아속에 포함되어 있는 임균과 수막염균이 중요하다.

1) *Neisseria* 속

(1) 임 균(*Neisseria gonorrhoeae*)

① 형태와 특성 : 0.6～1.0㎛의 그람음성 쌍알균이다. 형태는 강낭콩 또는 마주보고 있는 콩팥형 쌍알균의 형태로 관찰된다. 편모, 아포를 형성하지 않는다. 급성 임질 농즙에서는 다핵백혈구 내에서 전형적인 쌍알균을 관찰할 수 있다. 저항성은 아주 약하여 일광, 건조나 소독제에 쉽게 사멸된다. 55℃에 30분 또는 4℃에서도 급속히 사멸된다(그림 3-1, 2).

② 배양과 생화학적 성상 : 영양요구성이 까다로워서 균 배양시에 혈액, 혈청이나 복수 등을 필요로 한다. 일반적으로 초콜릿 우무배지, GC 배지, Thayer-Martin(TM) 배지 등에서 배양한다. 성장조건도 까다로워서 온도범위는 36～37℃, 성장 pH는 7.2～7.6이다. 특히 배양은 5～10%의 CO_2 분압 조건에서 실시하면 성장이 촉진되며, CO_2 배양기가 없는 경우에는

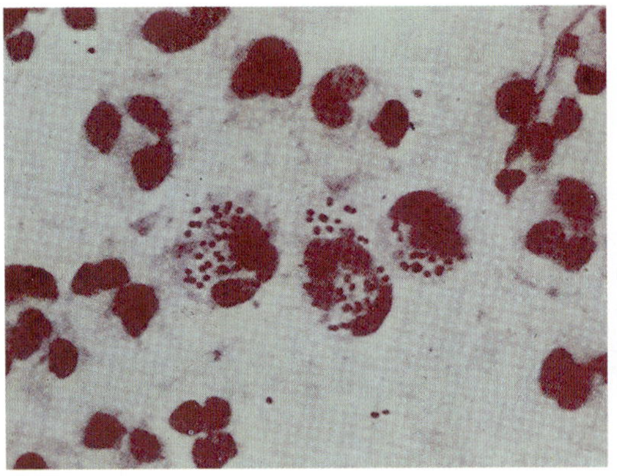

그림 3-1 임질균(감염자의 고름)

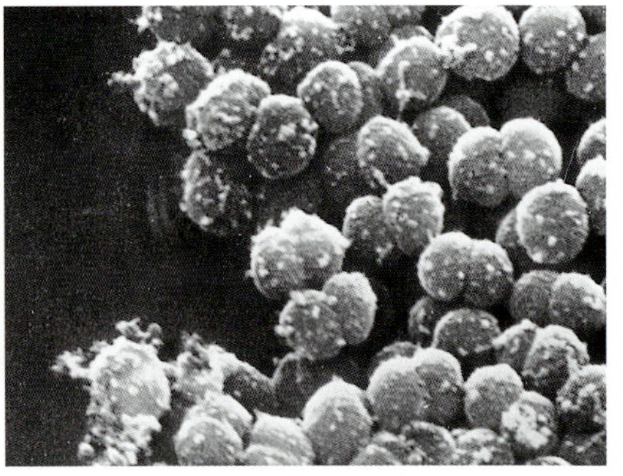

그림 3-2 임질균(전자현미경 : 10,000×)

촛불병 배양법으로 배양한다.

③ 병원성 : 성인의 경우는 성행위로 접촉한 후 2～14일의 잠복기를 거치지만 보통 4일째에 증상이 나타난다. 남성은 배농과 함께 전부요도염이 발병하고 전립샘염, 부고환염(정소상체염), 방광염으로 진행되기도 한다. 여성의 경우는 자궁목에 감염을 일으키며 질염, 자궁내막염, 자궁관염, 난소염으로까지 진행되어 불임의 원인이 되기도 한다. 또한 어린 소녀의 경우는 공중 목욕탕에서 감염되어 외음염을 일으키는 경우도 있다. 그 밖에 출산시 신생아가 임질에 감염된 모친에 의해 임균성 안결막염(농루안)에 걸리는 경우도 있다(그림 3-3).

④ 세균 혈청학적 진단법 : 고름이나 질 분비물을 그람 염색하여 현미경으로 관찰한다. 또한 환자의 가검물을 초콜릿 우무배지 및 Thayer-Martin 배지에 도말하여 37℃, 5～10% CO_2 조건에서 24～48시간 배양한다. 면역학적 진단법(ELISA)도 개발되어 있다.

⑤ 예방과 치료 : 성인의 직접 감염을 예방하기 위해서는 성교시 청결을 유지하는 것이 필수적이다. 치료는 술파제, 페니실린, 데트라사이클린 등의 항생물질이 유효하다. 최근에는 penicillinase 생성 임균(penicillinase-producing Neisseria gonorrhoeae ; PPNG)과 같은 내

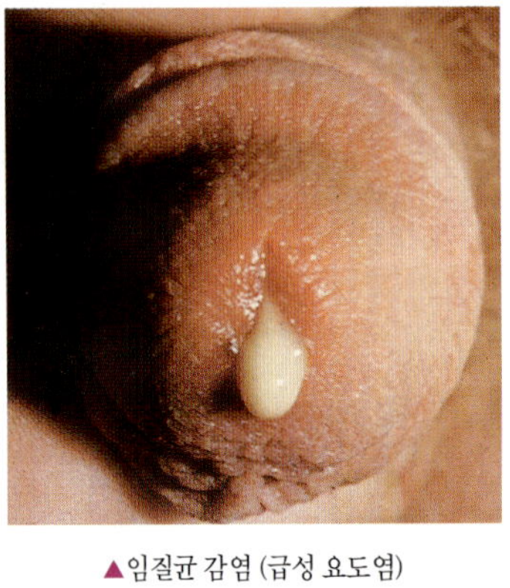

▲임질균 감염 (급성 요도염)

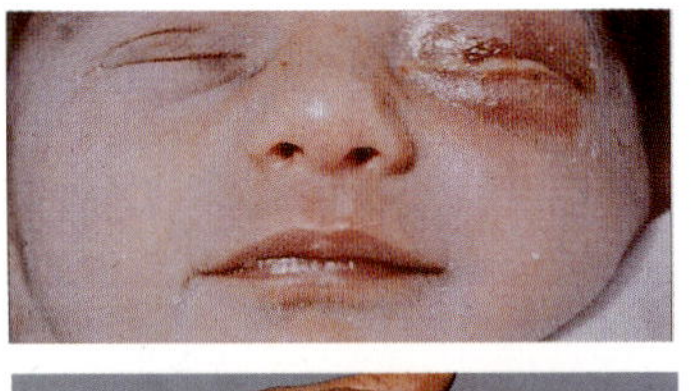

◀신생아 안염(임질균 감염)

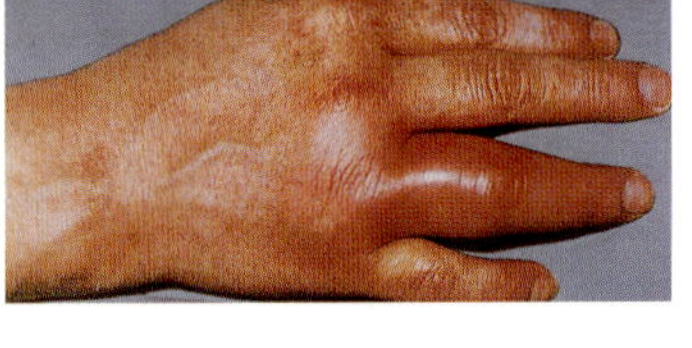

◀임질균 감염 후 관절염

그림 3-3 임질균 감염증상

성균이 출현하여 약물을 투여하기 전에 약제 감수성 시험이 필요하다. 만성 임질로 진행된 경우 배양검사에서 음성인 경우가 많고, 병터에도 약제가 충분히 도달하지 못하므로 급성기에 완전한 치료가 필요하다.

(2) 수막염균(*Neisseria meningitidis*)

① 형태와 특징 : 0.6～0.8㎛의 그람음성 쌍알균으로 임균과 매우 유사하다(그림 3-4, 5). 협막의 항원성에 따라 9종류로 분류한다. 환자의 척수액에서 전형적인 세포내 그람음성 쌍알균이 관찰된다.

② 배양과 생물학적 성상 : 임균과 유사하며 초콜릿 우무배지, GC 배지, Thayer-Martin 배지 등을 사용하며, 2～10% CO_2 조건에서 24～48시간 배양한다. 임균과의 감별점은 임균은 포도당 분해균, 말토오스 비분해균이며, 수막염균은 모두 분해한다. 저항성은 매우 약하고 55℃, 5분간으로 사멸된다.

③ 병원성 : 수막염균은 유행성 수막염의 병원체이다. 균의 침입은 코인두점막을 통하며 2～3일의 잠복기를 거쳐 고열이 발생한다(그림 3-6, 7). 림프행성, 혈행성 전파를 통하여 뇌척수막염을 일으킨다. 두통, 구토, 반사항진, 의식혼탁 등이 주증상이며, 경우에 따라서 출혈성 발진이 생긴다. 일반적으로 건강인의 경우에도 5～10% 정도가 보균자이다.

④ 예방과 치료 : 술파제, 페니실린이 유효하다.

2) *Moraxella* 속

기회감염성 병원체이며, Moraxella lacunata는 급성 결막염을, Moraxella(Branhamella) catarrhalis(코안, 기관지 토박이균)는 폐렴, 기관지염, 수막염을 일으킬 수 있다.

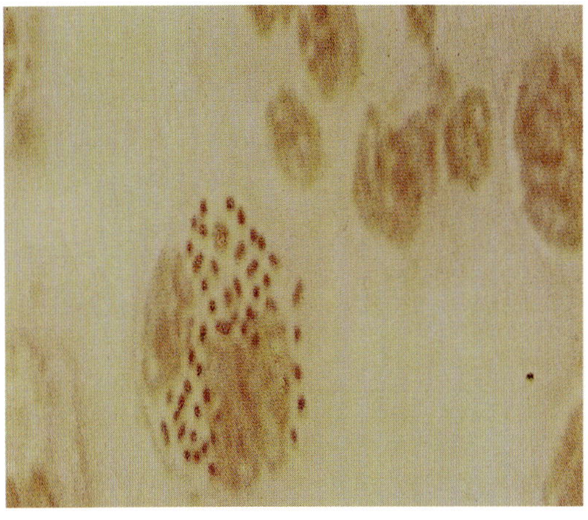

그림 3-4 수막염균

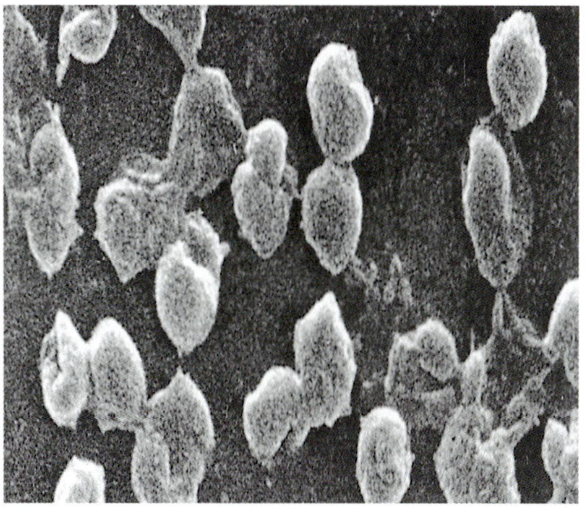

그림 3-5 수막염균(전자현미경 : 13,000×)

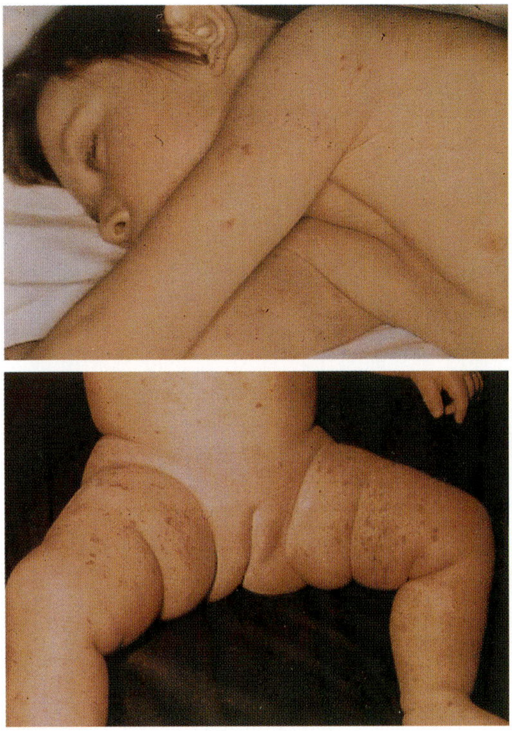

그림 3-6 수막염균 감염
수막염에 의한 혼수상태와 피부발진 반점

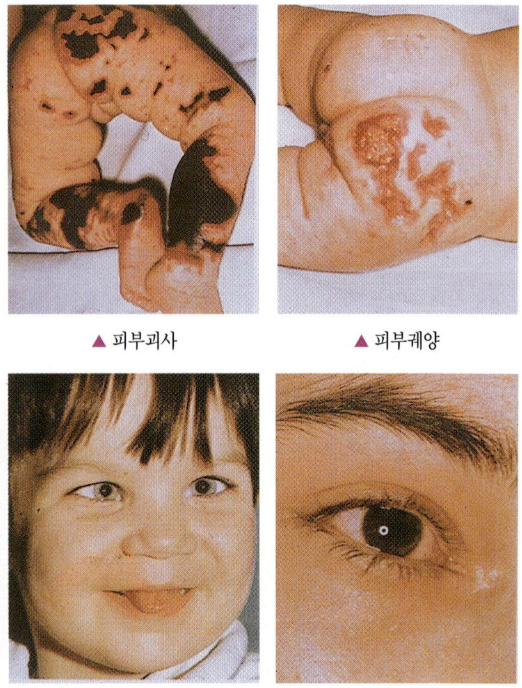

그림 3-7 수막염균 감염

3) *Acinetobacter* 속

임상 가검물에서는 쌍알균이지만 배양을 계속해서 관찰하면 막대균 모양을 나타낸다. 수중, 토양 등 주변 환경에서 생존한다. 전형적인 기회감염성 병원체이다. 폐렴, 수막염, 패혈증, 농양, 요로감염증의 원인이 된다. *Acinetobacter*는 기회감염 병원체이다.

제 2 절 그람음성 무산소성(혐기성) 알균

1) *Veillonella* 속

(1) 배양과 성상

직경 0.3～0.5㎛의 그람음성 알균이다. 혈액 평판배지에서 투명한 집락을 형성한다.

(2) 병원성

입안(구강), 장관, 호흡기에 상재한다. *V. parvula, V. atypica, V. criceti, V. caviae, V. dispar, V. ratti, V. rodentium*의 7균종이 존재한다.

(3) 예방과 치료

페니실린, 테트라사이클린, 린코마이신 등이 유효하다.

제 3 절 그람양성 알균

분 류

✓ *Micrococcaceae* 과

- 포도알균속(Genus *Staphylococcus*) — (1) 황색포도알균(*S. aureus*)
- 사슬알균속(Genus *Streptococcus*)
  - (1) 화농사슬알균(*S. pyogenes*)
  - (2) B군 사슬알균(*S. agalactiae*)
  - (3) 폐렴사슬알균(*S. pneumoniae*)
- 장알균속(Genus *Enterococcus*)
  (Genus *Peptostreptococcus*)

1) 포도알균속(Genus *Staphylococcus*)

이 균속은 자연계에 널리 분포하고 대기 중, 토양, 낙농품 등에서 분리된다. 사람이나 동물에서는 피부, 코인두점막, 장관에 상재한다. 화농증 및 식중독의 원인균이다(그림 3-8).

(1) 분류학적 위치

*Micrococcaceae*과에 속한다. 본 균속은 혈장응고효소(coagulase) 생성능에 따라 혈장응고효소 양성 균종과 혈장응고효소 음성 균종으로 나눌 수 있다(표 3-1). 이 중에서 주로 사람에게 병원성을 나타내는 것은 황색포도알균(*S. aureus*)이다. 피부포도알균(*S. epidermidis*)은 기회감염균이다.

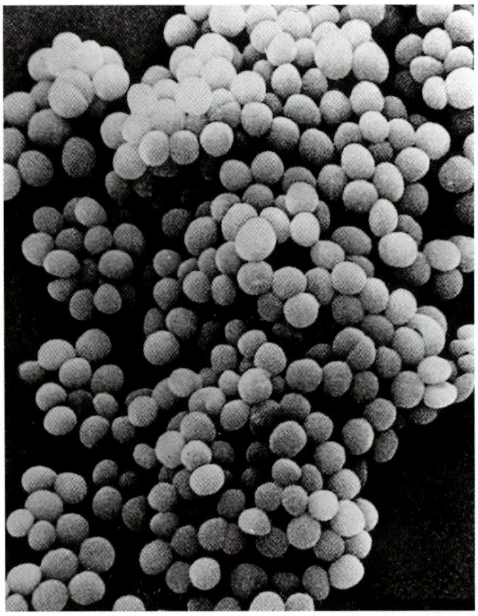

그림 3-8 황색포도알균(전자현미경 : 13,000×)

표 3-1 포도알균속의 분류

혈장응고 효소	균 종
양성	*S. aureus*
	S. intermedius
양성 또는 음성	*S. hyicus subsp. hyicus*
	S. hyicus subsp. chromogenes
음성	*S. auricularis*
	S. capitis
	S. carnosus
	S. caseolyticus
	S. cohnii
	S. epidermidis
	S. haemolyticus
	S. hominis
	S. saprophyticus
	S. simulans
	S. warneri
	S. xylosus
	S. sciuri subsp. lentus
	S. sciuri subsp. sciuri

(2) 황색포도알균(*S. aureus*)

① 형태와 특징 : 직경 0.8~1.0㎛의 알균으로 포도송이 배열을 나타낸다. 편모, 아포는 없으며 협막을 갖기도 한다(그림 3-8).

② 배양과 생화학적 성상 : 통성 혐기성으로 보통 우무배지에 잘 성장한다. 혈액 우무배지에서도 잘 성장하고 집락 주위는 용혈대를 나타낸다. 최적 발육온도는 35~40℃이지만 20℃ 전후에서도 발육 가능하다. 7~15%의 염화나트륨 함유의 배지에서도 발육할 수 있는 내염성균이다.

- Mannitol 분해 양성
- Catalase 양성
- Oxidase 음성
- DNA 분해효소 생성
- 혈장응고 효소 생성

③ 병원성 : 여러 종류의 병원인자가 있고, 이러한 인자의 작용이 조합되어 다양한 병변을 일으킨다(그림 3-9). 병터는 일반적으로 국소감염의 경향이 강하다.

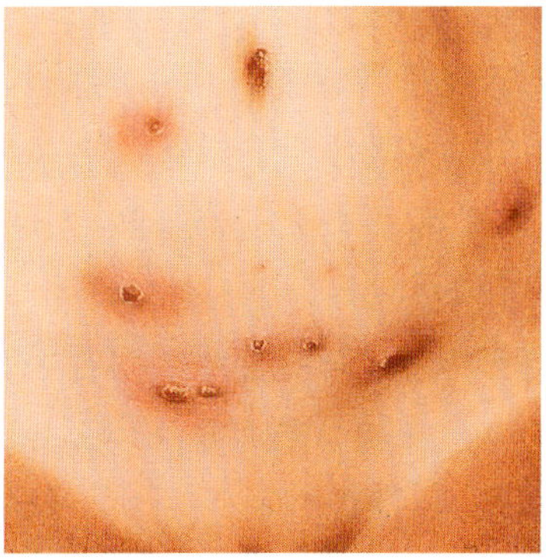

◀황색포도알균 감염(작은 종기)

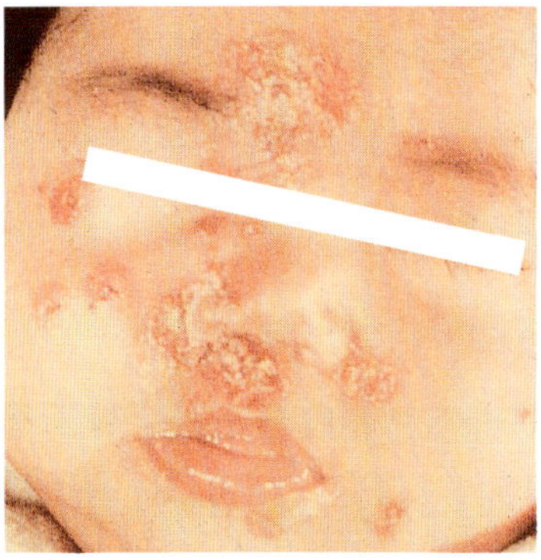

◀황색포도알균 감염증(농가진)

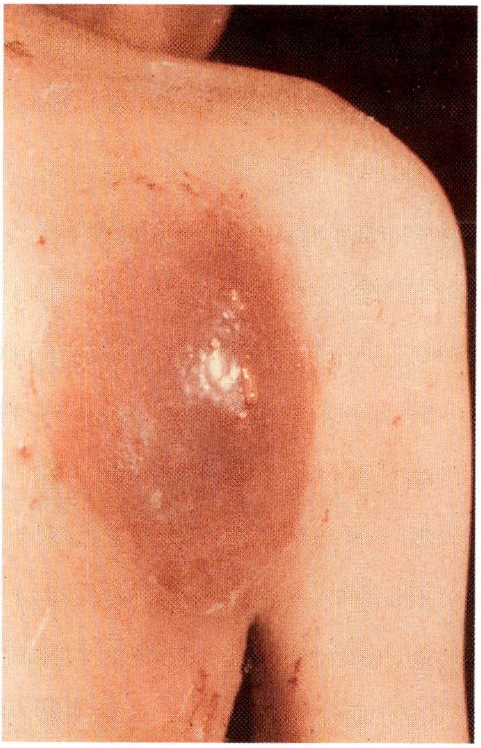

황색포도알균▶ 감염(작은 종기)

그림 3-9 황색포도알균 감염증

- 화농증은 협막, 혈장응고 효소, 응괴인자(fibrinogen에 작용하여 fibrin을 유리시킨다), 용혈독, 류코시딘(백혈구 파괴 독소)이 관여한다.
- 식중독은 식품 내에 생성된 내열성 장독소에 의한 질환이다. 독소는 장관으로 흡수되어 중추신경계에 작용한다. 수시간의 잠복기를 거쳐 주로 메스꺼움, 구토 등의 증상이 나타나며 복통이나 설사를 동반한다.
- 박탈성 피부염은 피부박리독소(exofoliative toxin)를 생성하는 균주의 감염으로 일어난다. Ritter 병, 수포성 농가진, 포도알균 양성 성홍열이 이들 증후군에 속한다.
- 독성 쇼크증후군은 독소에 의해 일어나는 것으로 그 독소는 TSST-1(toxic shock syndrome toxin 1)이라 부르며 증상은 발열, 발진, 혈압저하, 근육통 등이다.

④ 세균 혈청학적 진단법

환자 가검물 ──그람염색
(고름, 혈액)　　분리배양 ── 혈액 우무배지 (용혈성) ──── 그람염색
　　　　　　　　　　　　　　보통 우무배지　　　　　　　coagulase 시험
　　　　　　　　　　　　　　Staphylococcus No.110 배지　mannitol 분해
　　　　　　　　　　　　　　　　　　　　　　　　　　　　phage 형별
　　　　　　　　　　　　　　　　　　　　　　　　　　　　약제 감수성 시험

⑤ 치 료 : 원래 황색포도알균은 많은 항생물질에 감수성을 보이지만 최근에 술파제, 페니실린, 스트렙토마이신, 클로람페니콜 등에 저항성(내성)을 가진 균이 증가하였다. 최근에는 β-lactamase를 생성하는 페니실린 저항성균은 황색포도알균의 70~80%에 달한다.

⑥ 따라서 치료에 β-lactamase 저항성의 합성 페니실린이나 그 밖의 유효한 항생물질이 사용되고 있다. 한편, 1988년쯤부터 현재까지 저항성균은 기전이 다른 메티실린 저항성 황색포도알균(methicillin resistant S. aureus ; MRSA)이 출현하였다. 그 내성의 기전은 β-lactamase에 의한 것이 아니고 페니실린 결합 단백질(penicillin-binding protein ; PBP)이라는 세포벽 합성효소의 변이에 의한 것이다. MRSA는 메티실린에 대한 저항성을 가진 효소로서 새로운 PBP가 합성되어 이에 대한 약제의 투과성이 저하되고 균은 내성화되어 있다. 이 균에 의한 병원감염이 문제시 되고 있고, 이 경우 반코마이신이 비교적 유효하다.

2) 사슬알균속(Genus *Streptococcus*)

(1) 분류학적 위치

여러 가지 균종이 포함되지만 용혈성, 군항원, 증식온도, 당 분해성, 아미노산 분해성, 세포벽의 성질에 따라서 분류한다(표 3-2). 항원성에 의한 분류는 제창자의 이름을 붙여서 "Lancefield의 항원분석"이라고 부른다. 이 방법은 세포벽의 다당체를 항원으로 하는 분류법으로 A~U군(I, J는 없다)까지 있다.

사람에게 병원성을 보이는 균은 집락의 주위에 특이한 용혈대를 만들고 그 성상에 의하여 α형, β형, γ형의 세 종류로 분류한다. α형 용혈은 집락의 주위에 짙은 녹색의 용혈대를 만들고, β형

표 3-2 사슬알균속의 분류

균 명	용혈성	항원성	유 래	감염증
화농성 용혈사슬알균				
S. pyogenes	β	A	사람	화농증, 전신성 질환
S. agalactiae	α, β	B	소·사람	신생아 수막염
				소 유방염
S. pneumoniae	α	–	사람	상기도, 폐렴
구강내 사슬알균				
S. salivarius	α	K	사람	입안(구강내)
S. sanguis	–	H	사람	심내막염
S. mutans	α	–	사람	
유산 사슬알균				
S. lactis		N		

용혈의 집락 주위에는 혈구의 완전 용해로 인해 투명한 용혈대가 생긴다. α형 용혈사슬알균은 α형 용혈균, β형 용혈사슬알균은 β용혈균, 비용혈사슬알균은 γ형 사슬알균이라고 부른다.

(2) 화농사슬알균(*S. pyogenes*)

① 형태와 특성 : 직경 0.8～1㎛의 알균으로 사슬모양의 배열을 나타낸다(그림 3-10). 아포 형성은 없으나 협막을 형성하며 간혹 편모를 가진 균도 있다.

② 배양과 생화학적 성상 : 통성 무산소성(혐기성)으로 최적 발육온도는 37℃이다. 혈액 우무

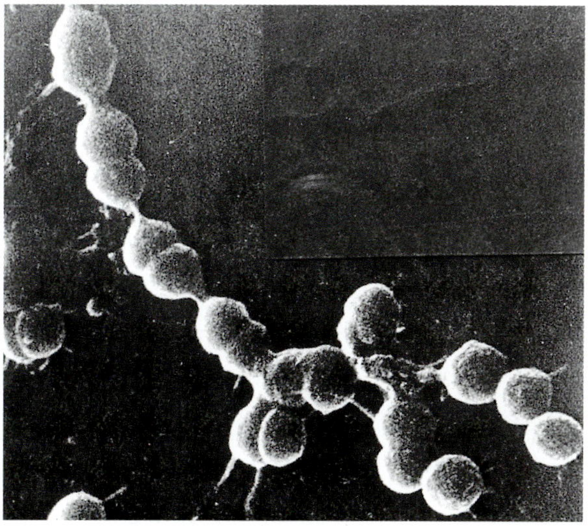

그림 3-10 화농사슬알균(전자현미경 : 13,000×)

배지나 혈청배지에서 잘 증식하지만 보통의 우무배지에서는 발육이 어렵다. 혈액 우무배지에서 β형 용혈대를 나타낸다. 생화학적 성상은 표 3-3과 같다.

③ 병원성 : 화농성 염증이 주된 질환이다(그림 3-11).

- 화농성 염증은 전신에 걸쳐 일어난다. 혈액에 침입하여 패혈증을 일으킨다. 산욕열은 출산시에 감염되어 패혈증을 일으킨 결과이다. 화농성 염증에 관여하는 병원인자로서 가장 중요한 것은 M 단백이라는 세포벽의 가장 바깥쪽에 있는 섬유상의 단백질이다. 항식균인자로서 작용한다고 알려져 있다.
- 성홍열은 화농사슬알균이 생성한 발적독이 혈액을 통하여 전신에 전파되어 피부의 말초혈관을 확장시켜 발진을 일으키는 질환이다.
- 류마티스열 및 토리콩팥염(사구체신염)은 화농사슬알균에 의한 인두염이 원발병터이며, 자가면역질환으로 일종의 항원-항체질환이라고 할 수 있다.
- A군 사슬알균증은 A군 β용혈성 사슬알균 감염으로 일어나는 질환으로 연부조직의 괴사성 염증을 수반하는 빈도가 높다. 일단 발병하면 증상이 급격히 악화되어 많은 장기

표 3-3 주요한 사슬알균의 생화학적 성상

	S. pyogenes	*S. agalactiae*	*S. pneumoniae*
1) 산생성			
이눌린	−	−	−~+
유당	+	−~+	+
만니톨	−	−	−
라피노오스	−	−	+
리보오스	−	+	−
살리신	+	−~+	NT
솔비톨	−	−	−
트레할로오스	+	+	+
2) 가수분해			
아르기닌	+	+	+
에스쿨린	−~+	−	−~+
마뇨산염	−	+	−
3) 포게스			
포게스-프로스카워 반응(VP)	−	+	−
4) 효소 생성과 기타 성상			
알칼리 포스포타아제	+	+	−
α-갈락토시다아제	−	−~+	+
β-글루쿠로니다아제	−~+	−~+	−
옵토킨 감수성	−	−	+
바시트라신 감수성	+	−	−~+

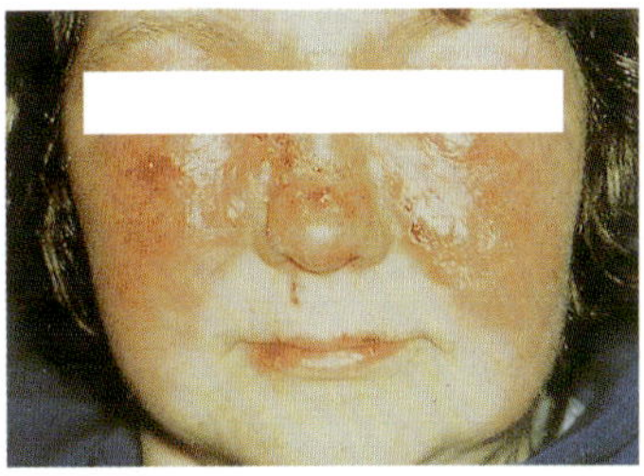

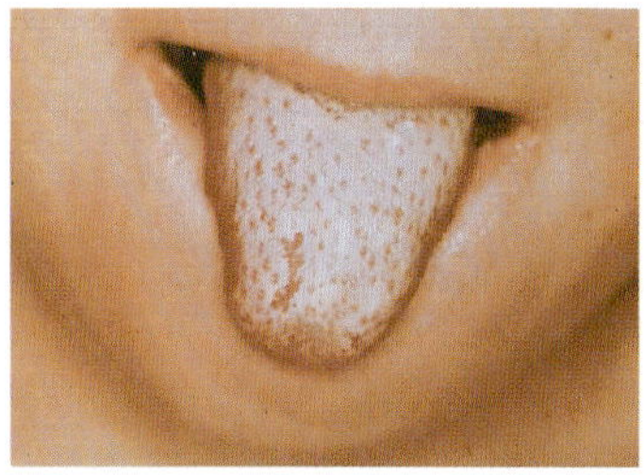

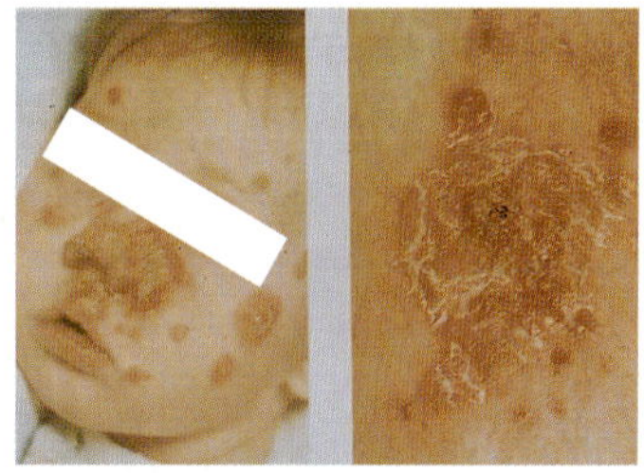

▲사슬알균 감염(단독증상)

▲백색딸기혀

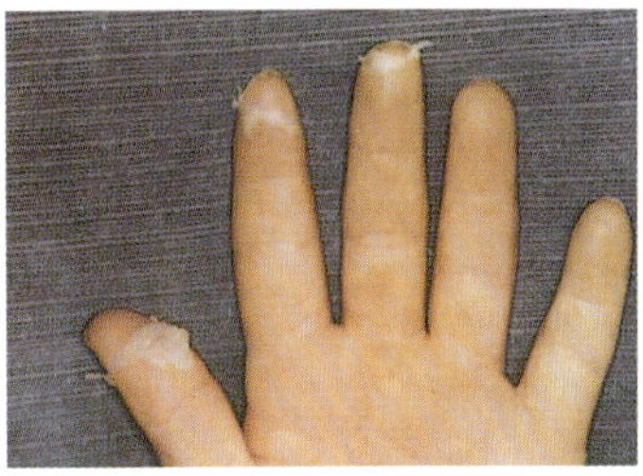

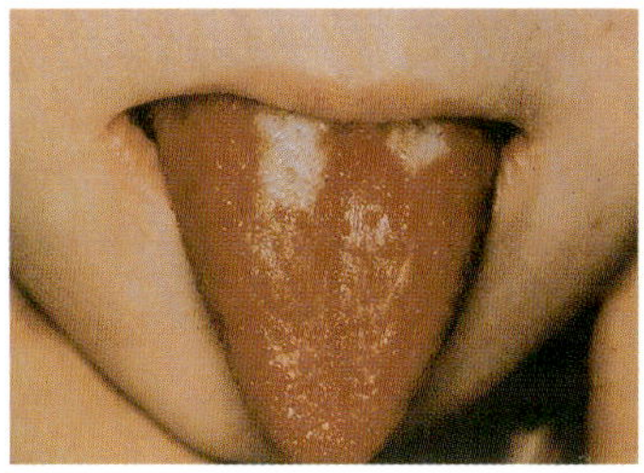

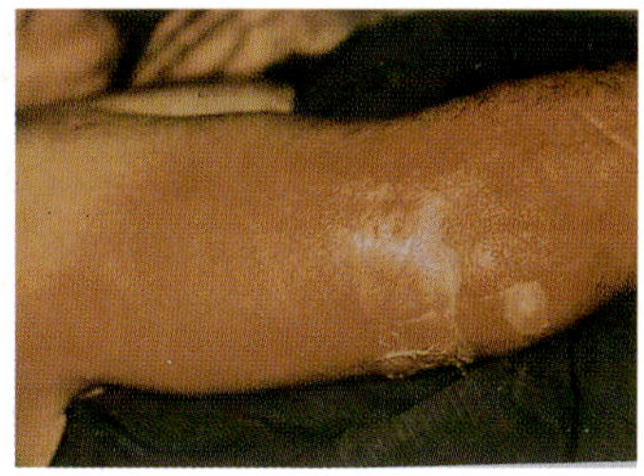

▲사슬알균 감염(단독증상 후 포피탈락)

▲홍색딸기혀

▲사슬알균 감염(농가진, 단독증상)

그림 3-11 여러 가지 사슬알균 감염

에 기능상실을 일으키고 사망률이 매우 높은 질환이다. 본 증례는 1980년 초부터 많이 보고되었으며, 1980년대 후반부터 TSLS(toxic shock-like syndrome) 또는 STSS(streptococcal toxic shock syndrome)이라고 부르게 되었다. 일단 발병하면 진행이 대단히 빠르기 때문에 조기 진단, 조기 치료가 중요하다.

④ 세균 혈청학적 진단법

화농소 — 분리배양 — 혈액 우무배지 — β 형 용혈 — bacitacin 감수성
　　　　　염색검사

패혈증 — 혈액혼합 배양으로 분리

성홍열 — 혈청 중의 AS(L)O치[antistreptolysin (용혈독) O 항체] 측정

⑤ 치 료 : 여러 가지의 항생물질이 유효하다. 성홍열의 치료는 항생물질 이외에 항독소 혈청도 유효하다.

(3) B군 사슬알균(*S. agalactiae*)

B군 사슬알균은 산도에 상재하므로 신생아의 경우는 분만시에 감염될 위험성이 있다. 수막염을 일으키며 사망률이 높다.

(4) 폐렴사슬알균(*S. pneumoniae*)

① 형태와 특성 : 직경 0.5～1.0㎛의 그람양성 쌍알균이다. 외형은 구형보다 오히려 란셋형이다. 편모, 아포를 갖지 않으나 주위에는 뚜렷한 협막이 존재한다(그림 3-12, 13).

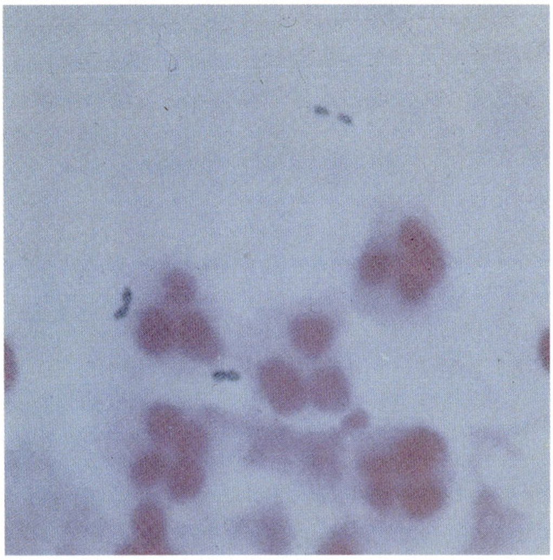

그림 3-12 폐렴알균

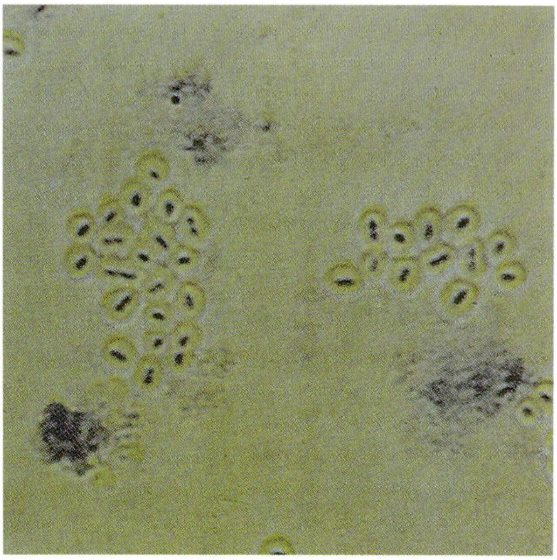

그림 3-13 폐렴알균(협막팽창 시험)

② 배양과 생물학적 성상 : 혈액 우무배지에서 α형 용혈대를 형성한다. 생화학적 성상은 표 3-3과 같다.

③ 병원성 : 환자의 객담에 있는 균은 전부 협막을 가지며 협막이 병원인자로서 매우 중요하다.

④ 세균 혈청학적 진단법

환자 가검물 —— 염색, 검경 (협막)
(객담 등)　　　분리배양 —— 염색, 형태관찰
Insulin 분해성
10% 쓸개즙산에 의한 용해성
옵토킨 감수성 시험
Neufeld 협막팽창 시험*
생쥐(mouse) 복강내 접종

* Neufeld 협막팽창 시험 : 협막 항원은 82형까지 구별되며 대응하는 면역혈청과 반응하면 협막이 팽창한다. 이 시험법은 원인균의 형 결정에 이용된다.

⑤ 치 료 : 페니실린 계열이 가장 효과적인 항생제이다.

3) 장알균속(Genus *Enterococcus*)

형태적으로는 사슬알균으로 Lancefield의 군항원 D를 갖는다. 사슬알균속에 속하였으나 DNA 염기배열 상동성의 차이, 6.5% 염화나트륨 함유 배지에서 발육, 45℃에서 발육하는 등 일반적인 사슬알균과 다른 성상을 나타내어 독립된 속이다. 사람과 관련있는 것은 *E. faecalis, E. faecium, E. avium*의 3균종으로 어느 것이나 대변에서 분리된다. *E. faecalis*는 요로감염증, 심내막염의 원인균이다.

4) *Peptococcus* 속

포도알균과 형태적으로 유사하지만 편성 무산소균(혐기성 세균)이다. 그 병원성은 명확하지 않지만 사람의 화농성 병터, 입안(구강), 대변에서 많이 분리된다.

제 4 절 그람양성 무산소성(혐기성) 알균

그람양성 무산소성(혐기성) 알균은 *Peptococcus* 속, *Peptostreptococcus* 속, *Ruminococcus* 속, *Sarcia* 속, *Anaerobic streptococcus, Gemella morbillorum, Staphylococcus saccharolyticus* 등의 세균이 포함된다. 입안(구강), 장관, 비뇨생식기의 정상 균무리(normal flora) 구성 균이다. 다른 세균과 함께 혼합감염(polymicrobial infection)을 일으킨다.

1) *Peptococcus* 속

P. niger 만이 본 균속에 속하는 세균이다.

① 형태와 성상 : 0.3~1.2㎛ 크기로 2쌍, 4쌍의 형태를 나타내는 것이 많다. 혈액 우무배지에서 흑색 집락을 형성하므로 *P. niger*으로 명명되었다. 인돌 생성능, 초산염 환원, 혈장응고효소, 요소 분해효소 등 모두 음성이다.

② 병원성 : 사람의 점막, 특히 질에 상재하지만 본 균의 병원성은 불명확하다. 산욕열 환자의 자궁내막에서 분리되었다는 보고가 있다.

2) *Peptostreptococcus* 속

피부, 상기도, 장관, 비뇨생식기의 정상 균무리 구성 균이다. *P. anaerobius, P. magnus, P. micros, P. indolicus, P. asaccharolyticus, P. prevotii, P. tetradius, P. productus*의 8균종이 포함된다.

① 형태와 성상 : 0.5~1.2㎛의 알균으로 2쌍, 4쌍, 사슬모양 등의 형태를 나타낸다. 운동성은 없으며 카탈라아제 음성이다. 본 균속 8균종의 생물학적 성상은 표 3-4와 같다.

② 병원성 : 저항력 저하 숙주(compromised host : 악성종양, 대사성 질환, 면역결핍, 방사선 치료 환자 등)에 있어서 기회감염증 병원체로서 감염한다. 골반내 감염증, 자궁관, 난소종양, 양막염, 패혈증성 유산 등에서 *Bacteroides, E. coli, Streptococcus* 등의 세균과 함께 분리되는 경우가 많다. 그 밖에 치주염, 만성 중이염, 뇌종양의 염증 환자에서 분리된다. 구강 내에 상재하는 *Peptostreptococcus*는 폐렴, 폐농양 환자에서 *E. coli, Streptococcus* 등과 함께 분리된다. 막창자꼬리염(충수염), 개방성 골절, 장간막염 등에서 *Bacteroides, Clostridium* 등과 동시에 검출된다(그림 3-14).

표 3-4 *Peptostreptococcus* 속 세균의 성상

	인돌 생성	초산염 환원	혈장응고 효소	에스쿨린 분해	요소분해 효소	당분해			GLC[a)]
						포도당	젖당	백당	
P. anaerobius	−	−	−	−	−	+(w)	−	−	A.IC
P. asaccharolyticus	+	−	−	−	−	−	−	−	A.B
P. indolicus	+	+	+	−	−	−	−	−	A.B
P. magnus	−	−	−	−	−	−	−	−	A
P. micros	−	−	−	−	−	−	−	−	A
P. prevotii	−	±	−	−	−	−	−	−	B.C
P. productus	−	−	−	+	−	+	+	+	A
P. tetradius	−	−	−	−	+	+	−	+	B.L

▶ + : 90% 이상의 균주가 양성, ±: 일반적으로 음성이지만 어떤 균주는 양성, − : 90% 이상의 균주가 음성, w : 약양성, a) 가스 크로마토그라피에 의한 주요한 대사산물

▶ A : 초산, B : 낙산, C : 카프론산, IC : 아이소카프론산, L : 유산

③ 세균학적 진단 : 비선택배지로서 혈액 우무배지, brucella 우무배지, CDC 무산소성 혈액 우무배지 등이 선택배지로서 nalidixic acid, neomycin, gentamicin 등이 함유된 혈액 우무배지가 이용된다.

표 3-4와 같이 *Peptostreptococcus* 균종은 여러 가지 성상으로 결정되지만 최종 결정은 가스 크라마토그라피에 의한 분석 결과가 중요하다.

④ 예방과 치료 : 외과수술, 개방성 골절, 산욕열, 부인과적 소수술, 구강내 소수술 이후에 다른 세균과 혼합감염이 일어나기 때문에 괴사조직의 외과적 절제(debridment)를 실시한다. 분리 균주의 대부분(96%)은 β-lactam제에 감수성이다. 페니실린, 제 2, 3 세대 세파제 등의 광역 항생물질을 사용하는 경우가 많다.

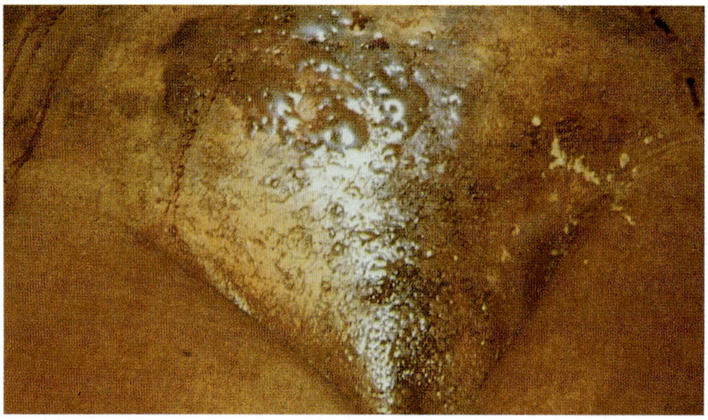

그림 3-14 무산소균(혐기성 세균)과 산소균(호기성 세균)의 혼합감염. *Peptostreptpcoccus*와 *Bacteroides* 혼합감염.

3) *Ruminococcus* 속

장내 세균무리 구성 균으로 사람에 대하여 병원성은 없다.

4) *Sarcina* 속

Ruminococcus 속과 똑같은 장내 세균무리의 일종으로 병원성은 없다.

5) 무산소성(혐기성) 사슬알균(Anaerobic *Streptococci*)

증식은 엄격한 무산소성을 요구하는(strictly anaerobic) *Streptococci*와 산소내성(aerotolerant) *Streptococci*가 존재한다.

(1) 편성 무산소성(혐기성) 사슬알균

*S. hansenii, S. pleomorphus, S. parvulus*가 포함된다. *Peptostreptococcus*와는 본 균이 다량의 유산 발효를 하는 점이 다르다. *S. hansenii*는 직경 1.6～2.3㎛으로 비용혈성으로 장관에 상재한다. *S. pleomorphus*는 다양한 형태를 나타내며 약한 용혈성으로 대변에서 분리된다. *S. parvulus*는 직경 0.3～0.6㎛의 작은 알균으로 비용혈성이며 주로 기도점막에 존재한다. 모든 균종이 뇌종양, 폐화농증, 복부 감염증, 골반내감염증, 자궁내막염 등의 경우에 다른 편성 무산소균(*Bacteroides, Clostridium*)이나 통성 무산소균과 함께 분리된다.

(2) 산소내성 사슬알균

*S. intermedius*와 *S. constellatus*가 포함된다. 통성 무산소균 *S. milleri* group의 산소내성 균주로 보아진다. 본 균은 강한 당 분해성을 나타내고 다량의 젖산을 생성한다. 뇌농양, 폐화농증, 골반내 감염증 등에서 검출되는 것도 있다.

6) *Gemella morbillorum*

과거에는 *Streptococcus morbillorum*(산소내성)으로 분류되었다. 다른 균과 혼합감염형으로 검출된다.

7) *Staphylococcus saccharolyticus*

과거에는 *Peptococcus saccharolyticus*로 분류되었다. 포도당 발효에 의해 CO_2, 에탄올, 초산 등을 생성한다. 혈장응고 효소 음성, novobiocin 감수성이다. Hemin 첨가 배지에서 카탈라아제 양성이다.

4

그람양성 막대균

제 1 절 아포형성 그람양성 무산소성(혐기성) 막대균

분 류

✓ 클로스트리듐과(Family *Clostridiaceae*)

클로스트리듐속(Genus *Clostridium*)
- (1) 파상풍균(*C. tetani*)
- (2) 보툴리누스균(*C. botulinum*)
- (3) 웰치균(*C. perfringens*)
- (4) 디피킬레균(*C. difficile*)

열, 건조, 약제 등에 대하여 저항성을 갖는 아포(spore)를 생성하는 그람양성 무산소성(혐기성) 막대균은 클로스트리듐속(Genus *Clostridium*)에 해당한다.

1) 클로스트리듐속(Genus *Clostridium*)

의학적으로 중요한 클로스트리듐으로서는 파상풍균, 보툴리누스균, 웰치균, 디피킬레균의 4 균종이 있다. 주요한 성상은 표 4-1과 같다.

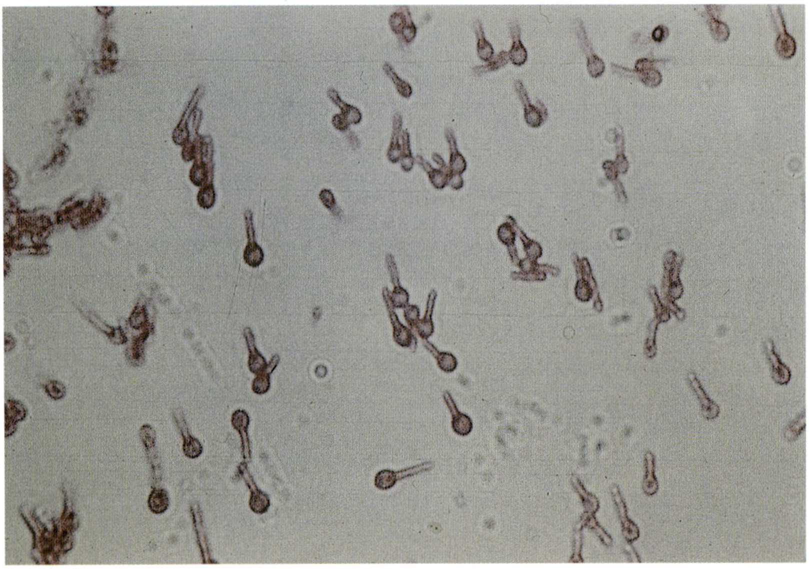

그림 4-1 파상풍균(*Clostridium tetanus*)

표 4-1 주요 병원성 클로스트리듐의 성상

성 상	파상풍균 (*C. tetani*)	보툴리누스균 (*C. botulinum*)	웰치균 (*C. perfringens*)	디피킬레균 (*C. difficile*)
레시티나아제	−	−[a)]	+	−
리파아제	−	+[b)]	−	−
인돌 생성	*V*[c)]	−	−	−
당 분해				
포도당	−	+[b)]	+	+
과당	−	*V*	+	+
젖당	−	−	+	−
주요 생성 외독소	테타노스파스민	보툴리누스 독소	장독소	장독소 / 세포독소
외독소의 작용	억제성 시냅시스의 억제	아세틸콜린 방출의 억제[d)]	장관 수분 분비 항진	장관 수분 분비 항진 / 세포독성
독소성 질환	파상풍	보툴리누스 중독	급성 위장염	위막성 대장염

▶ a) C, D 형균은 약양성, b) G 형균만이 음성, c) 균주에 따라 다름.
d) 고농도의 독소에 의한 아세틸콜린 방출이 억제된다.

(1) 파상풍균(*Clostridium tetani*)

① 형태와 성상 : 0.3∼0.6×3∼6㎛의 그람양성 막대균으로서 주모성 편모를 갖으며 우무배지상에서 집락은 유주(swarming) 한다. 단재성(terminal)으로 형성하는 아포는 균체 폭보다 크므로 "북채 모양(drumstick form)"이라고 표현한다(그림 4-1). 토양이나 사람, 말 등의 동물 장관 내에 존재한다.

② 병원성 : 신경독으로 테타노스파스민(tetanospasmin)을 생성하고 파상풍(tetanus)을 일으킨다. 창상부에서 조직괴사로 산화・환원・전위가 저하되고 혐기 상태로 되기 때문에 창상부에 감염된 파상풍균이 증식하여 테타노스파스민이 생성된다.

독소는 운동종말의 신경종말에 결합하고 축사 내를 역행성으로 이동하여 척수전각세포에 도달한다. 특히 전시냅시스(synapse) 뉴런에 작용하고 억제성 시냅시스(synapse)를 억제함으로써 운동계의 활동이 항진되고 경직성 마비를 일으킨다.

임상증상으로서 입벌림장애(아관긴급, trismus : 깨물근의 근육경련에 의한 개구장애), 활모양강직(후궁반장, opisthotonos : 몸과 사지의 골격근의 마비로 등이 뻣뻣해지고 뒤로 휜다) 등이 있다(그림 4-2, 3). 환자의 의식은 명료하고 지각은 정상이나 근육수축에 따른 통증이 격렬하다. 환자에 있어서 파상풍 독소에 대하여 중화항체(neutralizing antibody)는 생성되지 않는다. 사망률은 50% 정도로 높다. 세계적으로는 매년 약 100만 명의 사망자가 발생하고 있다. 분만시 신생아가 파상풍균이 감염되어 신생아 파상풍(tetanus neonatorum)이 발병하는 경우가 있으며 예후가 좋지 않다. 유럽과 미국에서는 약물 중독자에게서도 파상풍을 볼 수 있다.

③ 진 단 : 특징적인 임상소견으로 본 균의 감염증이 의심되면 조기에 치료를 시작하는 것이 중요하다. 창상부의 조직편, 농즙에서 균 검출(그람염색), 분리 배양 및 독소 검출을 실시한다. 균이 분리되는 것은 전체 증례의 1/3에 지나지 않고 또한 10∼20%의 증례에서는 창상이 명확하지 않는 경우도 있다.

④ 치료와 예방 : 파상풍 면역글로불린(tetanus immune globulin ; TIG) 항독소를 조기에 투

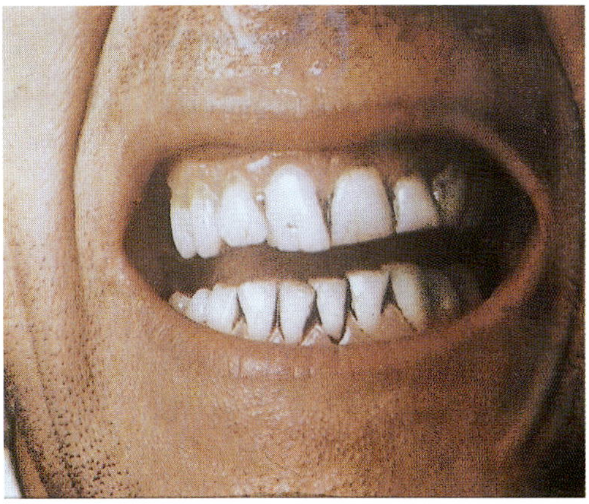

그림 4-2 *Clostridium tetani* 감염증(입벌림장애)

(a)

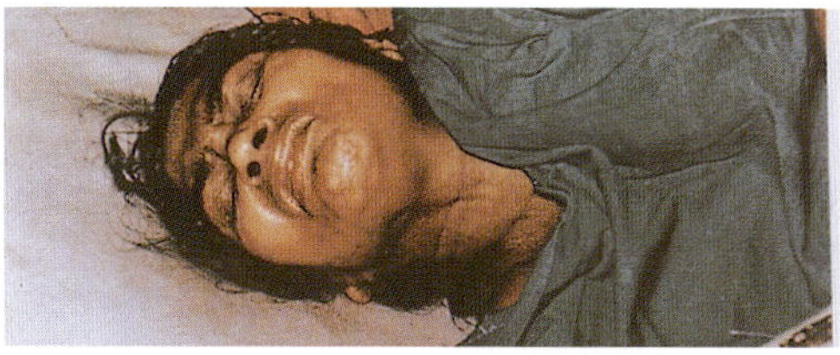

(b)

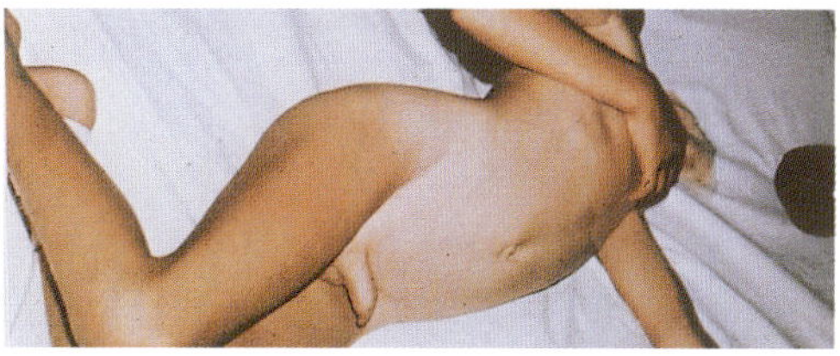

그림 4-3 *Clostridium tetani* 감염환자(활모양감직)(a), (b)

여한다. 동시에 본 균의 증식을 억제하기 위하여 페니실린을 투여한다. 근육이 마비되는 경우에 근육이완제, 진정제를 투여함과 동시에 호흡기계, 순환기계 등의 전신 관리를 실시한다.

예방은 3종류의 혼합 백신(파상풍 톡소이드, 디프테리아, 백일해)의 정기 접종을 실시한다 (생후 3～90개월, 그 이후 12개월). 기초 면역 이후에 10년에 1회의 추가 면역을 하는 것이 바람직하다. 외상시 파상풍의 위험이 예상되는 경우 기초 면역이 있을 때는 항독소의 생성을 높이기 위하여 톡소이드의 추가 면역을 실시한다. 면역되어 있지 않을 때는 TIG와 톡소이드를 주사한다.

(2) 보툴리누스균(*Clostridium botulinum*)

① 배양과 성상 : 0.5～2.0×2～10㎛의 큰 그람양성 막대균으로 주모성 편모를 갖는다(그림 4-4). 아단재성(subterminal)의 타원형 아포를 형성한다. 생성되는 보툴리누스 독소의 항원성에 따라 A, B, C_{α}, C_{β}, D, E, F, G의 8형이 존재한다. A, B, E, F 형은 사람, C, D 형은 소의 보툴리누스증을 일으킨다. 본 균은 세계에 널리 분포하며 토양, 하천, 호수, 늪에서 검출된다.

② 병원성

- 보툴리누스 식중독(food-borne botulism) : 소시지, 훈제, 진공 포장된 식품, 통조림 등에 오염된 보툴리누스균이 무산소 조건에서 증식하고 보툴리누스 신경 독소를 생성한다. 독소를 함유한 식품을 섭취할 경우 보툴리누스 식중독을 일으킨다. 독소는 장관에서 흡수되어 혈액, 림프액을 통하여 신경 근접합부에 결합한다. 아세틸콜린 분비의 억

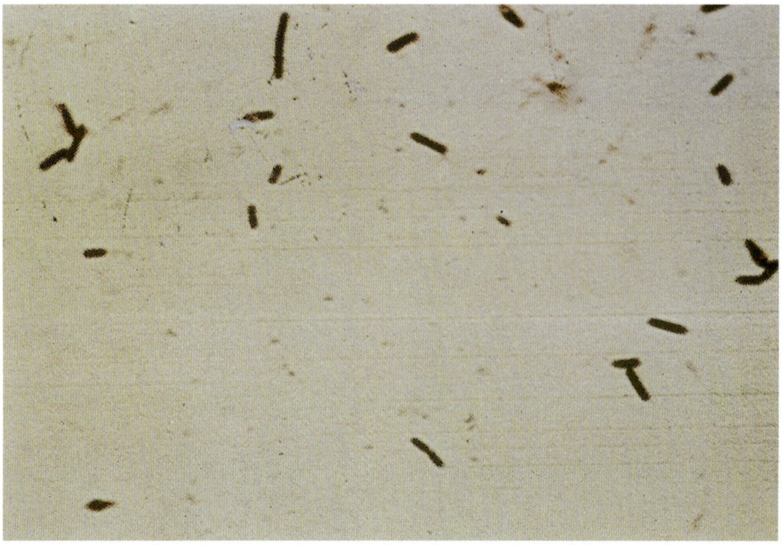

그림 4-4 보툴리누스균(*Clostridium botulinum*)

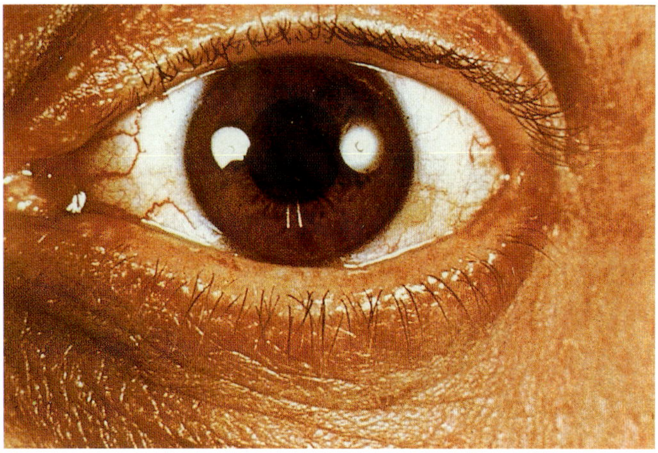

그림 4-5 *Clostridium botulinum* 감염(복시)

제가 나타나며 이완성 마비를 일으킨다. 잠복기는 2, 3시간~10일(18~36시간이 대부분)이며 오심, 구토, 설사, 변비, 복시, 동공확장, 시력저하 등의 소화기 증상이나 눈 증상이 발병의 초기에 나타난다. 특히 이완성 마비가 진행되면 안구마비, 호흡근 마비, 심장 정지 등으로 사망한다(그림 4-5).

- 창상 보툴리누스증(wound botulism) : 창상에 보툴리누스균이 감염되면 삼출성 염증과 발열이 나타난다. 보툴리누스 식중독의 증상은 나타나지 않는다. 최근에 약물 중독자의 정맥주사로 인한 창상 보툴리누스증이 증가하고 있다.
- 유아 보툴리누스증(infant botulism) : 본 균의 아포를 섭취한 후 장관에서 아포가 발아하고 영양형 세포(vegetative form)가 증식하여 보툴리누스 독소를 생성함으로써 발병한다. 생후 2주~6개월의 유아에게 발병하고 변비, 무기력 등의 증상이 나타난다. 장시간 수면을 계속하고 침이 많아지며 머리를 잘 가누지 못하는 등의 증상을 나타낸다. 유아돌연사증후군(sudden infant death syndrome ; SIDS)의 일부 증례는 본 증세에 의한 것으로 추측된다.

③ 진 단 : 환자 혈청, 대변, 구토물이나 원인 식품에서 독소를 검출한다. 또한 원인 식품에서 본 균의 분리배양을 실시한다. 생쥐(mouse)를 사용하여 독성을 조사한다. 항독소 혈청을 사용한 생쥐(mouse) 독성 중화시험으로 A~G형별을 결정한다. 그 밖의 방법으로 수신 적혈구 응집반응(passive hemagglutination ; PHA)이나 효소 면역 흡착 측정법(enzyme-linked immunosorbent assay ; ELISA)에 의해 독소의 형별을 동정한다. 유아 보툴리누스증에서는 단진폭, 저전위 활동전위가 빈발되는 등의 비정상적인 근전도 소견으로 진단한다.

④ 치 료 : 보툴리누스 항독소 혈청을 조기에 주사한다. 또한 위 세척, 관장, 설사약의 투여 등으로 위장내 잔존 독소를 제거한다. 호흡근 마비에 의한 호흡부전에 대하여 호흡 관리를 실시한다. 유아 보툴리누스증은 벌꿀이 원인이 되는 경우가 많으므로 1세 미만의 유아에게는 꿀을 먹이지 않는 것이 좋다.

(3) 웰치균(*Clostridium perfringens*)

① 형태와 성상 : 0.8～1.5×2～4㎛의 대형 그람양성 막대균이다. 배양조건에 따라 균체 중앙 또는 편재성인 타원형의 아포를 형성한다(그림 4-6). α-독소(lecithinase)를 생산하고 난황 함유 우무배지에서 백탁환을 나타낸다(lecithinase 반응). 용혈, 괴사작용을 갖는 θ-독소, 장관 수분분비 항진작용을 갖는 장독소(enterotoxin) 이외에 콜라겐 분해효소, DNA 분해효소 등 많은 독소와 효소를 생성한다. 최적온도는 39℃로 증식성, 침습성이 매우 강한 균이며 당 분해능 및 가스 생성능도 강하다.

② 병원성

- 가스괴저(gas gangrene) : 외상부위에 오염된 웰치균의 아포가 발아 증식하여 생긴다. 외상부에서는 괴사부위의 혈류부전이나 조직괴사에 의한 산화 · 환원 · 전위의 저하로 무산소상태가 되어 웰치균의 증식이 가능하게 된다. 발열, 환부의 통증, 근육조직의 변색, 부종 등이 나타나며, 이 밖에도 악취가 심한 가스 발생, 염발음(crepitation) 등의 임상소견을 나타낸다. 사슬알균, *Proteus, Bacteroides* 등의 혼합감염도 나타난다. 가스괴저는 본 균 이 외에 *C. novyi, C. septicum, C. bifermentans, C. histolyticum* 등의 감염으로도 일어난다.
- 식중독(food poisoning) : 가열해서 조리한 육류 요리 등이 원인 식품이 되는 경우가 많다. 이는 오염된 아포가 요리의 냉각과정(39～42℃)에서 활발히 발아 증식하기 때문이

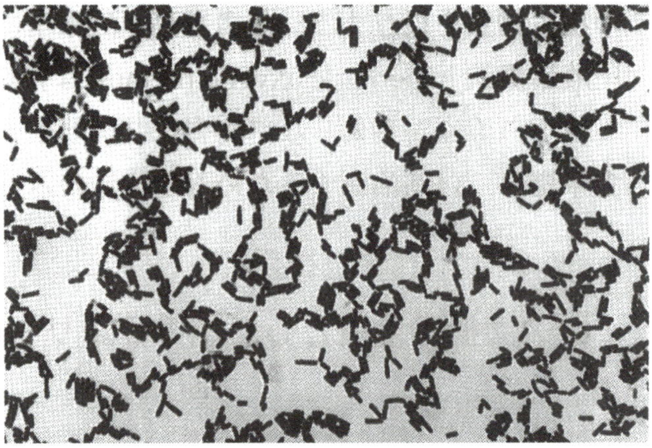

그림 4-6 웰치균(*Clostridium perfringens*)

다. 대량으로 섭취된 본 균이 장관 내에서 다시 아포를 형성하면 장독소가 생성된다. 원인 식품 섭취 6~18시간 이후에 설사, 복통 등의 급성 장염의 증상을 나타낸다. 1~2시간이 경과하면 자연 치유된다.

③ 진 단 : 가스괴저의 진단은 창상부 삼출물에서 도말 표본을 제작하여 그람 염색을 한다. 그람양성 막대균이 검출되면 본 질환으로 의심한다. Chopped meat glucose 배지 등에 창상부 조직편을 혐기적으로 배양하면 24시간 이내에 가스 생성을 하면서 활발한 균의 증식을 관찰할 수 있다.

④ 치 료

- 가스괴저 : 창상 괴사부의 외과적 절제(debridement)를 실시한다. 또한 페니실린 등의 항생물질을 투여한다.
- 식중독 : 자연 치유되므로 대증요법만으로 충분하다.

(4) 디피킬레균(*Clostridium difficle*)

① 형태와 성상 : 0.5×6~8㎛의 가늘고 긴 그람양성 막대균이다(그림 4-7). 아단재성(subterminal)의 타원형의 아포를 형성한다. 선택배지인 CCFA(cycloserine-cefoxitin fructose agar) 배지에서 집락 주변부가 일정하지 않은 국화 모양의 집락을 나타낸다(그림 4-8). 집락은 장 파장(3,600Å)의 자외선 조사를 하면 형광을 나타내는 것이 특징이다.

② 병원성 : *Clostridium difficle* 균이 생성하는 장독소(독소 A라고도 부른다) 및 cytotoxin(독소 B라고도 부른다)이 위막성 대장염(pseudomembranous colitis ; PMC) 및 일부(20~30%)의 항생물질 연관 설사증(antibiotic-associated diarrhea ; AAD)의 주요한 병원인자이다. 건강인의 5~10%에서는 장내 정상 균무리로 관찰된다. 또한 분리된 본 균의 약 절반은 위의 독소를 생성하지 않는 무독소 균주이며, PMC 및 AAD의 발병에는 관여하지 않는다. 항생물질의 투여로 장관 세균무리가 혼란을 일으켜 독소 생산형 웰치균의 이상 증식과 독소 생성을 일으킨다. 발열, 복통, 설사 등의 임상증상이나 큰창자(대장) 검경으로 백색의 위막 형성(피브린, 점액, 백혈구, 괴사 장관 상피세포로 구성)을 나타내는 큰창자 점막의

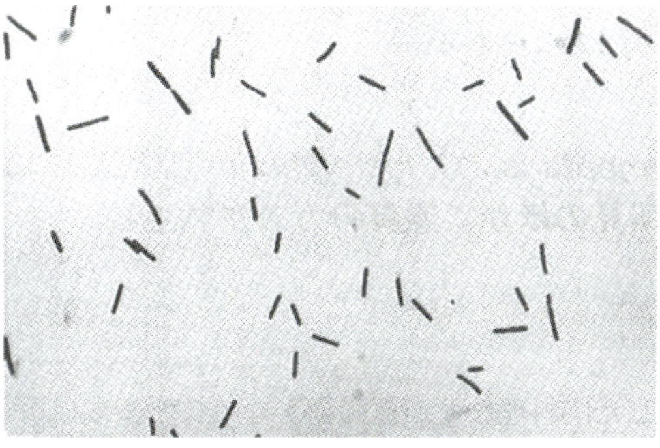

그림 4-7 *Clostridium difficile* 균

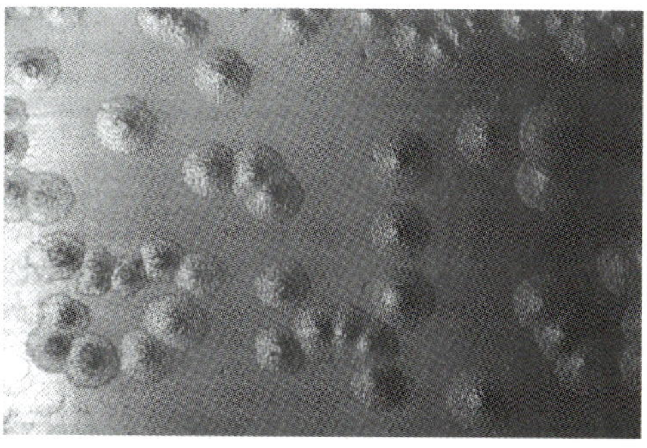

그림 4-8 *Clostridium difficile*의 집락

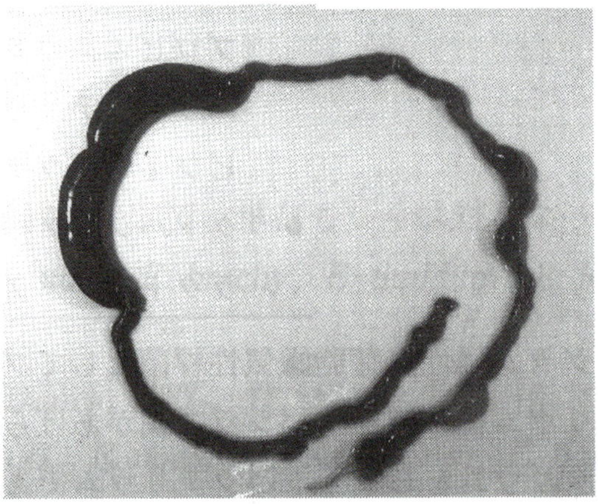

그림 4-9 루프 시험

심한 염증을 나타낸다.

③ 진 단 : 대변에서 독소의 검출은 세포독성 시험(cytotoxicity assay)을 실시한다. 장독소 및 세포독소는 배양세포(원숭이 콩팥, 햄스터 콩팥 유래세포 등)의 원형화(cell rounding)를 일으킨다. 독소의 검출은 효소 면역 흡착 측정법(ELISA)이 유용하다. 장독소는 설사증을 일으키므로 토끼 결찰장관 루프시험에서 양성반응이다(그림 4-9). 대변에서 CCFA 배지를 사용하여 분리 배양을 실시한다. 분리 균주의 독소 생성능 시험을 실시하는 것도 바람직하다.

④ 예방과 치료 : 임상소견에서 의심되는 원인 항생물질의 투여를 중지하는 것이 중요하다. 치료로는 반코마이신, 메트로니다졸 등이 효과가 있다.

5 디프테리아균

제 1 절 그람양성 무아포 막대균

분 류

✓코리네박테륨과(Family *Corynebateriaceae*)

- 코리네박테륨속(Genus *Corynebaterium*)
  - (1) 디프테리아균(*C. diphtheriae*)
  - (2) 기 타
- 리스테리아속(Genus *Listeria*)
  - (1) *L. monocytogenes*

1) 코리네박테륨속(Genus *Corynebaterium*)

자연계에 널리 존재하고 사람의 피부, 상기도의 토박이균(상재균)으로 10균종 이상이 알려져 있다. 사람의 병원체로는 디프테리아균(*C. diphtheriae*)이 있다.

(1) 디프테리아균(*C. diphtheriae*)

법정전염병 디프테리아의 병원체이다. Klebs(1883년)가 디프테리아 환자 인두의 위막에서

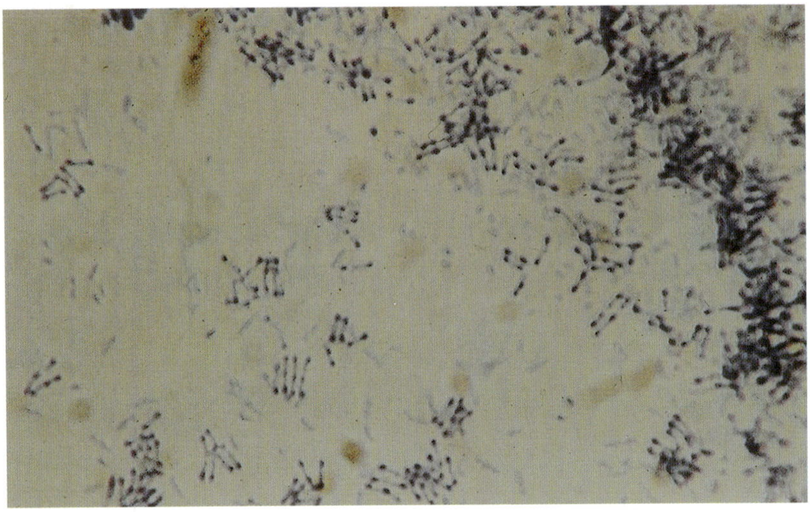

그림 5-1 *Corynebacterium diphtheriae*(디프테리아균)

발견하였고, Loffler(1884년)가 분리 배양에 성공하였으며, Bohring(1890년)이 디프테리아 항독소를 제조하여 혈청요법을 확립하였다.

① 형태와 특성 : 1.2 ~ 6.4 × 0.5 ~ 1.1㎛의 막대균이며 다형태성으로 곤봉 모양, 울타리 모양, V, W, Y자 모양을 나타낸다(그림 5-1). 이염소체 염색(Neisser stain)을 하면 균체의 일단 또는 양단에 원형, 타원형으로 염색되는 이염소체(metachromatic granule)를 볼 수 있다. 편모, 아포는 존재하지 않는다.

② 배양과 생물학적 성상 : 무산소성, 미세산소성 조건에서도 발육한다. 혈청, 혈액, 조직액을 첨가한 배지에서 잘 발육하고, Löffler 배지가 가장 많이 사용된다. 혈액 우무배지에 0.05%의 patassium tellurite가 함유된 배지에서는 다른 균은 거의 발육하지 않는다. 디프테리아균은 potassium tellurite를 환원하여 흑색 집락을 형성하므로 감별배지로서 유용하다. 대부분의 균주가 포도당 및 말토오스를 분해한다. 인돌 양성, 요소 분해효소 음성, 젤라틴 액화 음성, 카탈라아제 양성, 초산염을 아초산염으로 환원한다.

③ 병원성 : 주로 사람에게 감염되며, 특히 소아에게 감염되기 쉽다. 디프테리아균이 기도에 감염되면 편도, 인후두, 기관의 점막에서 급속히 증식한다. 감염된 부위에 디프테리아 독소를 생성하고, 염증 및 괴사를 일으키므로 응고 괴사물, 섬유소, 백혈구 등으로 구성된 위막을 맨눈으로 관찰할 수 있다.

적절한 치료를 하지 않으면 병터는 상부 또는 하부로 확대되며, 특히 공간이 좁은 인두로 파급되면 위막 때문에 호흡곤란이 초래된다. 균은 감염 국소에서만 증식하고 생성된 독소가 혈중에 들어가서 전신중독 증상을 일으킬 수 있다. 예를 들면, 심근장애로 사망하거나 안구근, 호흡근 등의 마비 증상이 나타나게 된다. 톡소이드 백신이 보급되기 전까지는 생명을 위협하는 공포의 질환이었다.

◈ 디프테리아 독소

분자량 5.8만의 1개의 폴리펩티드로서 A(분자량 3.7만)와 B(분자량 2.1만)의 2개의 절편으로 구성되어 있다. A 절편은 독성을 발휘하고 B 절편은 세포의 수용체에 결합하는 기능을 나타낸다. A 절편은 ADP ribosylation의 효소 활성을 가지며 세포 리보솜의 펩티드 신장인자(EF-2)를 ADP ribosylation 함으로써 단백질 합성을 저해한다. 독소 유전자는 특수한 β phage가 가지고 있으며 β phage의 용원화에 의해 독성을 갖는다(lysogenic conversion).

④ 세균 혈청학적 진단법

- 비인두 위막 점막
  - 직접 염색
    - 그람염색
    - Neisser 염색
  - 분리배양
    - potassium tellurite 배지
      - 염색
      - 집락관찰
  - Löffler 배지
    - 염색
    - 순배양
      - 감별시험
      - 독소생성시험

⑤ 예 방 : 항독소는 모체의 태반을 통하여 태아에 이행하고 생후 3~5개월까지 유아의 태내에 유지되어 있다. 생후 6개월 이후에 톡소이드 능동면역을 실시한다. 일반적으로 디프테리아-백일해-파상풍(DPT)의 3가지 혼합 백신이 사용된다.

◈ 쉭크 시험(Schick test)

디프테리아 독소에 대한 면역의 유무를 조사하는 시험법이다. 일정량의 독소를 아래팔(전완) 안쪽부위에 피내 주사한다. 면역이 없는 경우는 24~48시간에서 주사 부분에 발적, 결절, 부종이 나타난다.

⑥ 치 료

- 혈청요법 : 발증 초기에 고단위의 항독소 혈청을 대량으로 투여한다. 다만, 디프테리아 후 마비일 때에는 효과가 없으며, 또한 혈청병의 발병에 주의할 필요가 있다.
- 화학요법 : 페니실린계, macrolide 계가 유효하다. 다만, 독소에는 작용하지 않으므로 혈청요법과 병용하는 것이 바람직하다.

(2) 기타 코리네박테륨속균

디프테리아균은 형태나 생물 성상이 유사한 균무리를 diphtheroid라고 총칭한다. 위디프테리아(*C. pseudodipthericum*), 면양 위디프테리아(*C. pseudotuberculosis*), 결막건조증균(*C. zerosis*) 등이 있다. 일반적으로 비병원성이지만 드물게 기회감염증을 일으킨다.

2) 리스테리아속(Geus *Listeria*)

(1) *L. monocytogenes*

사람에게 병원성을 나타낸다.

① 형태와 특성 : 0.5×0.5∼2㎛의 막대균으로 아포, 협막을 갖지 않는다. 20∼25℃의 배양에서는 운동성을 나타내고, 3∼4개의 주모성 편모가 관찰되며, 37℃에서는 운동성이 낮다.

② 배양과 생물학적 성상 : 통성 무산소성으로 보통 우무배지에서 24시간 배양하면 0.5∼1㎜의 아주 작은 유백색 타원형 반투명 집락을 형성한다. 0.5% glucose 존재에서 발육이 촉진된다. 혈액 우무배지에서 좁은 β 용혈대를 형성한다.

③ 병원성 : 인수공통감염증으로 리스테리아증을 일으킨다. 수막염, 패혈증이 압도적으로 많으며 기타 수막뇌염, 허파염(폐렴), 고름가슴증(농흉) 등도 일으킨다. 임산부에 감염되면, 특히 태아에게 수직감염을 통해 태아 패혈증을 일으켜 태아 사망을 초래하는 경우가 많다. 최근에는 음식물에서의 감염사례도 보고되고 있다.

④ 세균 혈청학적 진단법 : 수액, 혈액, 양수, 태아의 대변 등 환자 가검물을 혈액 우무배지에서 분리하고 앞에서 언급한 여러 가지 성상과 감별하여 동정한다.

⑤ 치 료 : 암피시린, 테트라사이클린, 겐타마이신 등을 중심으로 병용요법을 실시한다.

6
미코박테륨

미코박테륨속(genus *Mycobacterium*)은 운동성이 없는 산소성 막대균이며 아포, 협막, 편모 등이 없다. 다른 세균과 다르게 세포벽에 지질이 많기 때문에 염색이 잘 되지 않으나 일단 염색이 되면 산 또는 알코올에 의하여 탈색이 되지 않아 항산성 막대균(acid-fast bacilli; AFB)이라 부른다. 미코박테륨속에는 100여 종이 보고되어 있지만 사람이 일차보유 숙주인 균종으로는 *M. tuberculosis, M. leprae* 등이 있으며, 가축인 경우는 *M. bovis*가 있다. *M. avium complex*, *M. abscessus, M. fortuitum complex, M. kansasii* 등은 병원소가 자연환경이고, 기회감염을 일으키며 사람 간에 전파의 특성이 없는 비결핵미코박테리아(Notuberculous Mycobacteria; NTM) 또는 비정형미코박테리아(Atypical Mycobacteria)라고 한다(표 6-1). 이 균은 AIDS 환자와 같이 면역이 저하되어 있는 경우에 발병률이 높다

제 1 절 결핵균

결핵균(*M. tuberculosis*)은 0.3 × 3.0㎛ 크기의 항산성 막대균이다. 고형배지에서 약 2주 배양하면 균집락이 관찰될 수 있다. 그러나 환자의 가검물에서는 8주까지 배양하여야 한다. 결핵균은 열에 약하여 저온살균법으로 쉽게 살균할 수 있다. 자외선에도 약하여 침구 등의 일광 소독이 유효하다. Alcohol, formaldehyde, hypochlorites 등에 감수성이 높다. 그러나 건조, 산, 알칼리 및 암모니아 화합물에는 내성이다. 특히 건조에 강하여 건조객담 내에서 6개월 이상도 생존할 수 있다.

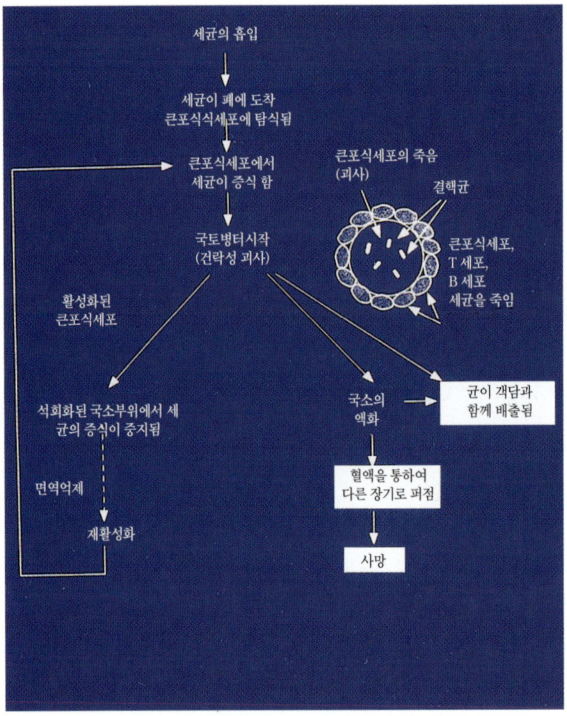

그림 6-1 폐결핵의 발병과정

(1) 병인과 역학

전 세계 인구의 1/3이 결핵균에 잠복감염 되어 있으며, 이들 중 10%에서만 평생동안 발병한다. 폐결핵은 감염된 사람의 호흡기 비말에 의하여 호흡기로 전파된다. 결핵균은 외독소 또는 내독소를 생산하지 않는다. 결핵병변은 숙주의 감수성과 지연과민에 따라 결정된다. 숙주의 감수성은 빈곤, 영양결핍, 인구과밀 등의 환경과 다양한 유전적 소인이 복합적으로 관여한다. 결핵은 치명적인 속립결핵에서부터 자기제한을 보이는 결핵성 흉막염까지 다양하다. 성인은 폐결핵이 가장 흔하다. 결핵의 방어면역은 세포면역반응(Th1 response)이 담당한다. 이 반응은 IL-12와 IFN-γ에 의하여 활성화되는 가지세포(수지상세포, dendritic cell), T 림프구, 큰포식세포(대식세포, macrophage)와의 상호작용으로 수행된다.

숙주 허파로 들어온 결핵균은 꽈리큰포식세포와 가지세포에 포식되어 죽게 되지만 일부는 살아서 세포질에서 증식한다. 결핵균 병인의 중요한 요소는 결핵균이 포식소체와 용해소체와의 융합을 막아 큰포식세포 내에서 살 수 있는 능력이다. 지연과민반응은 육아종을 형성한다(그림 6-1). 초감염 폐결핵은 주로 소아에서 발생된다. 폐의 중간엽 또는 아래엽 병터를 형성하고 인접 림프절로 결핵균이 전파되어 림프절 종창을 일으킨다. 이 림프절염의 석회화 및 치즈화(건락화)로 결핵균이 오랫동안 생존할 수 있다(Ghon lesion). 소아에서는 증상이 없는 경우가 흔하며, 때로 발열, 기침, 식욕부진이 발생하기도 한다. 성인에서 주로 발생되는 재활성 또는 재감염 결핵은 한쪽 또는 양쪽 허파 위엽 꼭대기구역이나 뒤분절에서 시작되며 흉부 X-선상 빗장뼈 위쪽에 국한되어 나타난다. 중심 치즈괴사(건락괴사)가 있는 육아종이 특징적이며 더 진행되면 공동을 형성하기도 한다. 기침과 객담이 가장 흔한 증상이며, 식욕부진, 피곤감, 체중감소, 흉통 및 미열 등이 동반된다. 때로는 객담에 혈액이 묻어 있거나 각혈을 한다.

(2) 진 단

결핵의 진단에는 병력, 임상소견, 흉부 X-선 소견 등이 필요하며 최종적인 진단을 위해서는 임상 가검물로부터 결핵균을 확인하여야 한다. 가검물로는 일반적으로 객담이 사용되나 그 외 인후점액, 위액, 뇌척수액, 고름(농), 소변 등이 사용되기도 한다.

① 흉부 단순 후전상(chest P-A) : 병터(lesion)의 성격과 범위 등을 알아낸다.

② 도말표본검사법 : Ziehl-Neelsen 염색 표본 또는 형광염색 표본을 이용하며 민감도는 떨어

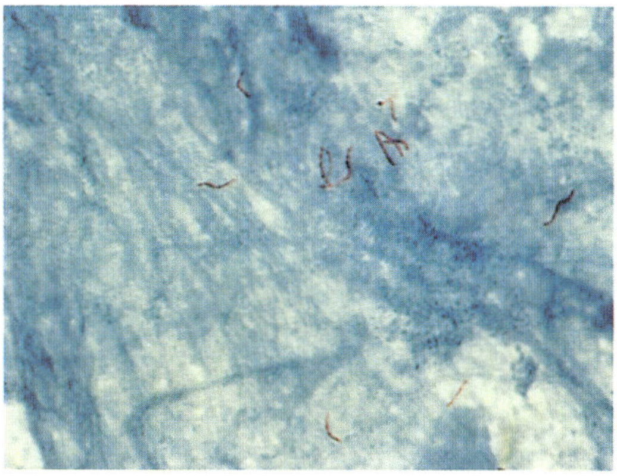

그림 6-2 객담 중의 결핵균

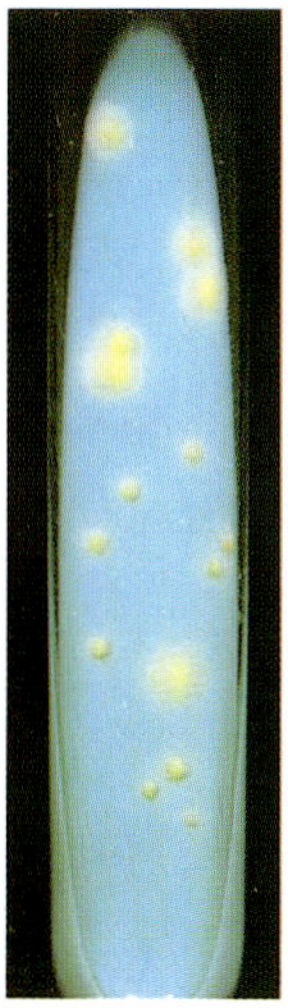

그림 6-3 결핵균의 Ogawa 배지상의 발육소견

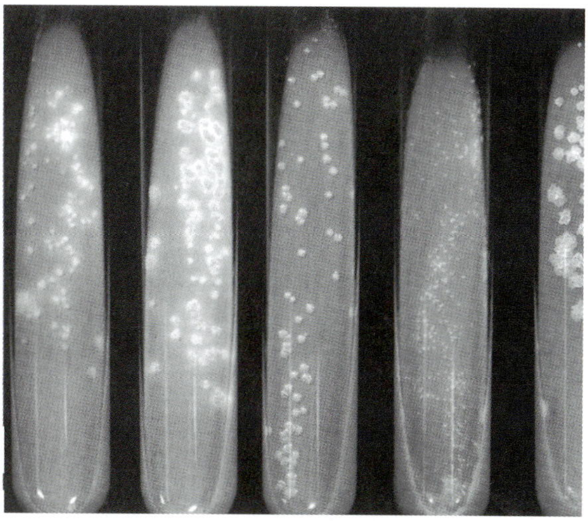

그림 6-4 대표적인 비결핵 항산균의 Ogawa 배지상에서의 발육소견

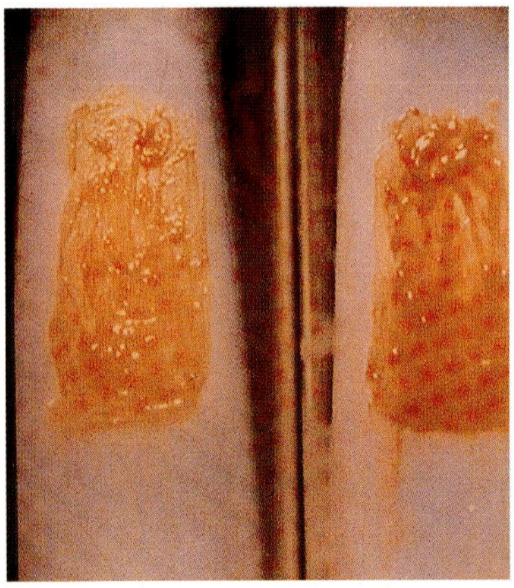

그림 6-5 비결핵 항산균(암발색균)

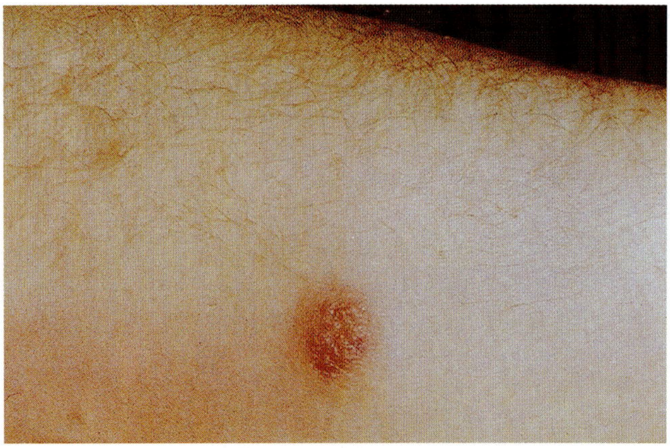

그림 6-6 투베르쿨린 피부검사 : 양성

지나 신속하게 확인할 수 있다(그림 6-2).

③ 배양 : 객담이나 고름(농) 등의 검체를 처리하여 원심침전한 후 배지에 접종하여 배양한다. 배양배지로는 반합성 우무배지로서 Middlebrook 7H10, 7H11 등을, 응고계란배지로 Ogawa 배지와 Lowenstein-Jensen 배지를, 액체배지로는 Middlebrook 7H9, 7H12 등을 사용한다(그림 6-3, 4, 5).

(3) 투베르쿨린 피부검사(Tuberculin skin test)

결핵균 감염 경험의 유무를 감별할 목적으로 정제 투베르쿨린(PPD : 5 TU) 0.1mL를 피내주사(Mantoux test)하고 48시간 후 경결의 지름을 측정한다. 10mm 이상을 양성으로 판정한다(그림 6-6). 과거 BCG 접종자에게는 적용되지 않는다.

(4) 치료 및 예방

일차 항결핵제에 대한 자연저항성(내성) 돌연변이율을 감소시키기 위해 반드시 병합요법을 실시하여야 한다. 6개월 단기치료를 원칙으로 한다. 처음 2개월은 Isoniazid(INH), Rifampicin(RFP), Pyrazinamid(PZA), Ethambutol(EMB)를 병용하고, 유지치료는 INH, RFP 및 EMB로 4개월간 한다. INH와 RFP에 저항성인 다약제저항성 결핵균(multidrug-resistant TB, MDR-TB)의 발생으로 치료실패 환자가 발생되고, 최근에는 다제저항성에다가 Quinolone과

표 6-1 대표적인 비결핵 항산균의 분류(Runyon' s 분류)

I군 : 광발색균(photochromogens) — *M. kansasii, M. marinum* 등
II군 : 암발색균(scotochromognes) — *M. scrofulaceum* 등
III군 : 비광발색균(nonphotochromogens) — *M. avium, M. intracellulare* 등
IV군 : 신속발육균(rapid growers) — *M. fortuitum, M. chelonae* 등

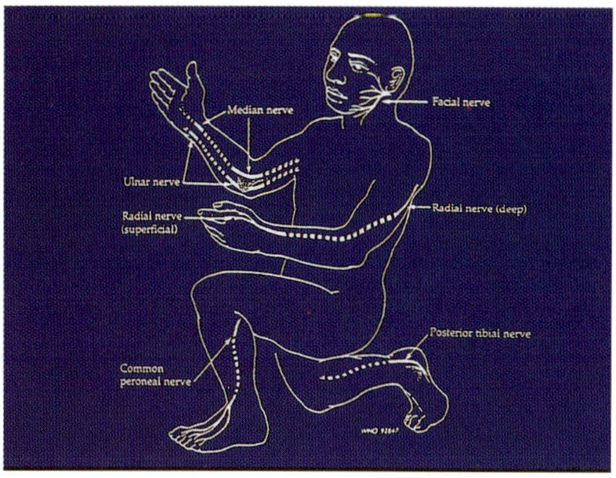

그림 6-7 *Mycobacterium leprae* (나병균) 감염자의 주된 신경침범부위

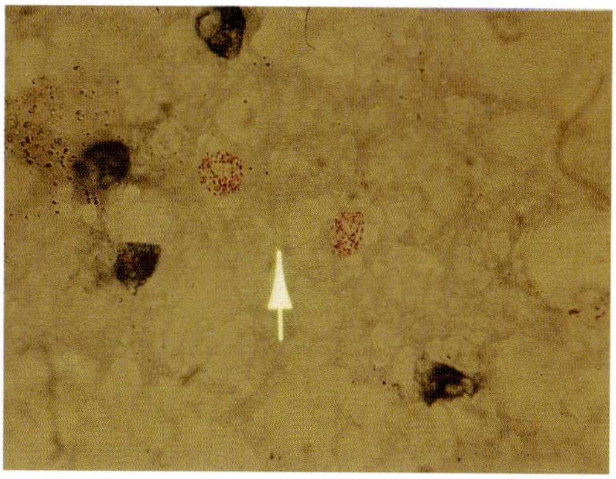

그림 6-8 나병균괴(나구) : lepra globi

Amikacin, Kanamycin, Capreomycin 중 하나에 저항성인 광범위약제저항성(내성)결핵균(extensively drug-resistant TB; XDR-TB)이 출현하여 결핵치료에 어려움을 주고 있다.

우리나라에서는 성인 폐결핵 방어에는 효과가 없지만 소아의 중증결핵을 예방할 목적으로 *M. bovis* bacillus Calmette-Guérin(BCG) 백신을 신생아에게 접종하고 있다.

제 2 절 나병균(*M. leprae*)

한센(Gerhard Hansen)이 환자의 조직에서 나병균을 발견하여 이 균에 의한 질환을 한센병(Hansen' s disase)이라고 한다. 항산성 막대균으로 아직 인공배지에서 배양되지 않고 있으며

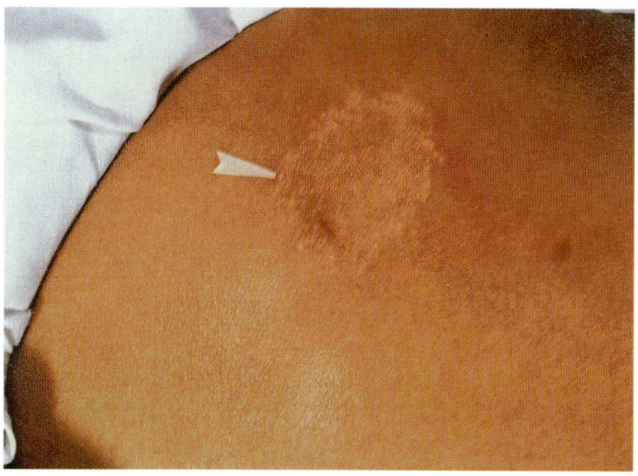

그림 6-9 결핵한센병 환자의 환부

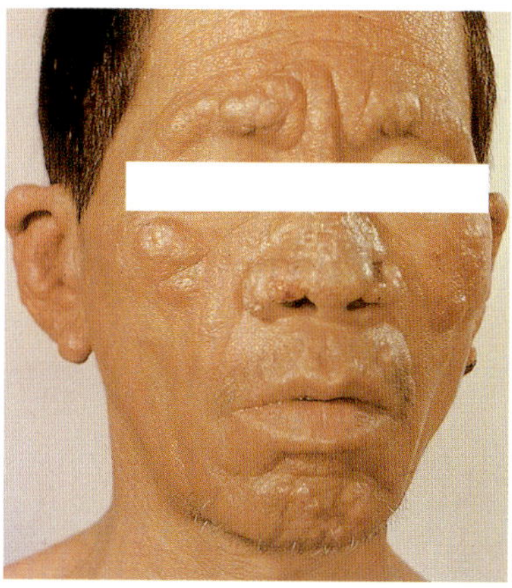

그림 6-10 나병종한센병 환자의 병터부위

실험동물로 생쥐(mouse), 누드생쥐, 아마딜로 등이 이용된다. 나병균의 전파경로는 명확하지 않으나 환자의 피부병터 접촉 또는 코 분비물의 비말에 의한 호흡기 감염으로 추정된다. 나병균은 일차적으로 말초신경 Schwann 세포에 침투하여 증식한다(그림 6-7). 말초신경의 손상으로 감각 및 운동소실이 발생되고 신체 변형이 온다. 이차적으로 피부, 눈, 상기도 점막, 뼈 및 고환 등에 감염되어 육아종 병변을 만든다. 한센병은 임상소견, 세균지수, 병리조직학적 소견 및 면역반응에 의하여 5개의 병형으로 분류된다(그림 6-8～10). 나병종한센병은 피부병변에 수많은 나병균이 관찰되며, 결핵한센병은 나병균을 볼 수 없거나 적게 관찰된다. 이 사이에 3개의 중간결핵한센병, 중간한센병, 중간한센병종한센병의 병형이 있다.

진단에는 피부병변, 감각손실, 신경비대 등의 임상증상이 중요하다. 피부도말검사에서 항산균의 관찰로 진단된다. 피내반응검사인 레프로민 반응검사는 한센병의 병형을 판정하는데 이용된다. 치료는 dapsone(diaminodiphenyl sulfone; DDS), rifampicin, clofazimine 등의 다제병합요법을 시행한다. 특이적인 예방백신은 아직 개발되지 않았으며 BCG가 어느 정도 효과적이다.

7

바퀴살균류

바퀴살균(방선균)류는 가지가 있는 실모양(균사)의 그람양성 막대균으로 동물과 사람에서 만성 육아종 감염을 일으킨다. 중요한 속은 *Actinomyces*, *Nocardia* 이며, 최근에 *Tropheryma whippelii*가 알려졌다.

제 1 절 악티노마이세스(Genus *Actinomyces*)

자연계에 널리 분포되어 있으며 사람의 입과 장의 조건무산소성 정상 균무리이다. *A. israelii* 는 바퀴살균증(방선균증, actinomycosis)으로 불리는 기회감염의 원인이 된다. 발치 후 외상부위를 통해 목얼굴에 가장 흔히 발생된다. 전형적인 병변은 중앙부위에 괴사를 동반한 농양과 그 주위가 육아조직이나 섬유조직으로 구성되는 만성 화농성 염증이다. 피부밑(피하)에 딱딱한 침윤, 경결을 일으키고 화농하여 종창을 형성하며 만성적인 여러 개의 농루관을 형성한다(그림 7-1b). 진단은 감염병터의 고름(농)에서 황색과립(유황과립, sulfur granule)의 관찰이다.

배양검사는 혈액 우무배지 등을 이용하여 2일에서 2주간 무산소배양을 하면 배양 초기에는 중심부로부터 부챗꼴로 분지되는 균사체가 형성되는 초기집락이 형성되고, 배양 후기에는 백색 내지 회백색의 R형 또는 S형의 성숙집락이 형성된다(그림 7-1a). 치료는 페니실린 G의 장기, 대량 투여가 효과적이나 동시에 외과적 배농을 실시하여야 한다.

제 2 절 노카르디아(Genus *Nocardia*)

노카르디아(*Nocardia*)는 산소성 토양 미생물이다. 면역저하 환자에서 기관지폐질환을 일으키고 상처를 통하여 피부감염증이 발생된다. 폐결핵과 감별이 필요하다. 허파로부터 혈행성으로 뇌로 전이되어 뇌농양을 형성하거나 전신성 노카르디아증(nocardiasis)으로 각종 장기에 전이되는 경우가 있다. 노카르디아증은 *N. brasiliensis*가 주요 원인이다. 진단은 그람양성 막대균이며 항산성이다. 보통 우무배지에서 발육하나 Sabouraud glucose 우무배지, 혈액 우무배지 등에서 발육하며 배지 내에도 균사를 뻗는다. 백색의 부정형 집락을 형성하며 진균과 유사한 발육형태를 보인다. 일반적으로 발육은 느리다(그림 7-2). 치료는 외과적 배농과 항균제 치료가 병행되어야 한다. 항균제로는 sulfamethoxazole이 최선이며 amikacin, cefotaxime도 사용된다.

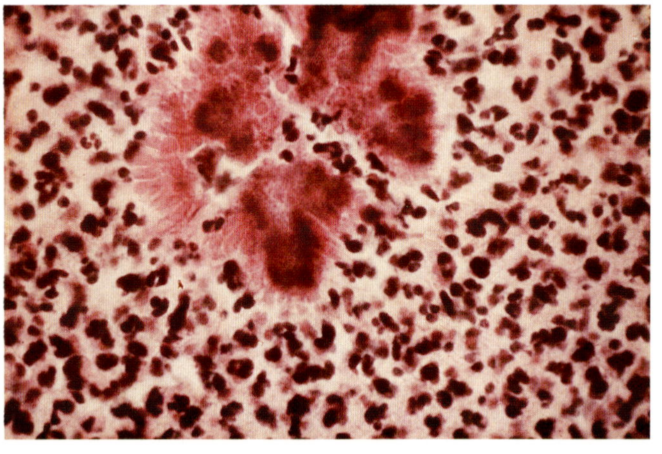

(a)

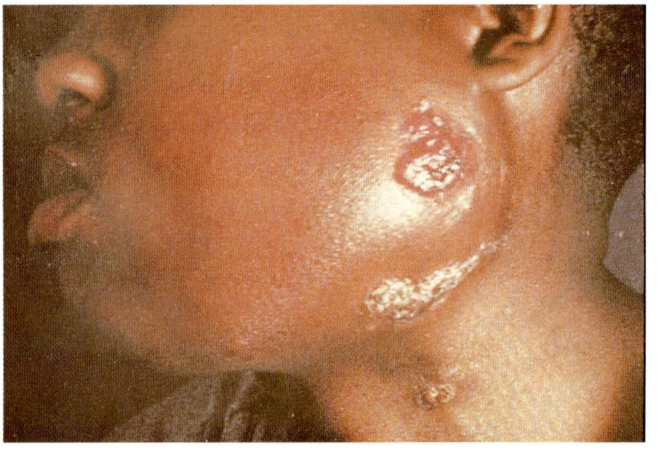

(b)

그림 7-1 악티노마이코시스증 환자의 고름에서 관찰된 황색과립(a)과 악안면 악티노마이코시스증(b)

제 3 절 *Tropheryma whippelii*

Whipple' s disease의 원인이다. 설사와 흡수장애, 관절통, 발열 및 림프절증을 보인다. 아직 인공배지에서 배양되지 않고 사람 섬유세포에서 증식한다. 진단은 생검조직의 병리학적 소견과 중합효소연쇄반응으로 확인한다. 치료는 streptomycin과 benzylpenicillin으로 2주간 치료한 후 1년간 cotrimoxazole을 더 투여한다.

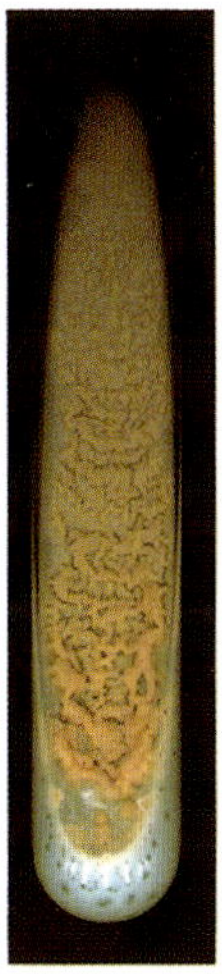

그림 7-2 *N. asteroides* 균의 Sabouraud glucose 배지상에서의 발육소견

8

장내세균 및 그람음성 막대균

제 1 절 장내세균과의 일반적 성상

장내세균과(*Enterobacteriaceae*)에는 총 40개 균속, 150여 종의 균종이 속해 있다. 장내세균은 크게 3 부류로 나눌 수 있다. 첫째, 병원성은 약하나 면역기능이 저하된 사람 등에서 우발적인 감염을 일으키는 기회감염균(opportunistic pathogen)인 대장균(*E. coli*), *Klebsiella, Enterobactor, Serratia, Proteus, Citrobacter* 등. 둘째, 원래 비병원성이지만 발병 유전자를 획득하여 병원성을 나타내는 병원성 대장균. 셋째, 항상 전형적인 병원균으로 분류되는 *Salmonella enterica* 및 *Shigella* 등이 있다.

장내세균은 그람음성이며 아포를 가지지 않는 작은 막대균이다. *Shigella*와 *Klebsiella*의 균종을 제외하고는 운동성이 있으며 주모성 편모를 가지고 있다. 섬모와 협막을 가지는 균종도 있다. 조건무산소성으로 대부분 일반배지에서 쉽게 발육하므로 분리배양은 비교적 용이하다. 장내세균의 혈청학적 분류는 균체항원(O 항원), 협막항원(K 항원) 및 편모항원(H 항원) 등의 3가지 주요 항원군을 기초로 하며, 유사한 균속들끼리 교차반응성을 나타내는 경우도 있다.

장내세균은 사람을 포함한 동물들의 장관내 내용물에서 정상 균무리로 존재할 뿐만 아니라 토양, 물, 초목 등 도처에 서식하고 있다, 이들은 다양한 형태의 감염병을 일으킬 수 있으며, 장관 외 감염의 경우 전체 패혈증의 30~35%와 요로감염의 70% 정도를 일으키며, 다양한 장관감염을 일으킨다. 장내세균에는 다양한 발병인자가 알려져 있는데 일부는 모든 장내세균에 공통적으로 나타나고 어떤 인자들은 특정 균주에 선택적으로 나타나기도 한다. 장내세균이 나타내는 발병인자들은 다음과 같다.

① 내독소(Endotoxin) : 내독소는 그람음성균이 용균(lysis)되면서 유리되는 지질다당질(lipopolysaccharide; LPS)로서 독력은 lipid A 성분에 의한다. 발열을 일으키며 시토카인의 생성 유도, 백혈구증가증 및 혈소판감소증 등의 전신증상을 유발한다.

② 장독소(Enterotoxin) : 균체 밖으로 분비되는 단백성분의 외독소로서 설사를 일으키거나(대장균, 콜레라균 등) 신경독성 작용(이질독소)을 나타내는 독소 등이 있다.

③ 협막(Capsule) : 큰포식세포의 식작용과 혈청 살균작용으로부터 균 보호하는 역할을 한다.

④ 부착(Adherence) : 감염의 첫 단계로서 장관점막 상피세포에 부착되어야 하는데, 부착섬모(ashesive pili) 또는 단백성분의 부착소(adhesin) 등이 세균 표면에 존재한다.

⑤ 기타 발병인자들 : 세균 증식에 필요한 철을 획득하기 위한 철포획체(siderophore)의 생성, 세균에서 생성된 발병인자를 주사침처럼 숙주 세포 내로 주입시키는 통로인 제3형 분비계(type 3 secretion system), 세포막을 직접 공격하여 유핵세포나 적혈구를 파괴하는 세포독소(cytotoxin/cytolysin) 또는 용혈소(hemolysin) 분비, 보체결합을 방해하는 성분의 존재, 항생제에 대한 내성인자의 획득 등이 발병에 기여하는 중요 요인이 될 수 있다.

장내세균과라는 명칭은 일정한 성질을 가진 세균들의 분류상 명칭이며 사람의 장관에만 생식하는 균이라는 의미는 아니다. 장내세균과에 속하는 균이면서도 *Erwinia*처럼 식물기생균도 있는 한편, 사람의 장관 내에는 장내세균과에 속하지 않는 균도 여러 종류가 서식하고 있다. 장관 내에 상주하는 세균을 포함하는 경우에는 장관균무리(intestinal flora)라는 용어를 사용한다.

제 2 절 대장균(*Escherichia coli*)

0.4～0.7×1.0～3.0㎛ 크기의 그람음성 막대균으로 주모성 편모를 가진다. 아포는 형성하지 않으며 많은 균주가 협막 및 섬모를 가지고 있다. 섬모에는 사람이나 동물의 조직에 부착하여 혈구응집 반응을 일으키는 일반 섬모(general pili)와 세균 간 접합에 의해 유전물질의 전달에 관여하는 성섬모(sex pili)로 나뉜다(그림 8-1). 한편 장독소생성 대장균(enterotoxigenic *E. coli*), 요로병원성 대장균(uropathogenic *E. coli*)의 경우 같이 특정의 섬모가 상피 부착인자로 작용하는 경우도 있다. 일반적으로 소독제에 약하며 열에 대해서는 55℃에서 1시간, 60℃에서 15～20분의 가열로 사멸한다.

대장균은 일반 건강한 사람의 장관내 정상 균무리를 구성하는 세균의 하나로 면역기능의 장애가 있을 때 내인성으로 감염병을 일으킬 수 있다. 신생아 뇌수막염과 위장관염을 제외한 대부분의 대장균 감염은 내인성으로 발생한다. 대장균은 패혈증 환자에서 가장 많이 분리되는 그람음성균이며, 요로감염증의 가장 흔한 원인균으로서 특히 젊은 여성의 1차 요로감염증의 90%를 차지한다.

1. 장관내 감염 대장균

주로 위장관염을 일으켜 설사의 원인이 되는 대장균으로서 다음 5종류의 독력형(virotype)으로 나눌 수 있다.

① 장병원성 대장균(Enteropathogenic *E. coli* ; EPEC)은 특히 개발도상국에서 유아 설사의 주요 원인이다. EPEC는 소장의 점막상피세포에 부착하며, 미세융모(microvilli)의 파괴 및 액틴 재배열에 의한 부착/소실 변형(attachment and effacement; A/E)을 일으킨다. 침습성은 중간 정도이고, 미세융모 파괴에 의한 염증 및 흡수장애로 인한 수양성 설사를 초래한다. 설사를 직접적으로 유발할 수 있는 외독소는 증명되지 않았다.

② 장독소생성 대장균(Enterotoxigenic *E. coli* ; ETEC)에 의한 감염증상은 콜레라와 감별하기 어렵다. 이는 ETEC가 생산하는 2종류의 장관독소의 작용에 기인하며, 장관 조직의 변화는 현저하지 않다. 이열성 독소(labile toxin; LT)는 콜레라 독소(cholera toxin; CT)와 유사하며 장관 상피세포 내 cAMP를 증가시키며, 내열성 독소(stable toxin; ST)는 cGMP를 증가시켜 설사를 유발한다. ETEC는 특히 개발도상국의 경우 소아 및 성인의 설사의 원인으로 아주 중요하며, 열대지방 및 아열대지방을 여행하는 사람들이 이환되는 여행자 설사의 주요 원인균이다(그림 8-1).

③ 장출혈성 대장균(Enterohemorrhagic *E. coli* ; EHEC)은 출혈성 장염과 용혈요독증후군(hemolytic uremic syndrome)과 관련이 있다. 특징적으로, 이질균(*Shigella*) 장독소와 유사한 시가독소(Shiga toxin)를 생산하며, 대장균의 혈청형 가운데 O157 : H7이 가장 흔히 이 독소를 생산한다. 소나 양의 큰창자(대장)에 별다른 증상 없이 정상 균무리 형태로 서식하다가, 오염된 육류나 채소 등을 통해 사람에게 전파될 수 있다. 산성 pH에 비교적 높은 내성을 나타내며, 감염용량이 낮기 때문에 햄버거에 사용되는 고기나 대량 급식 식자재에 오염되었을 경우 한꺼번에 많을 사람들을 감염시킬 위험성이 높다. 출혈성 장염과 이로 인한 합병증은 육류를 철저히 익힘으로써 예방할 수 있다. 항생제를 사용하면 감염균이 죽으면서 다량의 독소가 유리되기 때문에 오히려 증상을 악화시킬 수 있으므로 조심해야 한다.

④ 장관침입성 대장균(Enteroinvasive *E. coli*; EIEC)은 세균성 이질(shigellosis)과 유사한 질환을 일으키며 개발도상국에 흔하다.

⑤ 장관응집성 대장균(Enteroaggregative *E. coli*; EAggEC)은 급성 및 만성설사를 일으키며 개발도상국에 흔하다.

2. 장관외 감염 대장균

1) 요로병원성 대장균(Uropathogenic *E. coli*; UPEC)

요로감염을 일으키는 대장균은 대부분 큰창자에서 유래하고, 방광 및 상부 비뇨기까지 상행 감염을 일으킨다. 병원성이 높은 UPEC는 용혈소를 생산하며 K 항원이 병인에 관련되어 있는 것으로 알려져 있다. 대표적인 발병인자로는 상피세포에 부착하는데 관여하는 P 섬모가 있다.

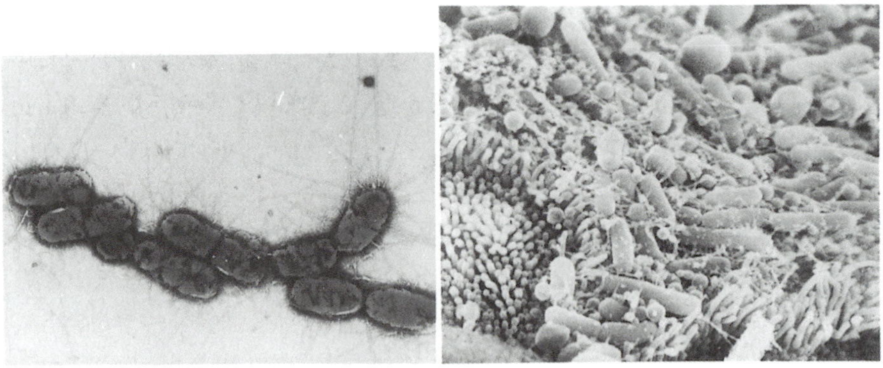

그림 8-1 장독소원성 대장균의 정착성 섬모(투과형 전자현미경 사진)

2) 패혈증

정상적인 숙주 방어기제가 손상되면 발생할 수 있으며 신생아의 경우 IgM 항체가 결핍되어 있기 때문에 매우 취약하다. 요로감염 후 이차적으로 올 수 있다.

3) 뇌수막염

B군 사슬알균과 더불어 신생아 뇌수막염의 가장 흔한 원인이다. 뇌수막염을 일으키는 대장균의 75%가 K1 항원을 가지고 있다.

제 3 절 *Klebsiella-Enterobacter-Serratia* 그룹

1. *Klebsiella*속

크기가 0.3~1.0×0.6~6.0㎛로서 비교적 크며 두꺼운 협막을 가지고 있어 점액성 집락을 형성하며, 아포를 생성하지 않는다. 편모가 없는 비운동성 세균이다. *Klebsiella*속에는 4 균종이 있으나 임상재료로부터 분리되는 중요한 균종은 *K. pneumoniae* 및 *K. oxytoca*이며 그 외에 *K. ozaenae, K. rhinoscleromatis* 등이 있다. *K. pneumoniae*는 정상인의 5% 정도에서 호흡기와 분변에서 나타난다. *K. pneumoniae*의 병원성이 가장 강하며 호흡기 감염증 외에 요로감염증, 패혈증, 수막염 등을 일으킨다.

항균제에 저항성을 나타내는 균주의 출현빈도가 높아지고 있으며, 특히 확장 스펙트럼 베타락탐 분해효소를 생성하는 임상분리 균주들은 주요 원내감염 원인균이 되고 있다.

2. *Enterobacter*속

E. aerogenes, E. cloacae 등이 요로감염 및 패혈증을 일으킬 수 있다. 병원감염(원내감염)을 일으키는 빈도는 낮으나 항균제 중복저항성(내성)을 나타내는 균주가 문제가 된다. 비교적 근래 임상에서 보고되고 있는 *E. sakazakii*는 분유가 원인이 되어 균혈증, 뇌수막염, 괴저성 장관염 등을 일으키며, 신생아에서 40~80%에 이르는 치사율을 나타내어 새로운 위협으로 등장하였다.

3. *Serratia*속

0.5~0.8×0.9~2.0㎛ 크기로 *S. marcescens*(영균)가 주된 균종이지만 *S. liquefaciens*, *S. rubidaea* 등도 임상재료로부터 분리된다. 특히 항균제에 대하여 높은 저항성을 나타내기 때문에 주로 폐렴, 요로감염증, 패혈증 등 균교대증의 원인균이 되며 병원감염도 일으킨다. 토양, 공기 중 뿐 아니라 수중에서도 생존하여 가습기 오염에 의한 병원감염의 원인이 되는 경우가 있다. *S. marcescens*의 일부는 적색 색소를 생산한다.

제 4 절 *Proteus*속

사람이나 동물의 장관내 토박이균으로 건강인의 약 25%가 보유하고 있으며, 자연계에 널리 분포되어 있다. 임상재료로부터는 *P. vulgaris*와 *P. mirabilis*가 주로 분리되는데 후자가 더 흔하

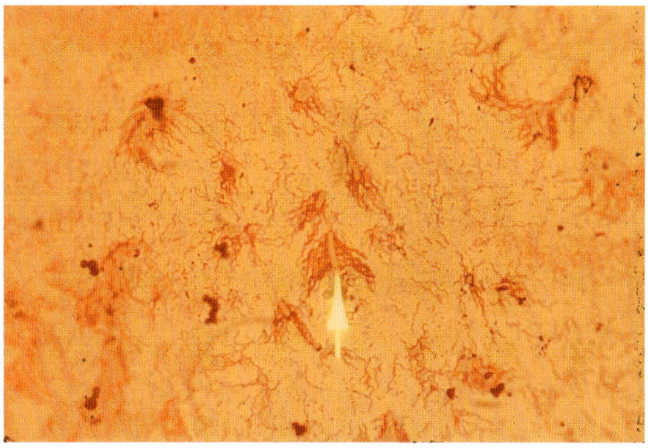

그림 8-2 *Proteus vulgaris* 균의 편모염색(주모성 편모)

다. 요로감염증 등을 일으키며, 특히 *P. mirabilis*는 요소 분해효소(urease)를 생성하여 요의 pH를 높여 콩팥결석을 촉진한다. 병원감염의 주요 원인균 중의 하나이다.

우무배지상에서 배양하면 주모성 편모에 의한 운동성이 활발하여 유주현상(swarming phenomenon)을 일으킴으로써 독립집락을 형성할 수 없다(그림 8-2). Urease는 urea를 급속히 가수분해하여 암모니아와 이산화탄소를 생산한다.

제 5 절 살모넬라균(*Salmonella*속)

0.5～0.8×1.0～3.5㎛ 크기의 아포 비형성 그람음성 막대균으로 주모성 편모가 있다(그림 8-3). 살모넬라균은 O 항원과 편모 H 항원에 의해 혈청학적으로 동정하며, O 항원의 경우 2,500여 종이 보고되었다. 장티푸스균은 협막(Vi 항원)을 가지며 이 Vi 항원이 많은 것일수록 병원성이 강하다. 최근, 유전체 연구결과 등이 축적되면서 예전에 독립적인 균종으로 분리되었던 혈청형들이 실은 하나의 균종(genus), 즉 *S. enterica*에 속한다는 사실이 규명되어 공식 명명법이 달라졌다. 따라서 과거 혈청형 검사에 의해 *S. typhi*로 명명되었던 균주들은 *S. enteriaca* serovar Typhi로 명명하는 것이 공식적인 명명법이기는 하지만 관성적으로 예전 명명법을 사용하는 것도 통상적으로 받아들여지고 있다. 저항력은 Malachite green, 쓸개즙(담즙) 등에 대해 다른 균보다 저항력이 강하기 때문에 살모넬라 감염이 의심되는 대변에서 원인균을 분리하고자 할 때 선택, 증균배지에 첨가되고 있다. 열에 대해서는 60℃에서 10～20분간 가열로 사멸되며, 5% 페놀 수용액에서 5분간 처리하면 사멸된다.

(1) 배 양

보통 우무배지에 잘 발육한다. 젖당을 분해하지 않으며 구연산을 탄소원으로 사용한다. 여러 균이 H_2S를 생산한다.

(2) 병원성

장티푸스, 파라티푸스의 원인균은 사람에게만 감염증을 일으키지만 이외의 다른 혈청형들은 사람과 동물 모두에게 전염병을 일으키는 원인이 된다. 살모넬라 감염은 급성 위장염 또는 티푸스양 질환으로 나타나지만, 실제 병의 형태는 양자 혼합형의 증상을 나타낼 때도 많다. 또 숙주의 면역학적, 생리학적 조건에 따라 상태는 크게 변화한다.

살모넬라균은 대표적 세포 내 기생세균 중의 하나이다. 장티푸스의 경우, 오염된 음식물과 함께 섭취된 살모넬라균은 작은창자의 Peyer' s patch에 있는 M 세포를 통과해 장점막 큰포식세포에 탐식되지만, 탐식세포 안에서 죽지 않고 오히려 증식하여 병을 일으킨다. 혈류 내로 유입되어

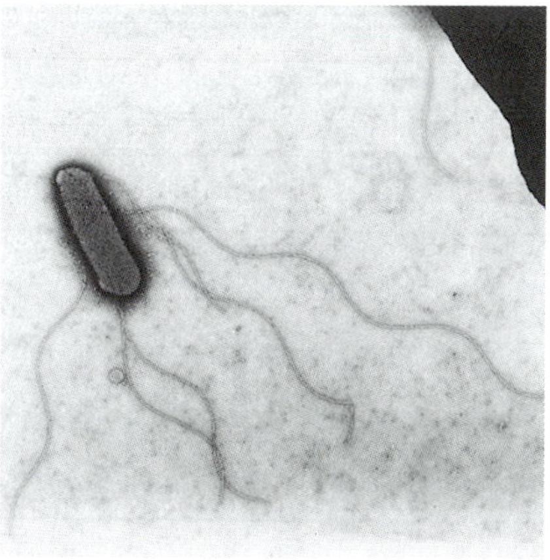

그림 8-3 살모넬라균의 전자현미경 사진

균혈증을 일으키며, 혈중 살모넬라균은 체내 세망내피계 식세포에 탐식된 후 거기에서 증식과정을 거친 후 다시 혈중으로 다량 빠져나와 패혈증 상태를 유발하는데, 이때 고열, 오한, 장미진(rose-colored skin rash) 등 전형적 장티푸스 증상이 관찰된다. 큰포식세포에 침투하여 살아남아 증식하는 데는 제3형 분비계에 의해 숙주세포 내로 직접 주입되는 여러 가지 세균 단백질이 중요한 역할을 하는 것이 증명되었다.

1. 살모넬라 식중독

S. typhimurium, S. enteritidis, S. choleraesuis 등의 경구감염 후 10~72시간 내에 급성 위장염과 함께 증세가 나타난다. 주증상은 발열, 두통, 급성 위장염, 허탈 등이 있다. 살모넬라 식중독은 감염형 중독이고, 성인에서는 통상 10^6 이상의 균수를 섭취하였을 경우 발생한다.

2. 장티푸스와 파라티푸스

S. typhi, S. paratyphi A, B, C가 원인균이 된다. 경구 감염된 살모넬라균은 점막밑의 림프조직 및 장간막 림프절 내에서 증식하고 혈류 중에 들어가서 균혈증을 일으킨다. 40℃ 정도의 발열이 지속되고, 가슴과 배부위에 장미진이 보인다. 균은 쓸개즙을 통해 작은창자 내로 배출되고 Peyer' s patch에 괴사를 일으키기도 하며 장출혈, 장천공 등의 원인이 된다. 또 균은 쓸개(담낭)나 콩팥에 잔존하여 만성 염증, 만성 보균자로 될 가능성이 있다. 살모넬라균은 특히 쓸개즙에 대한 저항성이 높아 보균자의 경우 쓸개의 상피주름 사이에 박혀있는 다수의 균이 발견되며, 오래전에는 보균자 치료법으로 쓸개절제술(담낭절제술)이 권장되기도 하였다.

(1) 예방과 치료

원인이 되는 식품 및 물을 배제할 것과 보균자의 격리치료가 예방이 된다. 장티푸스의 경우, 약독화 생균 장티푸스 백신이 허가되어 접종되고 있다. 위험지역 여행 또는 장티푸스 대유행이 우려될 때 접종이 권장된다. 치료에는 chloramphenicol, tetracycline, amoxicillin, trimethoprim-sulfisoxazole 혼합제, 제3세대 cephalosporin, quinolone 제제가 유효하다.

제 6 절 이질균(*Shigella*속)

0.4~0.6 × 1.0~3.0㎛ 크기의 그람음성 막대균으로 협막, 아포, 편모가 없는 비운동성 세균이다. 유전학적으로는 대장균과 구분이 어려울 정도로 유사성이 높다. 대장균에 비해 저항력이 약하고 56℃, 30분의 가열로 사멸한다. 1% 페놀 수용액에 15~30분 두면 사멸한다. 그러나 실온의 물 속에서는 6개월 이상 생존하며, 습도가 높은 환경에서는 물리화학적 공격에 비교적 높은 저항성을 나타낸다. 보통 우무배지에서 잘 발육하며 젖당은 분해하지 않는다. 세균의 분리는 점혈변으로부터 SS(Salmonella Shigella) 선택 우무배지 등을 이용하여 분리한다. MacConkey 우무배지에서는 작고 투명하거나 무색의 집락이 형성된다.

O 항원에 따라 여러 혈청형이 존재하며 A군 *S. dysenteriae*(12개 혈청형), B군 *S. flexneri*(6개 혈청형), C군 *S. boydii*(18개 혈청형), D군 *S. sonnei*(1개 혈청형)의 4 균종으로 분류된다. *S. dysenteriae* 1을 Shiga bacilli라고 하며 가장 중증이며 전형적인 이질을 일으킨다.

(1) 병원성

이질균 4균종이 모든 세균성 이질의 원인균이 된다. 이질균에 오염된 음식물을 섭취함으로써 감염된다. 잠복기가 2~6일로 복통, 발열 및 점혈성 설사의 증세가 나타난다. 1일 50회 정도의 설사와 뒤는 마려우나 시원하게 나오지 않는 설사를 호소한다. *Shigella* 감염은 거의 항상 위장관계에 국한된다. 점막의 고유판을 넘지 못하여 혈류 내로 침입하지 않으며 그 결과 전신감염은 일으키지 않는다. *Shigella*는 전파력이 아주 강하여 감염균량(infective dose; ID)는 1,000개 미만(20~200개)으로 알려져 있다.

경구감염된 균은 점막 상피세포로 하여금 막파동을 초래하여 식작용을 유도하고 숙주세포 안에서는 포식소포를 깨고 빠져나와 세포질에서 증식한 다음 주변 세포로 재침입한다. 돌창자(회장) 말단이나 큰창자의 벽에 형성된 미세농양은 점막의 괴사로 이어진다. Shiga 독소는 *S. dysenteriae* type 1이 생산하는 외독소로 다른 균종이나 균형은 생산하지 못하며 혈관내피세포를 손상시켜 용혈요독증후군(hemolytic uremic symdrome)을 초래할 수 있다.

(2) 예방과 치료

선진국과 우리나라에서 이질의 가장 많은 원인균은 *S. sonnei*이며, 저개발국가는 *S. dysenteriae*가, 개발도상국에서는 *S. flexneri*가 가장 많이 분리된다. 주로 사람에서 사람으로 전파되는 수인성 전염병이며 오염된 손, 오염된 음료수나 음식물 등에 의하여 전파된다. 예방에는 위생적인 대변의 처리 등 위생환경의 정비가 중요하다. 치료에는 nalidixic acid, trimethoprim-sulfamethoxazole 복합제제, quinolone 제제 등이 사용된다. 아직까지 효과적 백신은 개발되지 않고 있다. 위험지역에서는 손 씻는 습관의 확립만으로도 상당한 예방효과를 거둘 수 있다.

제 7 절 슈도모나스균(*Pseudomonas*속)

0.5～0.7×1.5～3.0㎛ 크기의 막대균으로 1개의 단모성 편모를 가진다. 대표적인 균은 녹농균(*P. aeruginosa*)이며, 보통 우무배지에서 잘 자라고 장내세균용 MacConkey 배지 등에서도 쉽게 발육한다(그림 8-4). Pyocyanin(녹색색소)을 생산하지만 그 밖의 형광색소를 생산하는 균종도 있다. 생산된 색소 때문에 병터의 고름이나 분비물은 녹색을 띠는 경우가 많으며 세균명의 유래가 되기도 하였다. 고름의 색깔과 썩은 사과나 포도즙에서 나는 냄새와 유사한 특유의 냄새로 인하여 쉽게 녹농균의 감염을 알 수 있다(그림 8-4).

병원성은 비교적 약하지만 저항력이 저하된 숙주에 감염을 일으켜 피부의 화농, 요로감염, 호흡기 감염, 패혈증 등의 원인이 된다. 환자의 병터 이외에도 토양, 물 등의 자연계, 사람이나 동물

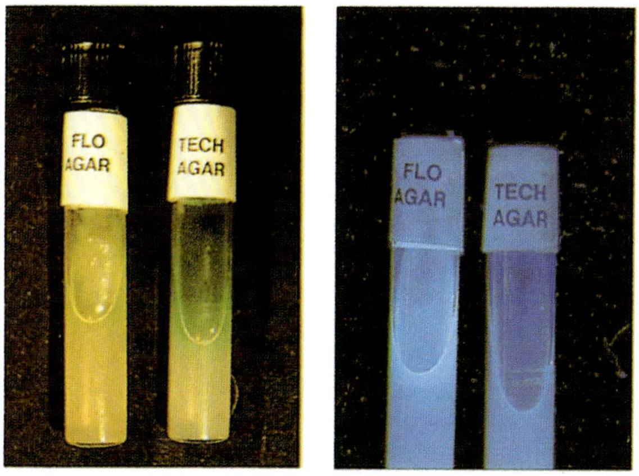

(a) (b)

그림 8-4 **녹농균의 배양상 특징.** (a) 가시광선하에서 본 녹농균의 색소 생산. FLO 우무배지상에서는 황색의 pyoverdin을 나타내며 TECH 우무배지상에서는 녹색의 pyocyanin을 나타낸다. (b) 자외선하에서 본 녹농균의 색소 생산. FLO 우무배지상에서 생산된 pyoverdin 만이 형광을 나타낸다.

의 피부, 장내 등에 널리 분포되어 있으며, 여러 가지 물리화학적 처치에 상당한 저항을 가지고 있어 병원 내의 소독약이나 가습기 등에서도 발견되기도 한다. 화상환자의 병원내 상처감염을 일으키는 주된 원인균 중의 하나이다. 녹농균은 약제저항성(내성)인 경우가 많고 유효하다고 알려진 약제에도 저항성을 획득하기 쉽기 때문에 병원감염을 일으키기 쉽고, 균교대증을 일으키는 대표적인 세균으로 알려져 있다. 화학요법제로는 carbenicillin, ticarcillin, piperacillin, cephoferazone 등의 베타 락탐계 항생제 등이 쓰이며, gentamicin 등과 같은 아미노글라코사이계와 병합 시 상승작용이 관찰되어 중증환자에 병합치료가 권장되고 있다. 최근에는 quinolone 제제들도 권장되지만, 일단 항균제 감수성 검사 후 감수성을 나타내는 약제를 사용하는 것을 원칙으로 해야 한다.

임상재료로부터 분리되는 슈도모나스균들에는 녹농균이 가장 많지만 그 밖에 *P. fluorescens*, *P. putida* 등이 있으며, Pseudomas 유사 균속으로 Burkholderia가 있으며 여기에는 기회감염균인 B. cepacia, 인수공통감염증을 일으키는 균종으로는 *B. pseudomallei, B. mallei* 등이 있다.

제 8 절 비브리오균(*Vibrio*속)

해수, 하천수, 어패류 등으로부터 분리되는 만곡된 그람음성 막대균으로 극단모 또는 극다모를 가지며 운동성을 나타낸다. 사람의 위장염, 설사증, 패혈증, 창상감염 등을 일으킨다. 비브리오과의 대부분의 균종들은 0.5~3.0%의 식염농도를 요구하며 oxidase 양성으로 장내세균과의 세균들과는 쉽게 구별된다.

1. 콜레라균(*Vibrio cholerae*)

0.4~1.0×1.0~5.0㎛ 크기의 콤마형의 만곡된 그람음성 막대균으로 1개의 극성 편모에 의한 운동성이 활발하다(그림 8-5). 최적 pH가 알칼리성으로 증식배지로는 alkaline peptone

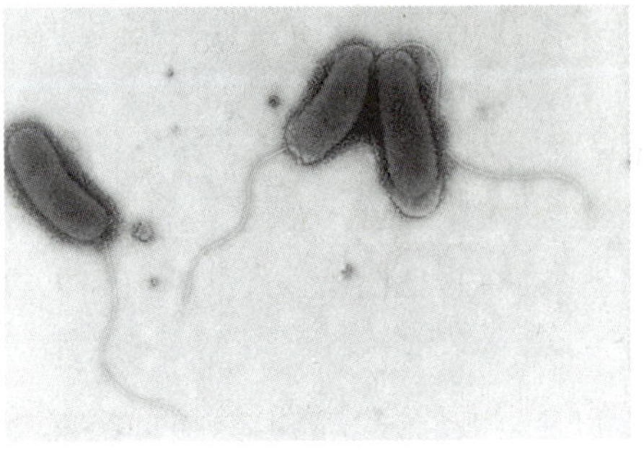

그림 8-5 콜레라균의 전자현미경 사진

water(pH 8.4)가 이용된다. 백당(sucrose)을 분해하므로 TCBS 우무배지상에서 황색 집락을 형성하여, 녹청색 집락을 형성하는 장염비브리오균이나 패혈증비브리오균과는 잘 구별된다. 다른 비브리오 균종들과는 달리 식염이 존재하지 않아도 생존하므로 주로 식수, 음식을 통해 감염이 일어난다.

1) 분 류

(1) 혈청형

콜레라균에 생화학적 성상이 일치하는 비브리오는 O 항원성에 따라 O1 혈청형과 O2 이하의 혈청형(*V. cholerae* non-O1)으로 대별된다. O2 이하는 O1 혈청에 응집하지 않아 NAG 비브리오(non-agglutinable vibrio)라 부른다. O1 혈청형은 심한 설사를 일으키며 사람에서 사람으로 전염되어 대유행을 일으킬 수 있으나, O1형이 아닌 비브리오는 산발성의 경한 설사증을 일으킨다. O1 콜레라균의 O 항원은 A, B, C의 3가지 항원인자의 조합에 따라 ogawa(AB), inaba(AC), hikojima(ABC)의 3가지 혈청형으로 나뉜다. 1992년 인도에서 전형적인 콜레라 증상을 초래하지만 기존의 138개 혈청형과 완전히 다른 O139 혈청형이 발견되어 *V. cholerae* O139 Bengal이라 명명하고 있다.

(2) 생물형

O1 혈청형은 생물학적 성상에 따라 아시아형(혹은 전통형; classical)과 El Tor형으로 나누며, 임상적으로는 구별하기 어려우나 후자에 의한 감염증의 임상증상이 덜 심하다.

2) 임상증상 및 병원성

콜레라균에 오염된 물이나 음식을 통해 경구 감염되면 소장관 내에서 급격히 증식하여 약 1~3일 이내의 잠복기 이후에 다량의 수성설사(watery diarrhea)등, 소위 콜레라 증상을 나타낸다. 증상의 원인은 콜레라균이 생성한 콜레라 독소라 불리는 외독소에 의한 장관 분비의 항진이다. 다량의 쌀뜨물 같은 설사와 구토가 나타나며 현저한 탈수증상과 혈장 전해질 이상을 초래한다. 콜레라균은 장관에서 증식하며 심부조직이나 혈류로는 침입하지 않는다. 치료하지 않을 경우 60% 이상의 치사율을 보이지만, 적절히 수분과 전해질을 보충해주면 자연치유 된다.

3) 콜레라 독소(Cholera toxin; CT)

콜레라 독소는 한 개의 A 아단위(A1과 A2로 구성) 및 5개의 B 아단위로 이루어져 있다. B 아단위가 상피세포의 GM1 ganglioside 수용체에 결합하면 A1이 세포 내로 들어가 Gs 조절단백질을 ADP 리보오스화시켜 활성화 상태로 고착시킴으로써 adenylate cyclase의 활성화가 지속되어 cAMP가 축적되며 결과적으로 전해질과 수분의 지속적인 분비를 야기시킨다.

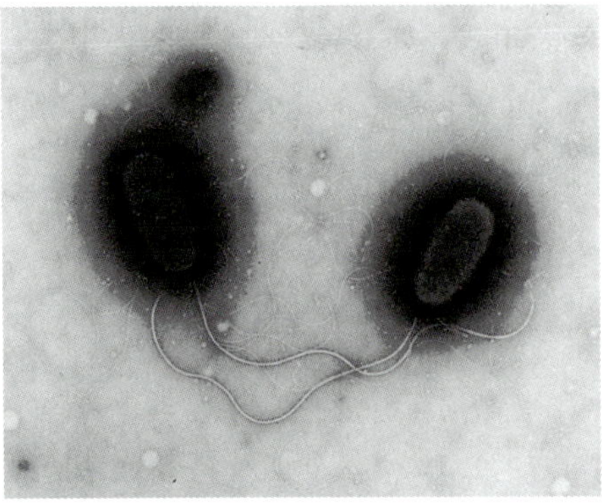

그림 8-6 장염비브리오균의 전자현미경 사진

2. 장염비브리오균(*Vibrio parahemolyticus*)

장염비브리오는 극단모을 가지는 막대균이나 고형배지에서 발육할 경우 주모성 편모를 가진다(그림 8-6). 보통배지에서는 자라지 않으며 식염이 3%일 경우 가장 잘 자라며 식염농도가 8%까지 발육이 가능하고, 최적 발육온도는 30~37℃이다.

장염비브리오는 세계 각국의 연안 해수 내에 광범위하게 분포되어 있다. 해수 중에서의 증식은 수온에 영향을 받으므로 주로 여름철에 연안해수로부터 검출된다. 장염비브리오균의 감염에 의한 식중독은 급성 위장염으로서 12~24시간의 잠복기를 거쳐 발열, 구토, 상복부통, 설사 등의 주증상이 나타난다. 점혈변을 동반한 설사의 경우에는 이질로, 심한 복통을 호소하는 경우에는 위경련으로 오진할 수 있다. 장염은 수분, 전해질의 균형을 회복시키는 것 외에 별다른 치료없이 2~3일 경과 후 자연치유된다.

3. 패혈증 비브리오균(*Vibrio vulnificus*)

장염비브리오와 유사한 호염성 비브리오균이다. 건강한 사람의 감염은 드물며 간경변이나 만성간염 등 기저 간질환을 가지고 있거나 당뇨병 등으로 면역기능이 저하된 사람들에게서 치명적인 감염증을 일으킨다. 치사율은 50~80%에 이른다. 오염된 해수에 노출된 후의 급속 진행성 창상감염이나, 오염된 산낙지나 패류 등의 섭취 후 발병하는 패혈증 등 두 가지 형태의 감염증으로 발병한다. 병원성 인자로는 혈청 저항성, 협막, 철포획체(siderophore) 생산능, RTX(repeated toxin) 세포독소, 용혈소/세포용해소(hemolysin/cytolysin) 등이 알려져 있다. 치료약제로는 tetracycline 또는 quinolone 제제가 권장된다.

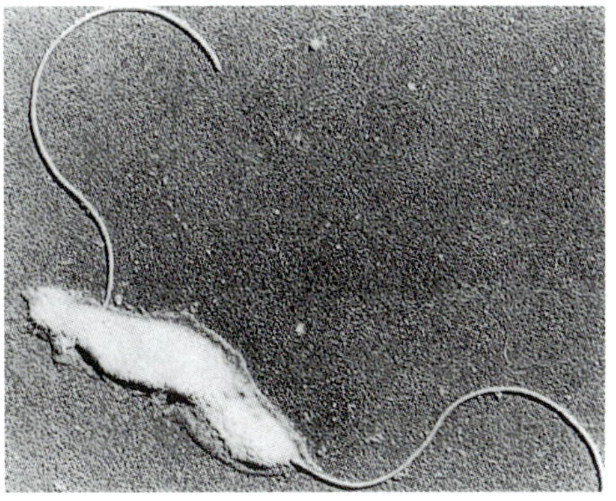

그림 8-7 *C. jejuni*의 전자현미경 사진

제 9 절 캠필로박터균(*Campylobacter*속)

*Campylobacter*는 콤마, S형 또는 갈매기 날개의 형상을 보이며 단극성의 1개의 편모에 의해 운동성을 가지고 아포는 형성하지 않는다(그림 8-7). 당을 분해하지 못하며 oxidase 및 catalase 모두 양성이다. *Campylobacter*의 성공적인 배양을 위해서는 superoxide나 free radical을 차단할 수 있는 첨가물을 가해야 하는데, 널리 쓰이는 배지에는 ferrous sulphate, sodium metabisulphite 및 sodium pyruvate(FBP) 등이 이용되며 Skirrow 배지는 vancomycin, polymixin B 및 trimethoprim 등을 포함하고 있다. 미세산소균(미호기성 세균)으로 최적 산소 분압은 5%, 최적 이산화탄소 분압은 3~10%이다. 초대평판배지의 배양은 42~43°C에서 실시하는데 이는 분변 내의 다른 세균들을 억제하여 *Campylobacter*의 동정을 단순화하기 위함이다.

*C. jejuni*가 주된 병원균이며 주로 장염을 일으키고 간혹 전신감염을 유발하기도 한다. *C. coli*도 병원성을 나타내며 임상적으로 *C. jejuni*와 구분이 어렵다. *C. fetus*는 기회감염균으로 면역능이 떨어진 환자에서 전신감염을 일으킨다. 오염된 음식이나 음료수를 통한 경구감염이나 감염된 동물과의 접촉을 통해 감염된다.

제 10 절 헬리코박터균(*Helicobacter*속)

*Helicobacter pylori*는 나선형의 그람음성 막대균으로 *Campylobacter*와 많은 공통점을 가진다(그림 8-8). 균체 양쪽 끝에 여러 개의 편모를 가져 운동성이 활발하며 아포는 형성하지 않는다. 당을 분해하지 못하며 oxidase 및 catalase 모두 양성이고 강력한 urease 생산능을 가진다.

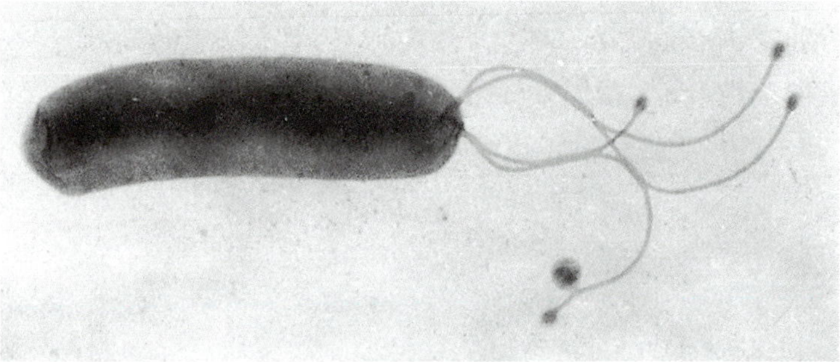

그림 8-8 *H. pylori*의 전자 현미경 사진

*Campylobacter*와 마찬가지로 미세산소성(미호기성)이며 Skirrow 배지를 이용하여 일차 분리배양을 실시한다. 성장을 위해서는 5~20%의 CO_2와 다습한 상태를 유지하여야 하며, 실온에서 1~2시간 동안 공기에 노출되면 구(球)형으로 전환되어 계대배양 시 자랄 수 없게 되며 25°C에서도 자라지 못한다.

*H. pylori*는 위장관에서 발견된다. 생장에 필요한 최적 수소이온농도가 pH 6.0~7.0이나 위장 점액의 완충효과와 urease를 통해 생산한 암모니아에 의한 완충효과를 이용함으로써 위장의 산성 환경에서 생존할 수 있다. *H. pylori*는 샘창자궤양(십이지장궤양)을 가진 환자의 95%에서 위장관으로부터 분리되나 건강한 사람은 20%에서만 배양할 수 있다. 선진국의 경우 보균율이 나이가 증가하면서 높아지는데 젊은이는 약 20%, 노인은 약 50% 정도이며, 개발도상국의 경우는 훨씬 더 높고 어린이의 보균도 흔하다. *H. pylori*는 위염 및 위궤양을 야기하며 최종적으로는 위암을 일으킬 수 있다. *H. pylori*가 장시간 위장을 감염하고 있으면, 꾸준히 염증반응이 일어나고, 염증반응 자체에 의해 암화가 촉발되거나 염증반응에 의해 조장된 위장 환경이 음식물 등에 섞여 있는 발암물질이 용이하게 작용할 수 있는 조건을 제공하는 것으로 짐작되고 있다. WHO에서는 *H. pylori*를 확실한 위암 발병인자라고 공표한 바 있다.

*H. pyroli*의 존재를 증명하기 위한 특수검사로는 위장생검표본을 urea를 함유한 배지에 넣어 색깔의 변화를 통해 확인하는 방법이 있으며 ^{13}C 또는 ^{14}C-labeled urea를 환자에게 섭취시켜 *H. pylori*의 urease에 의해 생성된 동위원소에 표지된 이산화탄소를 검출함으로써 존재를 증명하기도 한다.

다음 3가지 종류의 항균제(① metronidazole, ② bismuth subsalicylate or bismuth subcitrate, ③ amoxicillin or tetracycline)와 양성자 펌프 억제제인 omeprazole 등을 2주간 혼용하여 70~95%의 환자에서 *H. pylori*를 박멸할 수 있다.

제 11 절 브루셀라균속

브루셀라균속(Genus *Brucellae*)은 동물과 사람의 세포내 기생 세균이다. *Brucella melitensis*는 염소를, *B. suis*는 돼지를, *B. abortus*는 소를, *B. canis*는 개를 주로 감염시키지만 이들은 사람도 감염시킬 수 있다.

1) 형태와 동정

그람음성이지만 일정하게 염색되지 않고, 모양도 알균에서 막대균까지 다양하다. 호기성, 비운동성이며 아포를 형성하지 않는다. 브루셀라는 열과 산에 중간 정도 민감하여 우유를 저온살균(pasteurization)할 경우 사멸된다.

2) 병원성

사람에게 흔한 감염 형태로는 감염된 우유 섭취 등에 의한 장관 감염, 비말 흡입에 의한 점막감염, 감염 동물과의 접촉에 의한 피부 감염 등이 있다. *B. abortus, B. canis* 등은 화농성 합병증이 없는 가벼운 질병을 일으키나, *B. suis*는 만성 화농성 질환을 일으킬 수 있고, *B. melitensis* 감염증은 급성이며 증세도 더 심하다.

잠복기는 1~6주이고 발열, 쇠약, 통증, 발한 등이 생긴다. 위장관 증상이나 신경 증상이 있을 수 있다. 심한 경우 간염과 황달이 동반되기도 하지만 대개의 증상은 수주에서 수개월 내에 없어진다. 국소적 병터가 없으면 진단하기 어렵다.

3) 진단과 치료

혈액과 림프절 등의 생검에서 세균을 배양하거나 혈청학적 검사로 진단한다.

치료제로는 tetracycline이나 gentamicin 등을 사용하는데, 세포내 기생 세균이기 때문에 6주 이상의 장기간 치료를 필요로 한다.

4) 예방대책

브루셀라는 동물의 병원균으로 사람은 우연히 감염되는 숙주이다. 감염된 동물의 대변, 소변, 우유 등에 접촉하거나 섭취하여 감염되므로 우유, 치즈 등의 유제품 관리를 위생적으로 하고, 농부, 수의사, 도살장 작업자 등의 직업적인 접촉에서 주의하는 것이 바람직하다. 또한 소의 브루셀라증을 근절하기 위하여 예방접종을 철저히 시행해야 한다. 우리나라에서도 소에서 브루셀라증이 여러 번 보고된 바 있다.

제 12 절 에르시니아, 프란시젤라, 파스튜렐라균속

1. 페스트균(*Yersinia pestis*)

페스트는 본래 야생 설치류의 감염증이지만 벼룩에 의하여 사람에게 우발적으로 전파된다. 19세기까지는 유행할 때 전 세계적으로 수백만 명씩 목숨을 앗아갔던 일명 흑사병이다.

1) 형태와 동정

그람음성 막대균이며 운동성은 없다. 혈액이 포함된 배지에서 사용하며, 30℃에서 가장 발육이 좋다.

2) 병인과 병리

감염된 설치류의 혈액을 통하여 벼룩에 전파된 페스트균은 벼룩의 장 내에서 증식한다. 이렇게 감염된 벼룩에게 사람이 물리면 혈액을 통하여 감염되고, 감염된 세균은 림프계에 도달하여 림프절 등에 심한 출혈성 염증을 유발한다. 이후 전신으로 퍼져서 인체 모든 장기에 출혈성 괴사 병터를 발생시킨다. 벼룩을 통하지 않고 허파로 흡입하여 감염될 수도 있다.

3) 임상소견

2~7일의 잠복기 후 고열과 통증을 동반한 림프절비대증이나, 패혈증, 구토, 설사, 저혈압, 정신이상, 콩팥기능상실(신부전), 폐렴, 수막염 등의 증상이 나타난다(그림 8-9).

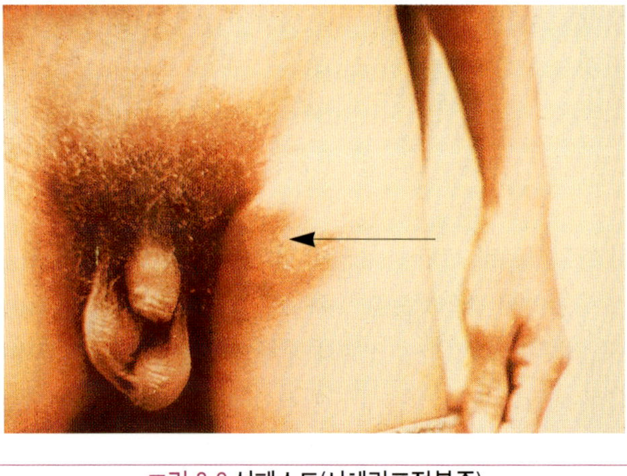

그림 8-9 선페스트(서혜림프절부종)

4) 진단과 치료

혈액을 도말하여 Giemsa 염색이나 면역 형광항체법으로 세균을 확인한다. 수막염의 경우 뇌척수액을 도말하여 같은 방법으로 검사한다. 또한 혈액 우무배지, MacConkey 우무배지에서 배양하여 페스트균임을 확인한다. 적절한 치료가 없는 경우 사망률은 50~100%이다. Streptomycin이나 tetracycline이 치료약으로 사용된다.

2. *Yersinia enterocolitica*

주로 추운 계절에 장관염을 일으킨다. 일반적으로 설사, 열, 복통 등의 위장관염 증상이 1~2주 정도 지속된다. 주로 돌창자(회장) 말단부위에서 병변이 발견되는데, 급성 막창자꼬리염(급성 충수염)과 증상이 유사한 장간막 림프절염 또는 말단돌창자염(말단회장염)을 일으키기 때문에 거짓막창자꼬리염(가성 충수염, pseudoappendicitis)이라 진단되기도 한다.

3. 야생토끼병(Francisella tularensis)

야생토끼병(야토병, tularaemia)은 감염된 야생동물과의 피부 접촉, 호흡기로의 흡입, 오염된 야생동물의 섭취, 또는 진드기 등의 절지동물의 매개를 통하여 사람에 전파된다. 우리나라에서도 최근 첫 사례가 보고되었다. 야생토끼병균은 강한 전염력이 있어서 호흡기를 통한 감염뿐 아니라 찰과상을 입은 피부를 통해서도 감염된다. 감염 2~6일에 궤양성 구진이 생기고, 감염부위 근처의 림프절이 커지고 괴사되거나, 몇 주에 걸쳐 배농되기도 한다(그림 8-10).

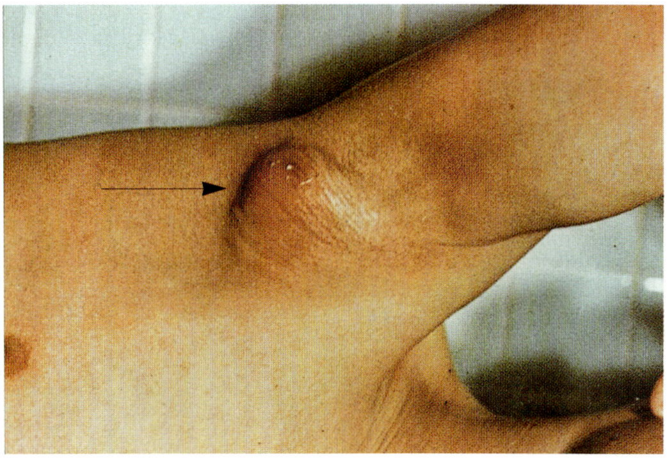

그림 8-10 야생토끼병(림프절 종창)

세균의 배양이나 도말표본으로는 진단이 어렵고 혈청학적 검사로 진단한다. 2주 간격으로 채취한 혈청에서 항체가가 상승하거나 단일 혈청에서 1 : 160 이상의 응집반응을 보이면 진단이 가능하다. Streptomycin이나 gentamicin으로 치료하면 효과가 있다. 야생동물에 접촉하거나 섭취하여서 감염되므로 이러한 감염원을 피하는 것이 좋다. 최근 우리나라의 사례는 야생토끼병으로 죽은 산토끼를 만지고 섭취하여 감염된 경우였다.

4. 파스퇴렐라균속(Genus *Pasteurellae*)

옛날에는 상기한 페스트균, 야생토끼병균 등이 파스퇴렐라균속으로 분류되었으나, 현재는 이들은 따로 분류되고, *Pasteurella haemolytica, P. multocida, P. ureae* 등이 파스퇴렐라균속에 속해 있다. 파스퇴렐라는 비운동성, 그람음성 막대균이며, 산소균 혹은 통성 무산소균(혐기성 세균)이다. 옥시다아제는 양성, 카탈라아제는 음성이다. *P. multocida*는 전세계적으로 가축과 야생동물의 기도 및 위장 내에 서식하며, 사람에서 질병은 주로 동물에 물린 후 발생한다. 물린 자리에 발적, 종창 및 동통이 있고 가벼운 발열이 있다. *P. haemolytica*는 소나 돼지, 말 등의 가축의 상기도에서 서식한다. 소나 양의 유행성 폐렴을 일으켜 경제적 손실을 초래하나, 사람에서는 감염을 일으키는 경우가 드물다. *P. ureae*는 동물에서는 거의 찾기 힘들지만, 사람의 만성 호흡기 질환이나 다른 화농성 질환에서 혼합 균의 일부로 나타난다. 파스퇴렐라는 동물에 물린 자리에서 가장 흔히 발견되고, 가끔은 동물과 관계없는 균혈증이나 만성 호흡기 감염을 일으킨다.

제 13 절 헤모필루스균속(Genus *Haemophilus*)

작은 그람음성 세균으로 형태가 다양하다. 세균의 성장에 혈액이 필요하여 헤모필루스라고 명명되었다.

1. 인플루엔자균(*Haemophilus influenzae*)

인플루엔자균은 인플루엔자(독감)의 원인은 아니지만, 독감의 원인균으로 잘못 인식되어 이런 이름이 붙었다. 정상적인 사람의 상기도 점막에서 발견되지만, 어린이 뇌막염과 호흡기 감염의 주요한 원인균이기도 하다.

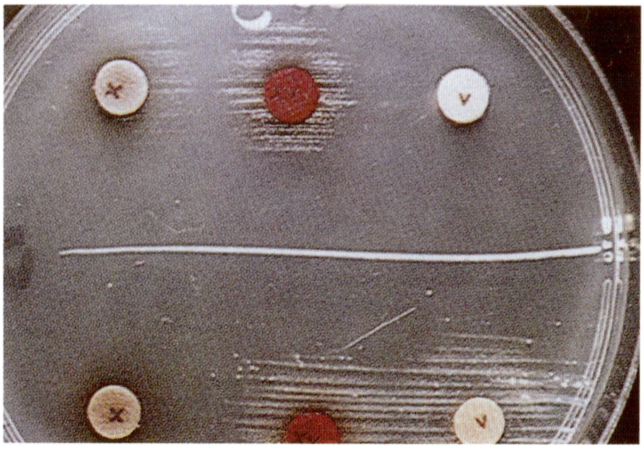

그림 8-11 *Hemophilus*의 V, X fator 요구성

1) 형태와 동정

작은 구형의 막대균으로 배양 조건에 따라 여러 가지 형태를 나타낼 수 있다. 때로는 쌍을 이루거나 짧은 사슬 모양을 나타내며 협막이 있다. 협막팽창시험이 *H. influenzae*의 유형을 분류하는 데 사용되고 있다. 이 세균은 포도알균의 근처에서 배양하면 집락이 더 크게 자라며(satellite phenomenon), 성장하는 데 혈액 속에 있는 X 인자(hemin)와 V 인자(nicotinamide adenine nucleotide ; NAD)가 필요하다(그림 8-11).

2) 병인과 병리

협막이 없는 인플루엔자균은 건강한 사람의 50~80%에서 나타나므로 정상 균무리로 생각되고, 협막은 이 세균의 가장 중요한 독력인자이다. 혈청형 b(*Haemophilus infuenzae* type b; Hib)는 polyribitol phosphate(PRP)를 성분으로 하는 독특한 협막을 생성하는데, 이에 대한 항체가 만들어지면 포식작용과 보체매개 살균작용에 의해 효과적으로 제거된다. 거의 모든 사람들의 호흡기 점막에 존재하는 협막을 가지고 있지 않은 *Haemophilus influenzae* 균주들과는 달리 Hib는 건강한 소아에서는 거의 분리되지 않는다. 주로 Hib는 어린이 뇌막염, 허파염(폐렴), 고름가슴증(농흉), 후두염 등을 일으킨다. 또한 만성 기관지염, 가운데귀염(중이염), 코곁굴염(부비동염), 결막염 등의 주요한 원인균이기도 하다.

3) 임상소견

인플루엔자균은 호흡기를 통하여 감염되어 코곁굴(부비동)이나 가운데귀로 직접 확장되거나 혈액을 통하여 뇌막과 관절로 퍼지기도 한다. 폐렴알균과 함께 코곁굴염(부비동염), 가운데귀염(중이염)의 가장 흔한 원인균을 이룬다. 미국에서는 5개월~5살 어린이 뇌막염의 가장 흔한 원인균이다.

4) 진 단

코안(비강), 인두, 고름(농), 혈액, 척수액 등에서 세균을 증명하거나 배양해야 한다. 세균을 증명하는 방법으로는 면역형광항체법이나 협막팽창시험을 실시한다. 배양은 X 인자와 V 인자를 포함하고 있는 혈액을 가열해 만든 초콜릿 우무배지(chocolate agar)를 이용한다.

5) 면 역

3개월 이하의 영아는 어머니로부터 받은 항체가 있다. 이후 항체가 소실되면 *H. influenzae* 감염이 발생하는데 주로 호흡기 질환과 뇌막염으로 나타난다. PRP-conjugate vaccine이 개발되어 있고, 탁월한 예방효과가 있다. 가족 중에서 환자가 발생한 경우 성인에게는 전염되는 예가 드물지만, 4세 이하의 형제자매의 경우 위험하므로 리팜핀(rifampin)으로 예방하는 것이 좋다.

6) 치 료

치료하지 않는 *H. influenzae* 뇌막염의 사망률은 90%에 달한다. 치료제로는 광범위 cephalosporin, azithromycin, fluoroquinolone 등이 좋은 효과를 나타낸다. 감수성을 나타낸 경우 ampicillin도 우수한 치료효과를 나타내지만 지금은 많은 임상분리 균주들이 베타락탐 분해효소를 생성하고 있어서 치료에 실패하는 경우가 많다.

2. 무른궤양균(*Haemophilus ducreyi*)

성병의 일종인 무른궤양(연성하감)을 일으키는 원인균이다. 무른궤양은 종창과 압통을 동반한 성기의 울퉁불퉁한 궤양으로서 주변의 림프절에도 통증이 있다(그림 8-12). 작은 그람음성 막

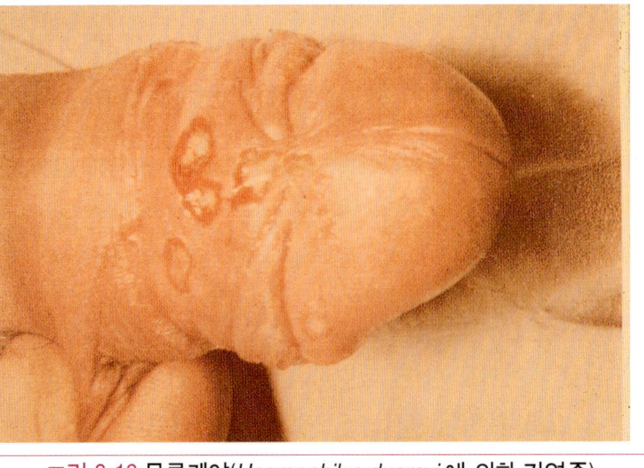

그림 8-12 무른궤양(*Haemophilus ducreyi* 에 의한 감염증)

대균이며, 성장하는 데 X 인자는 필요로 하지만 V 인자는 필요로 하지 않는다. 병터에서 원인균을 분리함으로써 진단하며, ceftriaxone 근육주사나 erythromycin 경구투여, trimethoprim-sulfamethoxazole 경구투여 등으로 치료하면 약 2주 후에 회복된다.

제 14 절 백일해균(*Bordetella pertussis*)

1) 형태와 동정

*B. pertussis*는 작은 그람음성 알막대균이며, 비운동성이며, 협막이 있다. 편성 산소균(호기성 세균)이며, 독력이 있는 경우에는 용혈성도 있다. X 인자, V 인자는 성장에 필수적인 인자가 아니어서 형태학적으로 비슷한 인플루엔자균과 구별된다. 이 세균의 1차 분리에는 영양소가 풍부한 Bordet-Gengou 배지가 사용되며, 집락을 형성하는데 3～7일이 필요하다.

2) 병원성 결정인자

*B. pertussis*는 섬모가 있어 상기도 상피세포에 부착하는 데 중요한 역할을 담당한다. 다른 부착소로는 퍼탁틴(pertactin)이 있다. 백일해 독소(pertussis toxin)는 림프구를 증식시키고, 히스타민의 효과를 증가시키며, 백혈구의 화학주성과 포식작용 및 살해작용을 방해하며, 인슐린 분비를 증가시킨다. 지질다당체(LPS)가 상피세포 손상을 일으킨다. 호흡기를 통하여 감염된 *B. pertussis*는 기관과 기관지의 상피세포에서 증식하여 섬모의 작용을 방해한다. 혈액까지는 침범하지 않는 전형적인 표피감염을 일으킨다. 생산된 백일해 독소는 심한 기침과 림프구증을 일으킨 후 상피의 괴사, 염증, 간질성 폐렴(interstitial pneumonia) 등을 일으킨다. 독소는 또한 점액의 분비를 증가시켜 작은 기관지를 폐쇄시킬 수도 있다.

3) 임상소견

잠복기는 7～10일 정도이며, 이후 기침과 재채기가 시작되는 catarrhal stage가 된다. 이때가 감염성이 가장 높다. 이후 폭발적으로 발작적 기침이 계속되는 시기(paroxysmal stage)가 오는데, 숨을 들이마시기 힘들 지경에 이르면 탈진, 구토, 청색증, 경련 등이 일어난다. 회복은 서서히 되지만 뇌염 등의 치명적인 합병증이 올 수 있다.

4) 진 단

식염수로 코 내부를 씻어낸 용액에서 세균을 증명한다. 직접형광항체법이 가장 유용한 증명

방법이다. 또한 이 용액으로부터 페니실린이 함유된 Bordet-Gengou 배지를 사용하여 균을 분리한다. 혈청학적 검사는 진단에 별로 도움이 되지 않는다.

5) 면역과 치료

백일해를 앓거나 예방접종(DPT)을 충분히 한 경우 면역이 생긴다. 이 경우 재감염은 가능하나 증상이 심하지 않다. 다만, 성인이 된 후 재감염 되면 증상이 심한 경우가 있다. 치료제로는 erythromycin을 사용하지만 초기에만 효과가 있다. 산소공급과 진정제 사용이 뇌손상을 줄여준다.

6) 예방대책

예방 백신인 DPT는 디프테리아, 파상풍 항원 등과 함께 투여된다. 백일해 예방백신은 뇌염과 유사한 부작용을 일으킬 수 있기 때문에 이 경우에는 TD만을 주사해야 한다. 최근에는 섬모혈구응집소, 백일해 독소, 퍼탁틴 등을 포함하는 무세포(acellular) 백일해 백신이 개발되어 안전도가 높아졌다. 백일해는 인구밀도가 높은 지역의 풍토병이며, 간헐적으로 유행병으로 발생한다. 초기의 catarrhal stage에서는 전염성이 매우 높아서 특별한 주의를 필요로 한다. 대부분 5세 미만의 어린이에서 발생하므로 1세 미만의 영아에게 충분히 예방접종을 실시해야 한다.

9

스피로헤타목

스피로헤타목(Spirochaetales)에는 스피로헤타과(Spirochaetaceae)가 속해 있으며, 스피로헤타과에는 트레포네마속(*Treponema*), 보렐리아속(*Borrelia*), 렙토스피라속(*Leptospira*) 등이 속한다. 이들 모두는 가늘고 긴 나선모양의 그람음성 막대균이다. 세균의 내부에는 축사가 있어서 강한 운동성을 갖는다.

제 1 절 매독균(*Treponema pallidum*)

1) 형태와 동정

균체는 가늘고 긴 나선형으로 폭은 0.2㎛, 길이는 5~15㎛이다. 너무 가늘어서 광학현미경으로는 관찰하기 힘들고 암시야현미경으로 관찰해야 한다(그림 9-1). 운동성이 강하다. 매독균(*T. pallidum*)은 현재까지 인공배양이 불가능하다. 미호기성이며 1~4% 산소에서 가장 오랫동안 생존한다. 이 균은 25℃에서 3~6일 동안 운동성을 유지한다. 그러나 건조한 환경이나 42℃ 정도의 환경에서는 급속하게 사멸된다. 항생제에 대한 저항은 아직 보고되지 않았으나, 대사의 속도가 워낙 느려서 항생제에 의한 사멸 속도도 느리다.

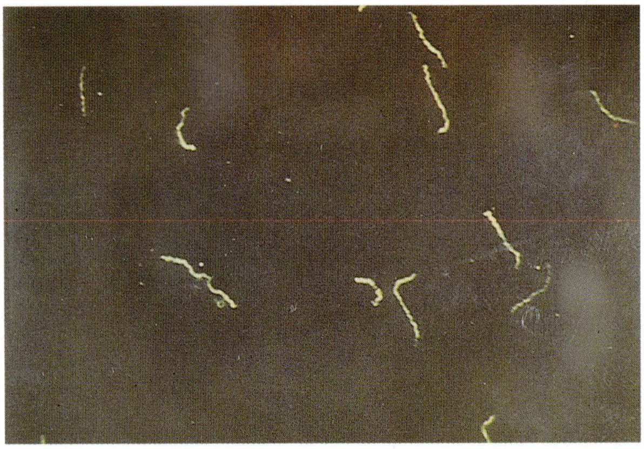

그림 9-1 매독균(*Treponema pallidum*)

2) 병원성과 임상증상

(1) 후천성 매독

사람은 매독균(*T. pallidum*)의 유일한 숙주이다. 주로 성적 접촉에 의하여 감염되며, 감염부위는 피부나 생식기의 점막이다. 드물게 직장, 항문 주위, 구강에도 감염이 된다. 감염 후 매독균은 국소적으로 증식한다. 증식 후에는 근처의 림프절로 전파되어 혈류를 타고 전신으로 퍼질 수 있다. 감염 후 2~10주가 되면 감염된 성기부위에 굳은궤양(경성하감, hard chancre)이 형성된다. 이것이 매독의 1차 병터이다. 굳은궤양은 자연치유가 되지만 다시 2~10주 후에는 2차 병터가 나타난다. 2차 병터는 손, 발, 항문, 생식기 등 신체 여러 곳에 붉은 반점상 구진(condyloma) 등이 형성된다. 또한 수막염, 망막염, 간염, 콩팥염(신염) 등도 나타난다. 이러한 2차 병터도 자연치유된다. 1차와 2차 병터가 나타나는 동안 전염성은 매우 강하다. 2차 병터가 완전히 자연치유된 후, 3차 병터가 나타나기까지는 아무런 증상이 없다. 감염자의 약 40%에서 나타나는 3차 병터는 피부, 골격, 간에 육아종성 병터, 부전마비, 중추신경마비, 대동맥염, 대동맥류 등의 순환계 증상이 나타난다. 그러나 이때는 병터에서 매독균을 발견하기는 힘들고 전염성도 낮다(그림 9-2, 3).

(2) 선천성 매독

매독에 걸린 임산부에 의하여 자궁 내에서 감염된 태아는 사망하거나 유산하는 경우가 많고, 생존하는 경우 간질성 각막염, 허친슨 치아(Hutchinson' s teeth), 안장코, 골막염, 중추신경계 이상 등의 증상이 나타난다. 선천성 매독의 예방방법은 임산부에 대한 적절한 치료이다.

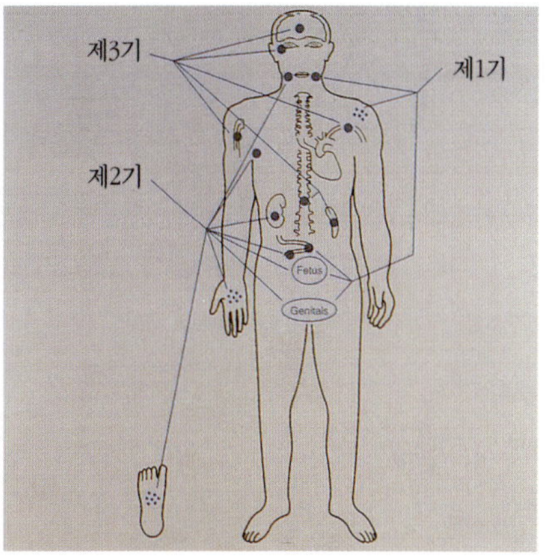

▲ 매독(*Treponema pallidum*) 감염증

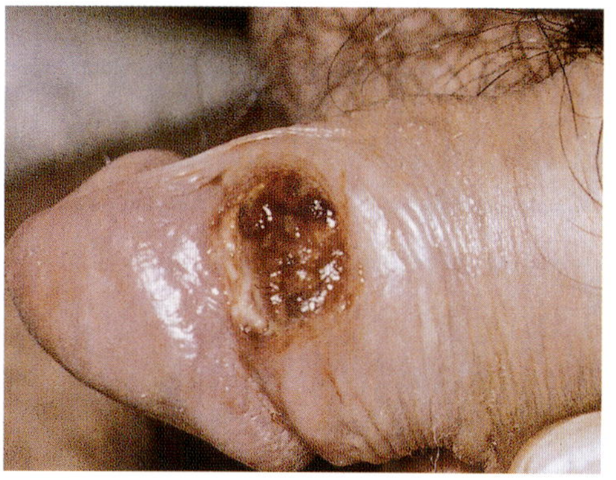

▲ 매독(경성하감)

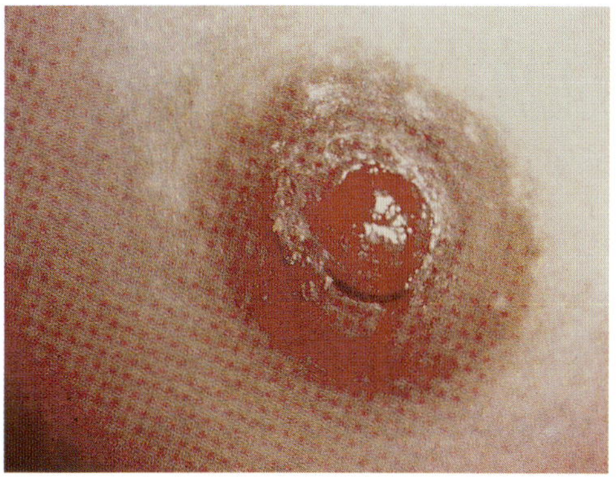

▲ 초기 매독(유두경절)

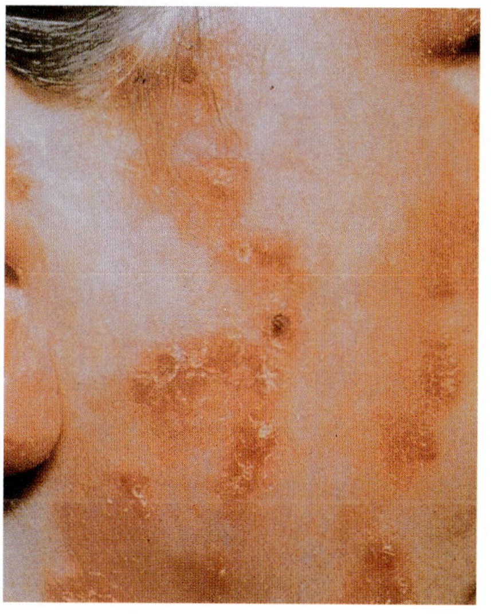

▲ 3기 매독(피부진)

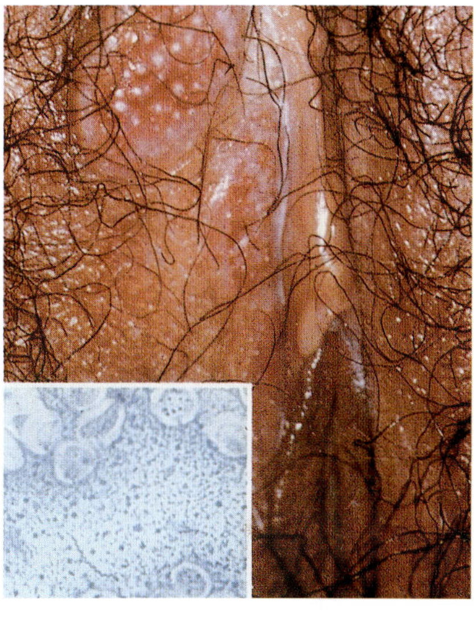

▲ 3기 매독(피부궤양)

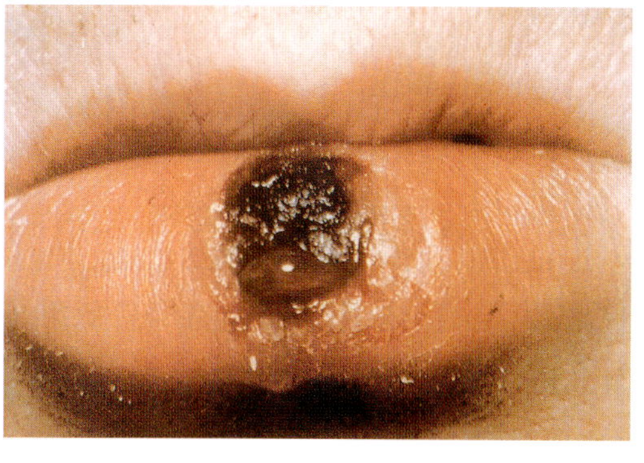

▲ 매독(입술)

그림 9-2 매독균 감염증

3) 진 단

(1) 균체검사

초기 병터에서 삼출된 조직액을 암시야현미경으로 관찰하여 매독균을 확인하거나 면역형광항체법으로 염색하여 관찰한다.

(2) 혈청검사법

혈청검사법에는 비트레포네마 항원 검사법과 트레포네마 항원 검사법이 있다. 비트레포네마 항원을 사용하는 경우에는 매독균 항원과 유사한 카디오리핀과 리아진(reagin)을 사용한다. 이 중 면상반응법(venereal disease research laboratories; VDRL)은 매독의 1차 검사에 사용되나, 위양성이 나타나는 경우가 있으므로 VDRL 검사에서 양성인 경우는 트레포네마 검사법으로 확진해야 한다. 확진이 된 이후 치료효과를 검사하는 데는 VDRL 검사법이 유용하게 이용된다.

트레포네마 검사법에는 매독 형광항체법(fluorescent treponemal antibody; FTA-ABS)이 있다. 이 검사법은 특이성과 민감성이 있어서 1차로 VDRL이 양성인 사람의 확진에 도움이 된다. 또한 매독균 혈구응집검사법(*T. pallidum* hemagglutination; TPHA)과 매독균 운동억제 시험법(*T. pallidum* Inhibition test; TPI) 등이 사용되고 있다.

4) 치료와 예방

페니실린과 테트라사이클린, 에리스로마이신 등이 치료제로 사용된다. 1년 이하의 매독은 벤자틴 페니실린-G의 근육내 주사 한 번으로 치료가 가능하나, 더 오래되었거나 잠복매독의 경우, 또는 신경매독의 경우는 더 많은 양과 기간을 필요로 한다. 매독은 주로 성적 접촉을 통하여 감염되고, 치료된 후에도 재감염이 빈번하므로 모든 발견된 증례에서 신속하고 완전한 치료를 해야 더 이상의 전염을 막을 수 있다. 콘돔을 이용한 안전한 성행위도 예방에 도움이 된다.

제 2 절 재귀열균(*Borellia recurrentis*)

*B. recurrentis*가 일으키는 재귀열(relapsing fever)은 사람 몸니(body louse)에 의하여 전파된다. 우리나라에서는 6 · 25동란 때까지 많은 인명을 앗아갔으나, 현재는 더 이상 발견되지 않고 있다. 이는 몸니가 발견되기 어렵다는 사실과 연관이 있다.

1) 형태와 동정

10～30㎛의 길이, 0.3㎛의 폭을 가지는 비정형 나선형이다. 보렐리아속은 Giemsa 염색이나

Wright 염색으로 쉽게 염색된다. *B. recurrentis*는 혈액, 혈청 등을 포함하는 액체배지에서 배양이 가능하지만, 계속 계대배양하면 병원성을 쉽게 상실한다. 균체는 냉장 보관할 경우 수개월간 생존 가능하다.

2) 병인론과 임상증상

잠복기는 3~10일이며, 오한 및 갑작스런 발열이 초기 증상이다. 이 기간동안 혈액에서 많은 세균이 발견된다. 열은 3~5일 지속되다가 없어진다. 이런 비발열기는 3~5일 지속되다가 다시 오한과 발열이 재발한다. 이런 발열기—비발열기가 보통 3~10회 반복되는데, 치료하지 않는 경우 30% 정도는 사망하고 나머지는 회복된다. 반복되는 발열은 세균이 거의 사멸하여 증세가 없어진 후 세균의 항원성에 변이가 일어나면 기존의 항체는 변이 균주를 막아내지 못하여 다시 발열(재귀)하는 것이다.

3) 진단과 치료

발열기에 얻은 혈액을 도말하여 Wright 염색이나 Giemsa 염색을 실시하여 스피로헤타를 증명하는 방법과 혈액을 생쥐(mouse)나 어린 쥐(rat)에 접종한 후 2~4일째 혈액을 채취하여 스피로헤타를 같은 방법으로 관찰할 수 있다. *B. recurrentis*에 대한 면역성은 짧게 지속되므로 언제든 재감염이 가능하다. 치료에는 테트라사이클린, 에리스로마이신, 페니실린 등이 효과가 있으며 하루만 치료해도 증상이 없어진다.

4) 역학과 예방

재귀열은 세계 여러 곳에서 풍토병으로 자리잡고 있다. 주된 감염원은 야생 설치류이며, 진드기에 의하여 사람에게 감염된다. 폭발적으로 사람 사이에 유행하는 경우에는 감염된 사람의 몸니에 의해서 전파되기 때문이다. 환자의 혈액을 빨아먹은 몸니가 다른 사람에게 옮겨가면서 전염된다. 집단생활을 하는 군대 등에서 이런 현상이 발견되기 쉽다. 아직까지 재귀열에 대한 백신은 개발되어 있지 않다.

제 3 절 라임병(Lyme disease)

라임병(Lyme disease)은 미국 북동부의 코네티컷(Connecticut) 주의 라임 시에서 처음 발견되어 이렇게 명명되었다. 원인균은 *B. bugdorferi*이며, 작은 진드기에 물려서 인체로 전파된다.

1) 형태와 동정

*B. bugdorferi*는 11~39㎛의 길이와 0.2㎛의 폭을 가지는 나선형 세균이며, 운동성이 매우 강하다. 균체를 환자에서 분리하기는 어렵고 주로 진드기에서 분리된다. 우리나라에서도 진드기에서는 분리되었으나 환자에서 분리된 경우는 아직 없다.

2) 병인론과 임상증상

*B. bugdorferi*는 진드기에서 인체로 전파된다. 주입된 세균은 물린 부위에 특징적인 피부 병터를 형성하고, 림프관이나 혈액을 통하여 다른 장기로 옮아간다. 피부 병터는 만성 유주성 홍반(erythema chronicum migrans)이라고 한다. 피부 병터는 발열, 오한, 근육통, 두통 등을 동반하기도 한다. 감염된 지 수주에서 수개월 후에는 제 2 기 증상이 시작되는데, 관절염, 수막염, 안면신경마비, 심전도의 이상과 심근내막염 등이 그것이다. 제 3 기 증상은 수개월에서 수년 후에 시작되는데 만성 피부염, 신경계, 관절계 질환 등이 여기에 속한다. 이러한 말기 증상은 항원-항체복합체의 체내 축적에 기인한다.

3) 진 단

초기 라임병의 진단은 피부 병터인 만성 유주성 홍반을 관찰함으로써 가능하다. 그러나 2~3기 증상의 경우 다른 유사 질환과 감별해야 한다.

진단방법으로는 피부 생검으로부터 원인균을 분리하거나 면역조직화학법, 중합효소 연쇄반응(PCR) 등을 사용하는 균체 검사법과 혈청학적으로 항체를 증명하는 방법이 있다. 혈청학적 방법은 위양성(false positive)이 많아서 특징적인 임상적 증상이 동반되어야만 의미가 있다. 혈청학적 방법 중 가장 흔히 사용되는 것은 면역형광항체법과 효소면역측정법이다.

4) 면역과 치료

*B. bugdorferi*에 대한 IgM 항체는 발병 후 3~6주에 최고점에 이른다. IgG 항체는 수개월에서 수년 동안 서서히 역가가 증가한다. 테트라사이클린과 페니실린으로 초기에 치료하면 초기증상을 완화시키고 피부 병터의 소실을 촉진한다. 이 치료에 반응하지 않을 때는 세프트리악손을 사용한다.

5) 역학과 예방

아직 우리나라에서 라임병 환자가 발생한 기록은 없으나 진드기에서 원인균이 여러 번 분리되었기 때문에 환자가 존재할 가능성이 상당히 높다고 평가된다. 소풍이나 골프를 즐기는 인구가 증가함에 따라 환자 발생의 가능성도 앞으로 증가할 것으로 생각된다. 아직 백신이 개발되어 있지 않으므로 진드기에 노출되는 것을 예방하는 방법이 현재로서는 유일한 예방법이다.

제 4 절 렙토스피라속(Genus *Leptospirae*)

렙토스피라속(Genus *Leptospirae*)에는 렙토스피라, 스피릴럼(Spirillum) 기타 다른 세균으로 구성되어 있으나 인체에서 문제를 일으키는 주된 세균은 *Leptospira interrogans*이다.

1) 형태와 동정

균체는 길이 5~15㎛, 폭 0.1~0.2㎛의 스피로헤타이며 활동적인 회전운동을 한다(그림 9-3). 이 세균의 배양에는 Fletcher 배지 등의 단백질 성분이 풍부한 반고형 배지가 사용된다. 호기성 환경, 28~30℃의 온도에서 잘 성장한다. 부화란의 융모요막에서도 잘 성장한다. 렙토스피라는 물에서 수주 동안 생존한다.

2) 항원구조와 분류

세계 여러 곳에서 분리된 *L. interrogans* 균주들은 혈청학적 방법으로 분류된다. 현재 23개의 혈청군과 220개의 혈청형이 알려져 있다. 우리나라에서는 icterohemorrhagiae 혈청군에 속하는 lai 혈청형이 가장 많고 canicola 혈청군의 canicola 혈청형도 분리되었다.

3) 병인론과 임상증상

인체 감염은 오염된 물이나 식품을 섭취하거나 피부의 상처를 통하여 감염된다. 우리나라에서는 감염된 들쥐의 오줌으로 오염된 논에서 작업하는 것이 감염경로로서 주목되었다. 농촌에서 논일을 할 때 긴 장화를 신도록 하는 전국적인 교육이 환자 수 감소에 기여했을 것으로 추측되고 있다. 피부의 상처 등을 통하여 인체에 들어온 렙토스피라는 1~2주의 잠복기를 거친 후 발열을

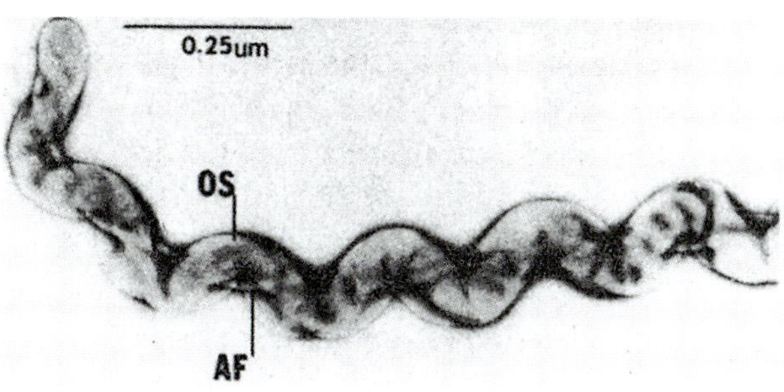

그림 9-3 *Leptospira interrogans*. 외막(outer sheath)과 축사체(axial fibril)를 볼 수 있다.

일으키고 간, 콩팥(신장), 허파(폐) 등에 출혈, 조직괴사, 황달 등의 기능장애를 일으킨다. 우리나라에서는 이중에서 특히 허파 증상이 흔하다. 발병 2~3주가 되면 환자의 오줌에서 원인균이 검출된다. 면역반응은 혈청형에 특이하게 일어나므로 회복된 환자도 다른 혈청형에는 재감염될 수 있다.

4) 진 단

환자의 혈액을 도말하여 암시야현미경으로 렙토스피라균을 관찰할 수 있다. 혈액으로부터 분리, 배양을 하여도 진단할 수 있다. 균의 성장속도가 느리므로 배양은 수주일 동안 계속해야 한다. 균을 분리하기 위한 민감한 방법으로는 환자의 혈장이나 오줌을 어린 햄스터나 기니피그에 접종하고, 며칠 후 동물의 복강에서 많은 수의 렙토스피라를 검출하는 방법이 있다. 혈청학적 진단도 가능한데, 1 : 10,000 이상의 높은 역가의 응집항체를 증명하면 된다. 항체의 역가는 감염 5~8주 후에 가장 높은 수준을 유지한다. 응집반응은 맨눈 슬라이드 응집반응과 현미경적 응집반응 관찰법이 있다. 혈청을 교차하여 같은 방법으로 응집반응을 실시하면 혈청형도 알 수 있다.

5) 면역과 치료

렙토스피라에 대하여는 감염 후 같은 혈청형에 대하여는 방어적 면역성이 유지되나 다른 혈청형에는 재감염이 가능하다. 감염 초기에는 페니실린, 테트라사이클린 등의 항생제가 어느 정도 치료효과가 있다. 독시사이클린 200mg의 경구투여는 예방효과가 있다.

6) 예방과 조절

렙토스피라균은 야생동물이 자연적인 숙주이고 사람에 대한 감염은 돌발적으로 발생한다. 감염된 설치류와 개, 돼지, 소 등이 인체 감염의 주요 감염원이다. 이 균은 고인 물에서 몇 주 동안 생존 가능하므로 오염된 물을 마시거나 접촉할 때 인체 감염을 유발할 수 있다. 우리나라에서는 농부에서 감염이 많다. 렙토스피라에 대한 백신은 현재 국내에서도 개발되어 사용되고 있다.

10 리케차

리케차(*Rickettsia*)는 살아있는 세포 내에서만 증식이 가능한 절대세포내기생세균이다. 이들은 자연계에 분포하며 사람에게는 이, 벼룩, 진드기 등 절지동물(*arthropod*)에 의하여 전파된다.

제 1 절 리케차의 구조와 형태

리케차는 다양한 형태를 띠는 짧은막대균이다(그림 10-1). 많은 동물들이 리케차에 감수성이 있고, 수정란의 난황에서도 잘 증식한다. 리케차는 펩티도글리칸(peptidoglycan) 층이 포함된 그람음성 세균과 유사한 세포벽을 가지며, Giemsa 염색에 잘 염색된다. 이들은 자신에게 필요한 영양소의 일부를 세포 숙주로부터 취하지만, 대사에 관계되는 여러 효소를 가지고 대부분의 생합성을 스스로 한다.

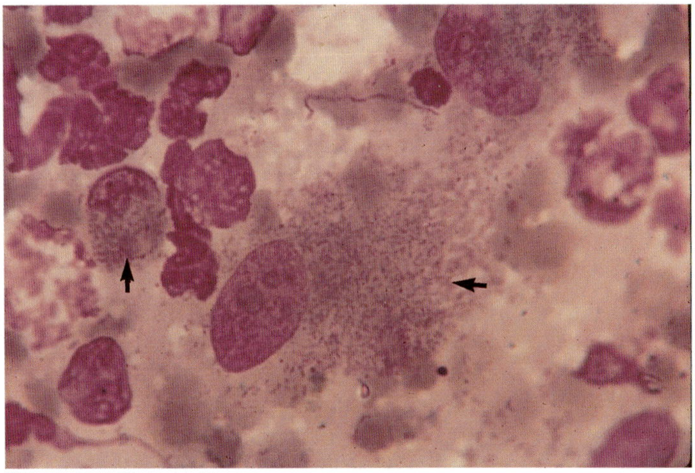

그림 10-1 *Rickettsia*(세포 내와 세포 외의 균체)

제 2 절 리케차의 분류

리케차의 종류는 매우 다양하다. 표 10-1에 나타난 바와 같이 리케차는 크게 티푸스군(Thyphus group), 홍반열군(Spotted fever group)과 기타군으로 분류된다. *Rickettsia tsutsugamushi*는 최근 *Orientia tsutsugamushi*로 따로 분류되었다.

표 10-1 리케차의 종류 및 분포

생물형	원인균	인체 감염증	매개충	보균 동물	지역 분포
Thyphus군	*R. prowazekii*	발진티푸스	몸이	사람, 날다람쥐	전 세계
Thyphus군	*R. typhi*	발진열	쥐벼룩	쥐(rat)	전 세계
Spotted fever군	*R. rickettsii*	록키산홍반열	진드기	작은 설치류	아메리카 대륙
Spotted fever군	*R. akari*	리케차두	진드기	생쥐(mouse)	전 세계
Spotted fever군	*R. australis*	Qeensland tick typhus	진드기	야생 설치류	호주
Spotted fever군	*R. siberica*	North Asia tick typhus	진드기	야생 설치류	시베리아, 몽고
Scrub typhus군	*O. tsutsugamushi*	쓰쓰가무시병	좀진드기	야생 설치류	아시아, 호주
기타 리케차	*C. burnetti*	Q열	공기전염, 진드기	포유동물	전 세계
기타 리케차	*E. sennetsu*	Sennetsu	미상	사람	일본 기타 지역

제 3 절 리케차의 증식

리케차는 절대세포내기생세균으로 인공배지에서는 배양이 불가능하다. 일반적으로 리케차는 배양세포와 수정란에서 성장이 가능한데, 숙주세포의 대사활성이 낮을 때 가장 잘 배양된다. 리케차는 세포 바깥에서는 오래 생존하지 못하며 열, 건조, 살균제 등에 의하여 빨리 파괴된다. 리케차는 포유동물에 침입하면 주로 혈관상피세포나 큰포식세포에 분포하며, 숙주세포의 탐식작용을 유발시켜 숙주세포 안으로 침입한다(induced phagocytosis). 세포에 침입한 리케차는 식포(phagosome)를 빠져나와서 세포질에 위치함으로써 숙주의 방어 작용을 회피하고, 여기서 증식을 한다. 리케차는 포도당을 분해하지 못하고 그 대신 숙주세포의 다양한 대사산물을 에너지원으로 이용한다. 이들은 자연계에서 포유동물과 절지동물 간의 전파를 통해 유지되며, 사람은 이들 절지동물에 물려서 감염된다(그림 10-2).

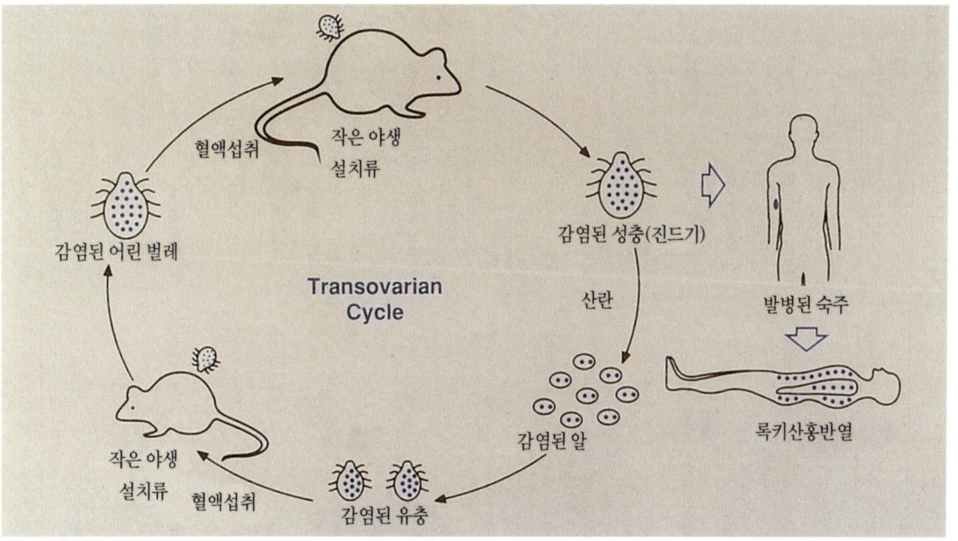

그림 10-2 *Rickettsia*의 생활환

제 4 절 리케차의 감염증

1. 발진티푸스

1) 원인균과 전파경로

발진티푸스(Epidemic typhus)는 *R. prowazekii*가 원인균이다. 한때는 전 세계적으로 유행하였으나 최근에는 대유행은 없어졌다. 현재는 아프리카와 중남아메리카 등지에서 발생하고 있다. 우리나라에서는 1952년 이후 유행이 없어졌고, 현재는 환자 발생도 거의 없다. 매개충인 몸니(body louse)가 사라졌기 때문으로 생각된다.

발진티푸스는 몸니에서 사람으로, 다시 몸니로의 전파경로를 가지므로 많은 사람이 공동 생활하는 군대, 가난으로 인한 밀집생활 등의 환경에서 폭발적으로 발생한다.

2) 임상소견

잠복기는 10∼14일이며 갑자기 발병한다. 발열, 오한, 심한 두통 등의 증상이 나타난 4∼7일 후 발진이 생긴다. 발진은 가슴과 배에서 시작하여 사지와 머리로 퍼진다. 합병증으로 의식혼탁, 빈뇨, 피부, 성기, 손가락의 괴사 등이 생기며 치료하지 않았을 때는 10∼40%의 사망률을 나타낸다.

3) 진단과 치료

원인균을 분리하거나 혈청학적 검사로 진단한다. 혈청학적 검사법으로는 면역형광항체법(immunofluorescence)이 가장 많이 쓰인다. 치료제로는 독시사이클린 같은 테트라사이클린 제제가 가장 유용하며 합병증이 생긴 이후에는 치료를 해도 사망할 수 있다.

2. 발진열

1) 원인균과 전파경로

발진열(Endemic typhus)의 원인균은 *R. typhi* 이며 쥐벼룩에 의하여 전파된다. 우리나라에서는 1961년에 확진된 첫 사례가 발표된 이후 1986년에 다시 보고되었다. 그 이후 전국적으로 매년 발생함이 보고되고 있으며 도시와 시골 모두에서 발생한다. 원인균은 야생 포유류와 쥐벼룩을 오가며 존재하다가 사람은 우연한 기회에 감염된다. 사람은 매개충에 물린 자리가 가려워서

긁을 때, 배설물 속의 세균이 피부를 통하여 침입하게 된다.

2) 임상소견

다른 리케차 질병에 비하면 사망률도 낮은 가벼운 질환이다. 1~2주의 잠복기 후에 발열, 두통, 근육통 등이 생기고, 3~5일 후에는 전신적으로 가렵지 않은 발진이 발생한다. 기침, 구토, 관절통 등의 증상이 오기도 한다. 치료하지 않아도 2주 정도 후에는 회복된다.

3) 진단과 치료

혈청학적 방법, 특히 면역형광항체법으로 진단하며, 치료제로는 독시사이클린 같은 테트라사이클린 제제가 가장 유용하다.

3. 쓰쓰가무시병

1) 원인균과 전파경로

쓰쓰가무시병(Tsutsugamushi disease, Scrub typhus)은 우리나라에서 가을철 열성 질환의 약 30% 정도를 차지하는 흔한 질병이다. 원인균은 *O. tsutsugamushi*이며 이때 'tsutsuga' 은 일본어로 '작고 위험한 것' 이라는 의미이고, 'mushi' 는 '생물' 이라는 뜻이다. 다른 리케차보다 작아서 평균 1.2㎛ 정도 되며 Giemsa 염색에 잘 염색된다. 이 세균은 세균 표면의 단백질의 서열에 따라 여러 개의 혈청형으로 분류되며, 이는 이 병의 발생기전, 백신 균주 선택, 진단 항원 선택 등 많은 중요성을 가진다. 대표적인 혈청형으로는 Gilliam, Karp, Kato 등이 전세계적으로 오래전부터 알려졌고, 우리나라에서는 보령형이 가장 흔하며, 그 외 Gilliam형과 Karp형 등도 분포한다.

쓰쓰가무시병은 동남아시아를 비롯한 아시아 지역 전역에서 발생되고 있다. 우리나라에서는 1951년 주한 UN군에서 최초의 발병이 보고된 후 1986년에 처음으로 국내 상주인의 발병이 확인되었다. 그 이후 매년 전국적으로 발생하고 있음이 보고되고 있으며, 연간 5,000명 이상의 환자가 매년 발생하는 흔한 질환이다. 쓰쓰가무시병은 좀진드기(mite)에 물림으로써 사람에게 전파된다. 좀진드기는 알에서 유충, 번데기, 성충의 4단계의 생활환을 갖고 있다. 유충이 번데기로 탈바꿈할 때 동물의 조직액이 필요하여 동물을 물게 되는데, 사람은 이 시기에 우연히 감염되는 것이다. 우리나라에서는 1년 중에는 9~11월 사이에 대부분의 많은 환자가 발생하고 있다. 좀진드기는 *O. tsutsugamushi*를 경난소(transovarian transmission) 전파로 이 세균을 다음 세대에 전해주므로 자연계에는 이 세균이 항상 존재하게 된다.

2) 임상소견

좀진드기에 물린 지 1~3주 후에 갑작스런 발열, 오한, 두통 등의 증세가 나타나고, 이후 1주일이 지나면 발진이 나타난다. 또한 진드기에 물린 자리에는 발진과 궤양이 생기고 시간이 지나면 까만 딱지가 생기는 괴사딱지(가피, eschar)로 변한다. 이 괴사딱지는 쓰쓰가무시 진단에 큰 도움이 된다. 적절한 치료를 하지 않으면 약 1개월 이상은 일상생활을 할 수 없을 만큼 심각한 질병이지만 사망률은 높지 않다.

3) 진단과 치료

쓰쓰가무시병은 원인균의 분리나 혈청학적 방법으로 진단한다. 원인균의 분리에는 많은 시간이 필요하고 민감도가 낮으므로 흔히 면역형광항체법에 의하여 진단이 되고 있다. 최근에는 국내 연구자들에 의하여 쓰쓰가무시병 진단 키트가 개발되어 면역형광항체법 검사가 어려운 일선 의료기관에서도 진단이 가능하게 되었다.

치료제로는 테트라사이클린 제제가 효과가 있다. 흔히 사용되는 페니실린 계통의 항생제는 잘 듣지 않지만, 적절한 항생제를 선택하면 약효가 즉시 나타나 발열이 멈추는 효과를 보인다.

4) 예방방법

야외에 소풍을 가거나, 야외에서 작업을 하는 사람들이 발병할 확률이 높다. 따라서 가을철에 잔디밭이나 수풀에 직접 앉거나 낮잠 자는 일을 피하는 것이 예방에 도움이 될 것이다. 또한 야외 작업시에는 곤충 기피제를 뿌린 작업복 사용 등 보호 조치를 하는 것이 바람직하다.

4. 일본홍반열

일본홍반열(Japanese spotted fever)는 *R. japonica*에 의해 발생하며 일본에서 처음으로 발견된 병이다. 발진과 발열, 괴사딱지(가피) 형성이 주요 증상이며, 최근 우리나라에서도 소수의 환자가 생김이 알려졌다.

5. 록키산홍반열 등 해외에서 생기는 홍반열

록키산홍반열(Rocky mountain spotted fever)은 아메리카 대륙에서 발생하는 홍반열이며 원인균은 *R. ricketsii*이다. 나무진드기(*Dermacentor andersoni*)가 가장 중요한 매개충(vector)이다. 이 병은 광범위한 혈관내피의 손상을 일으키며 괴사, 쇼크, 사망을 초래하는 심각한 질병이지만 우리나라에서는 발견되지 않았다. 이 밖에도 전세계 각지에서는 그 지역에 고유한 홍반열균이 분포한다. 일례로 지중해 연안 지역에는 *R. conorii*가 일으키는 지중해열(Mediterian spotted fever)이 발생한다.

6. 리케차두

1) 원인균과 전파경로

리케차두(Rickettsial pox)의 원인균은 *R. akari*이며 괴사딱지(가피), 발진, 물집(수포)이 생기는 가벼운 질환이다. 집쥐에 기생하는 진드기에 의해 전파되며 사람은 우연히 이 진드기에 물려 감염된다. 우리나라에서는 1950년대에 미국인에 의해서 *R. akari*가 생쥐에서 분리된 바가 있고, 보균 동물과 매개충이 입증되었으므로 환자가 발생할 가능성은 있다.

2) 진 단

수포성 발진과 괴사딱지를 보고 진단할 수 있고, 혈청학적 검사로 진단할 수 있다. 원인균의 분리도 환자의 혈액을 생쥐(mouse)나 수정란에 접종함으로써 가능하다.

7. Q 열

Q열(Q fever)은 전 세계적으로 분포하며 양, 염소, 소 등의 가축을 다루는 사람에게서 흔히 발생한다. 우리나라에서는 혈청검사 결과에 의하여서는 이 세균의 감염이 있으리라 생각되나, 아직 환자는 발견되지 않았다. 가축과 고기의 수입이 증가하고 있으므로 앞으로 발생할 가능성이 높다고 보여진다.

1) 원인균과 전파경로

원인균은 *Coxiella burnetii*이다. 이 세균은 다른 리케차와는 달리 식포에 위치한다. 물리적, 화학적 저항성이 강해서 식포 안에서도 생존이 가능하다. *C. burnetii*는 진드기와 다양한 가축 사이에서 생명이 유지되는데, 사람은 진드기에 물리는 것보다 가축의 분뇨, 우유 등에 배출된 세균이 건조되어 바람에 날릴 때 호흡기로 감염된다.

2) 임상소견

이 병의 양상은 매우 다양해서 무증상감염(불현성감염)부터 독감 증세, 폐렴 증세, 심내막염,

간염 등을 초래한다. 초기증상은 열, 오한, 무력감 등이고, 특히 심내막염은 감염 후 수개월에서 수년 동안 만성적으로 발병할 수도 있다.

3) 진 단

기니피그(guinea pig)나 수정란을 이용하여 환자의 혈액으로부터 원인균을 분리하면 가장 확실하다. 다만, 공기로 전염되고, 전염성이 강하므로 검사실 요원의 세심한 주의가 필요하다. 혈청학적 검사로는 보체결합반응검사와 미세응집반응검사가 사용된다.

11 클라미디아

클라미디아(*Chlamydia*)는 독립적인 에너지 생산 기전이 없으므로 숙주세포의 세포질 내에서만 증식이 가능하다. ATP를 합성할 수 없고 숙주세포로부터 에너지가 풍부한 대사 중간산물을 공급받아야 한다.

제 1 절 구조와 대사

클라미디아는 그람음성 세균의 세포벽과 유사하며, 비교적 지질 함량이 많은 세포벽은 전형적인 펩티도글리칸(peptidoglycan)을 가지고 있지 않다. 따라서 리소자임(lysozyme)에 의해 영향을 받지 않는다. 기본 소체와 그물체(망상체) 모두 DNA와 RNA를 갖는다. 그물체는 RNA가 많은 반면, 기본 소체는 DNA와 RNA의 양이 거의 비슷하다. 이는 그물체 형태일 때 성장과 분열이 활발하다는 사실을 보여주는 것이다. 리케차와 마찬가지로 Giemsa 염색에 잘 염색되나 그람 염색의 결과는 다양해서 분류에 별반 도움이 되지 않는다.

클라미디아는 독특한 생활주기를 갖는다. 즉 직경이 약 0.3㎛ 정도 되는 기본 소체는 숙주세포에 부착한 후 숙주세포 내로 탐식된다. 숙주세포 내에서 기본 소체는 크기가 약 0.5 ~1㎛인 그물체로 변한다. 이 그물체는 이분법에 의하여 분열도 하고 크기도 커진다. 그물체는 다시 기본 소

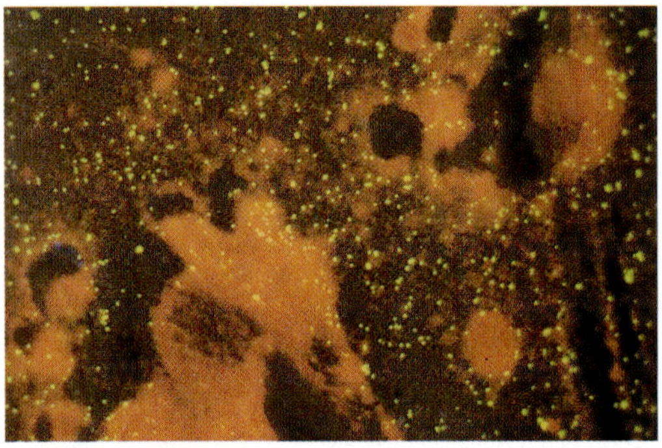

그림 11-1 *Chlamydia trachomatis* 감염자의 질 도말물의 형광염색

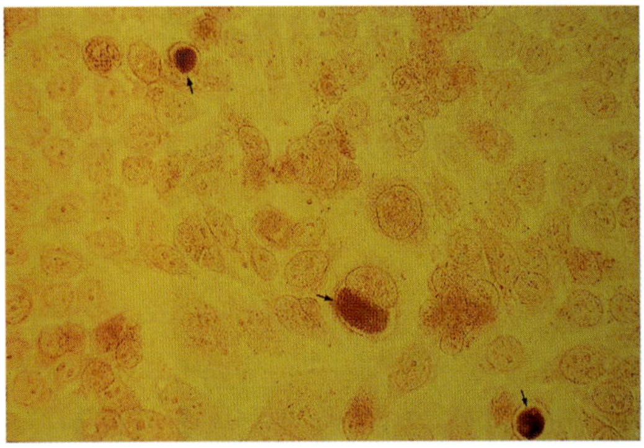

그림 11-2 *Chlamydia trachomatis*의 봉입체(L929 세포)

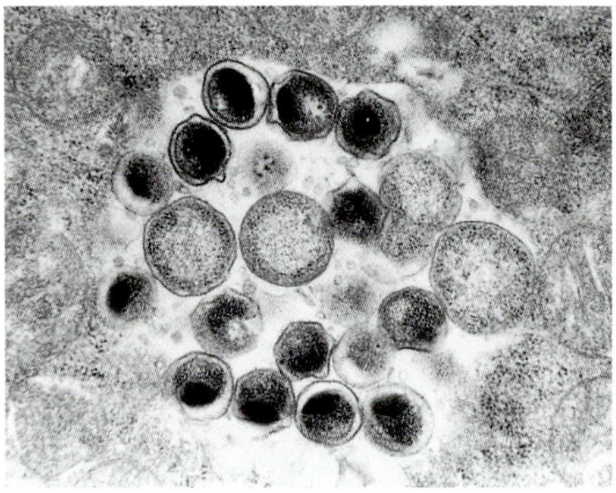

그림 11-3 *Chlamydiae* 의 봉입체 (전자현미경 ; 20,000x)

체로 재개편되고, 숙주 세포의 봉입체 내에 고밀도로 존재하게 된다. 봉입체 내의 클라미디아 기본 소체는 숙주 세포로부터 탈출하여 다른 세포를 감염시키게 된다. 이 생활주기는 약 24~48시간이 걸린다(그림 11-1~3).

클라미디아는 열에 매우 약하다. 저온살균에 의해서 완전히 감염력을 잃는다. 그러나 영하 70℃에서는 수년 간 감염력을 유지한다. 화학적 물질에도 매우 약해서 석탄산(phenol)이나 에테르에 의해 쉽게 불활성화 된다. 세포벽에 펩티도글리칸 층이 거의 없으므로 페니실린 등의 세포벽 합성 억제제에는 듣지 않고, 대신 단백질 합성 억제제들이 대부분의 임상감염에 효과적이다. 클라미디아에 의한 감염의 특징 중 하나는 감염이 오래 지속되어 숙주와 클라미디아 사이에 평형을 이루는 것이다. 이런 상태를 무증상감염(불현성감염)이라 한다. 클라미디아에 대해서는 항체가 형성되나 방어능력이 약해서 항체가가 높은 경우에도 다른 사람에게 감염시킬 수 있다.

제 2 절 분 류

클라미디아는 *C. trachomatis*, *C. pneumoniae*, *C. psittaci*의 3 균종이 있다. *C. trachomatis*는 글리코겐을 함유한 세포질 내 봉입체를 형성하며, 항생제인 술폰아미드(sulfonamide)에 감수성이 있다. 결막염, 비임균성 요도염, 자궁관염, 신생아 폐렴 등을 일으킨다. *C. pneumoniae*는 글리코겐이 없는 세포질 내 봉입체를 형성하고 보통 술폰아미드에 저항성이며, 호흡기 감염의 원인이 된다. *C. psittaci*는 글리코겐이 없는 산재성의 세포질 내 봉입체를 형성하고 술폰아미드에 저항성이다. 사람에게 앵무새병을 일으키고 조류와 고양이 등에서 다양한 병을 일으킨다.

제 3 절 감 염 증

1. 앵무새병

1) 병인론

앵무새병(Ornithosis)의 원인균은 *C. psittaci*이다. 앵무새병(Ornithosis)은 조류와 접촉한 사람에서 걸리는 질병으로 알려져 붙여진 이름이다. 원인균이 가금류와 야생조류에 감염되어 있다가 사람에게 우연히 전파되는 것이다. 호흡기도를 통하여 인체에 들어온 원인균은 초기에는 환자의 혈액과 객담에서 발견된다. 원인균은 허파에 정착한 후 반점형 염증을 일으키고 그 밖에도 간, 지라(비장), 심장, 콩팥(신장) 등의 충혈과 비대 등을 일으킨다.

2) 임상소견

앵무새병으로 의심되는 새에 노출된 사람에서 독감이나 무균성 폐렴의 증상이 갑자기 나타난다. 잠복기는 평균 10일 정도이다. 갑작스러운 불쾌감, 발열, 식욕감퇴, 편도선염, 심한 두통 등이 나타난다. 수일 내로 증상은 호전되지만 심한 경우 기관지폐렴의 증상이 나타난다. 이 경우 치료하지 않으면 치사율은 20% 정도로 높다.

3) 진단과 치료

가장 확실한 방법은 원인균인 *C. psittaci*를 환자의 혈액이나 객담에서 분리하는 것이다. 세포배양이나 부화란의 난황, 생쥐의 복강(abdominal cavity)을 이용하여 분리한다. 두번째로는 혈청학적 방법이 있다. 보체결합시험으로 항체가가 1 : 32 이상이면 양성으로 진단할 수 있다. 생성된 항체는 상당기간 지속되지만 방어능력은 완전하지 않다. 백신은 개발되어 있으나 동물(조류)에서만 사용하고 사람에게는 사용하지 않는다.

치료제로 가장 효과적인 것은 테트라사이클린이며, 열이 떨어진 후 10일까지 복용해야 한다. 항생제로 치료하면 치사율은 2% 미만으로 감소한다. 사망은 주로 노년층에서 자주 일어난다.

4) 역학과 관리

원인균을 분비하는 감염된 새와 접촉하는 경우에 환자가 발생하므로 애완용 새가 가장 중요한 감염원이 된다. 새에게 테트라사이클린을 주어 예방적 치료를 하는 것이 인체 발병을 줄여주는 방법이다. 사람에서 사람으로의 전파는 드물다. 우리나라에서는 주로 수입되는 앵무새 등의 새에서 발생하므로 수입되는 가금류의 검역이 중요하다. 검역에서 발견된 경우는 감염된 새를 위생적으로 죽여 처리해야 한다.

2. 성병림프육아종

1) 원인균과 병인론

성병림프육아종(Lymphogranuloma venereum)은 *C. trachomatis*가 원인균이다. 열대지방에서 더 많이 발견되는 화농성 서혜부 선염이다. *C. trachomatis*는 3 가지 혈청형(L1~L3)이 있으며 독성물질을 포함하고 있다.

2) 임상소견

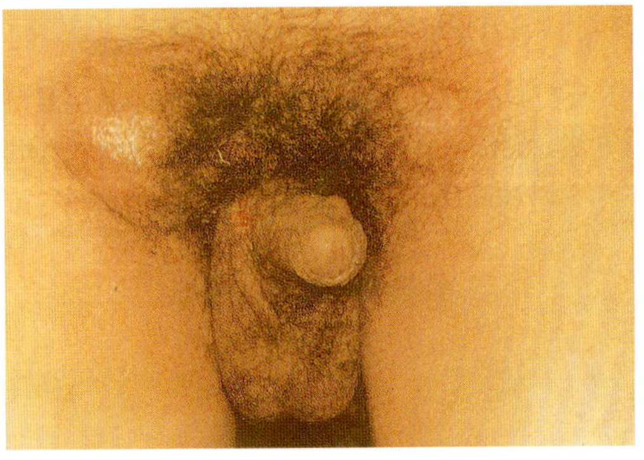

그림 11-4 성병림프성육아종
(Lymphogranuloma venereum, 림프샘 종창)

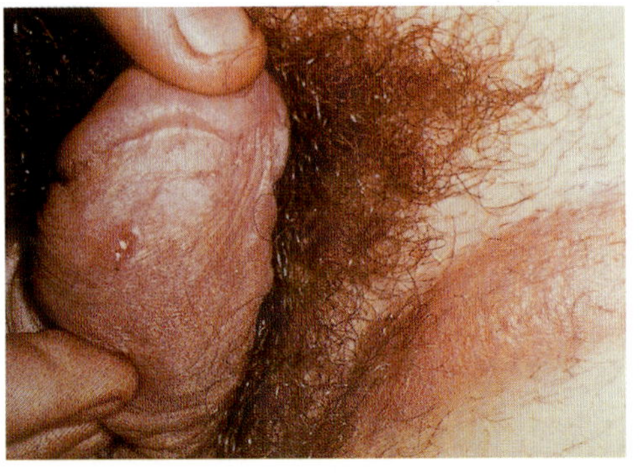

그림 11-5 성병림프성육아종(피부궤양)

성적 접촉에 의하여 전염되며 감염 후 생식기, 항문, 곧창자(직장) 등에 구진(papule)이나 수포(phlyctena)가 발생한다. 이후 주변의 림프절이 커지고 아프게 된다. 림프절은 결국 고름(농)으로 변하여 많은 농루(blennorrhagia)를 통하여 배농(pyorrhea)하게 된다. 동성애 남성에서는 항문 주위에 같은 질병이 나타난다. 활동성 림프샘염이 진행되는 동안 발열, 두통, 수막염 증세, 결막염, 피부 발적, 오심, 구토, 관절통 등의 전신증상을 보인다(그림 11-4, 5). 초기가 아닌 경우에는 항생제 치료도 별 효과가 없다.

3) 진단과 치료

고름에서 도말 염색할 수 있으나 입자 관찰은 어렵다. 확실한 방법은 가검물을 세포배양이나 부화란, 생쥐(mouse) 등을 이용하여 분리 배양하는 것이다. 혈청학적 방법도 진단에 도움을 준다. 가장 흔히 사용되는 혈청학적 방법은 보체결합반응이다. 항체는 발병 2~4주 후에 양성으로 되며 항체가가 1 : 64 이상이면 활동성 감염으로 진단이 가능하다. 만일, 적절한 치료를 하지 않으면 만성화되는 경향이 있고, 수년 동안 원인균에 지속적으로 감염된다. 면역백신은 개발되어 있지 않다.

항생제 치료는 초기에 필수적으로 이루어져야 한다. 술폰아미드와 테트라사이클린이 효과가 있다. 치료 후 보체결합 항체가 줄어든다면 치료효과가 있다는 것을 의미한다. 필요하면 외과적 치료도 해야 한다.

4) 예방과 관리

성병림프육아종은 열대나 아열대지방에서 많지만 다른 지역에서도 발생한다. 또한 눈을 통한 감염도 가능하다. 만성으로 감염된 사람은 보균자로서 역할을 하게 되므로 보균자를 찾아서 치료하는 것이 관리에 도움을 준다. 예방방법은 다른 성병과 마찬가지이다.

3. 트라코마(Trachoma)

1) 원인균과 병인론

원인균은 *C. trachomatis*이다. 흔히 혈청형 A, B, Ba, C형에 의해서 발병한다. 결막과 각막에 감염되어 급성 염증성 질환을 일으키고 결국에는 반흔과 실명으로 진행되는 만성 결막염과 만성 각막염이다.

2) 임상소견

잠복기는 3～10일이며 유행성으로 발병한다. 보통 어린아이에서 시작하는 경우가 많다. 최초의 증상은 눈물이 많아지고, 점액질의 고름이 나오며, 결막이 충혈되고 비대해진다. 현미경으로 보면 각막 상피세포와 상피하부의 침윤과 각막 내 혈관의 확장이 나타난다. 각막에 2차적인 세균이 감염되면서 점진적으로 각막이 손상되어 시력이 소실된다. 전신증상은 없다.

3) 진단과 치료

확실한 진단방법은 세포질 내 봉입체에서 형광항체법으로 원인균을 증명하는 방법이다. McCoy 세포에서 원인균을 배양할 수도 있다. 혈청학적 진단법으로는 면역형광항체법이 사용된다. 이때 항체는 혈청이나 눈의 분비물에서 채취할 수 있다. 치료제로는 술폰아미드, 에리스로마이신, 테트라사이클린 등이 사용된다. 스테로이드 제제의 국소적 투여는 효과가 없으며, 트라코마를 재활성화시킬 수도 있다.

4) 예방과 관리

전 세계적으로 많은 사람들이 트라코마에 감염되어 있다. 또한 2,000만 이상의 인구가 트라코마로 실명했다는 보고는 믿을만 하다고 판단된다. 이 질병은 물이 부족한 아프리카, 아시아와 지중해 연안에서 가장 흔히 유행한다. 주로 어린 시절에 감염되고 빈번한 세균의 중복감염에 의하여 실명까지 이르게 되므로 조기 진단과 약물치료가 중요하다. 아직까지 트라코마에 대한 효과적인 백신은 개발되지 못하였다.

4. 생식기 감염과 봉입체결막염

1) 원인균과 병인론

이 질병도 원인균은 *C. trachomatis*이다. 혈청형 D～K까지는 성병을 일으킨다. 이들 혈청형은 개발도상국에서의 봉입체결막염을 일으키기도 한다. 남성에서 비임균성 요도염과 부고환염을 일으키고, 여성에서는 요도염, 자궁경관염, 골반염 등을 일으킨다. 무증상일 수도 있으나, 이 경우에도 성적 상대자에 감염을 일으킨다. 감염된 성인의 생식기 분비물은 결막에 자가감염되어 봉입체결막염을 일으킬 수 있다. 눈의 감염은 트라코마와 매우 유사하다. 신생아는 감염된 산모로부터 감염되어 봉입체결막염으로 진행될 수 있다. 신생아의 경우에는 이로 인해 호흡기 증상을 나타내기도 한다.

2) 진단과 치료

가검물을 자궁목이나 생식기 부근에서 채취하거나 생검 등의 방법으로 채취하여 원인균을 분리 배양한다. McCoy 세포를 이용하여 원인균을 배양한 후 면역형광항체로 검사하면 세포질 내의 봉입체를 관찰할 수 있다. 최근에 개발된 직접형광항체법이나 효소면역측정법에 의한 검사법도 매우 유용하다. 이 밖에도 분자생물학적 기법인 중합효소 연쇄반응(PCR)과 라이게이즈 연쇄반응(LCR) 등도 개발되어 있다. 혈청학적 방법도 도움이 되지만 지역사회 내에 감염자가 많은 경우에는 양성이라 하더라도 진단적인 의미를 부여하기 힘들게 된다.

치료는 테트라사이클린, 독시사이클린 등이 비임균성 요도염에 사용된다. 임산부인 경우에는 에리스로마이신이 사용된다. 성적 상대자도 같이 치료해야 재감염을 막을 수 있다.

3) 예방과 관리

*C. trachomatis*의 생식기 감염이나 봉입체결막염은 성적 상대자로부터 감염되고, 신생아는 감염된 산모에 의해서 감염된다. 신생아의 눈병은 산모의 성병 치료에 의해서 예방이 가능하며, 또한 환자가 발견되었을 때는 다른 성병과 마찬가지로 성적 상대자도 같이 치료하는 것이 중요하다. 신생아의 눈에 에리스로마이신이나 테트라사이클린을 점적하는 것으로는 결막염의 발생을 예방하지 못한다. 가장 좋은 예방방법은 안전한 성생활이다.

5. 클라미디아 폐렴균과 호흡기 감염

1) 원인균과 병인론

원인균은 *Chlamydia pneumoniae*이다. 형체는 둥글고, 봉입체를 형성하며, 기본 소체는 서양배 모양을 하고 있다. 이 세균에 감염된 사람의 대부분은 무증상이거나 가벼운 질병을 일으키며, 비정형 폐렴 등의 심한 질병도 일으킨다. 인후두염, 중이염 등의 상부기도에 염증을 일으키는 경우도 있으며, 특히 젊은이에서 발생하는 집단폐렴의 5~20%가 *Chlamydia pneumoniae*에 의한 것이다. 비정형 폐렴은 *Mycoplasma pneumoniae*에 의한 것과 유사하다.

2) 진단과 치료

가검물에서 직접 도말하여 형광항체 현미경으로 확인하는 방법이 있으나 이 방법으로 기본소체를 직접 증명하는 것은 감수성이 낮다. 또한 HL 세포나 HEP-2 세포에서 배양을 하는 방법이 있으나 이 역시 감수성이 낮다. *Chlamydia pneumoniae*의 진단에 가장 좋은 방법은 면역형광항체법을 이용한 혈청학적 방법이다. 환자의 항체를 증명함으로써 진단하는 방법으로 단일 IgM

항체가는 1 : 16 이상이면 양성으로 진단할 수 있고, 단일 IgG 항체가는 1 : 512 이상이어야 한다. 또한 초기 가검물과 후기 가검물의 2가지 항체 공히 4배 이상의 역가 상승을 확인하면 진단이 가능하다.

*Chlamydia pneumoniae*에 대한 항생제의 치료는 테트라사이클린이나 에리스로마이신 등이 사용된다.

3) 예방과 관리

*Chlamydia pneumoniae*의 감염은 상당히 흔하다. 전 세계 인구의 30~50%가 이 세균에 대한 항체를 가지고 있다. 동물은 감염하지 않고 사람만을 감염하는 것으로 추정된다. 공기전염일 가능성이 높다.

12

미코플라스마와 기타 병원체

제 1 절 형태와 구조

미코플라스마(*Mycoplasma*)는 인공배지에서 증식이 가능한 가장 작은 생물이다. 크기는 50~300nm 정도이며 세포벽이 없고, 스테롤을 함유한 세 층의 단위막으로 싸여 있는 다형태성의 세균이다. 세포벽이 없기 때문에 세포벽 합성 저해제인 페니실린계의 항생제에는 완전한 저항성을 나타내지만, tetracycline, erythromycin 등에는 감수성이다. 미코플라스마는 특이항체(자기항원에 대한 항체)에 의하여 증식이 억제되는 특성이 있어 균종의 동정에 이용된다.

제 2 절 분류와 배양

미코플라스마는 인공배지에서 성장이 가능하지만 집락의 크기가 너무 작고 각 균체가 약해서 일반적인 세균 연구방법을 사용하기 힘들다. 미코플라스마는 약 20%의 혈청이 포함된 PPLO 배지, Mycoplasma 배지에서 증식이 가능하다. 집락의 크기가 매우 작아서 약 5일간 배양해도 현미경으로 보아야 관찰이 가능하다. 집락은 중앙부가 우무 내로 파고드는 특징이 있다. 미코플라스

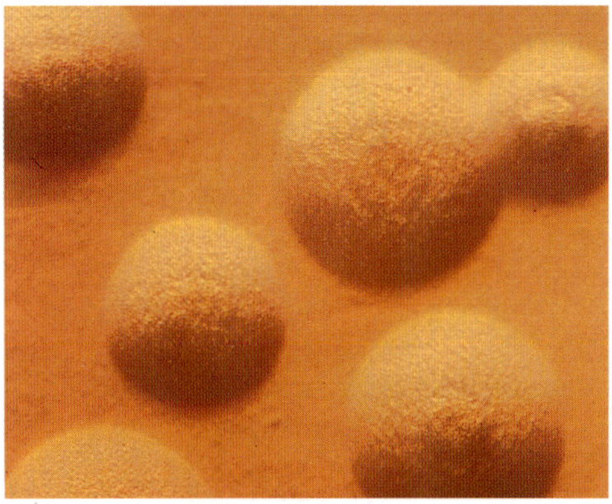

그림 12-1 *Mycoplasma hominis*의 집락

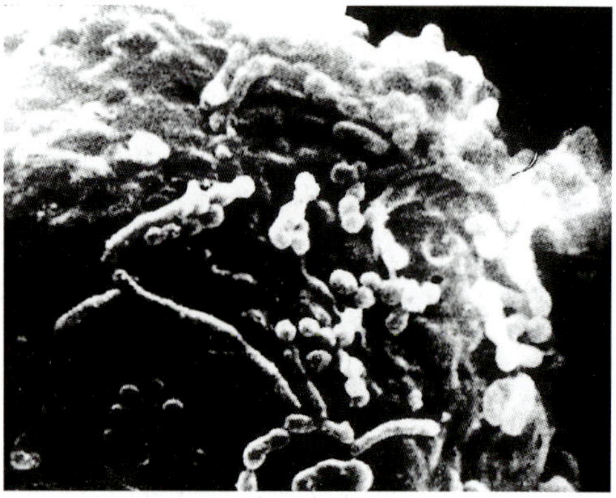

그림 12-2 *Ureaplasma urealyticum*의 다형성 균체 (전자현미경)

마는 매우 작은 세균으로 바이러스처럼 450mm의 여과지를 통과하는 특성이 있다(그림 12-1, 2). 증식을 위하여 스테롤을 요구한다. 사람에서는 *Mycoplasma hominis, M. pneumoniae, M. genitalium, Ureaplsma urealyticum*이 병원성 균이며, 이 밖에 11가지의 균종이 알려져 있다. *M. pneumoniae, M. genitalium*은 산소성이며, *M. hominis* 등 대부분의 미코플라스마는 미세무산소성이다.

제 3 절 병 원 성

미코플라스마는 사상체의 말단구조를 가지는데, 이를 이용하여 숙주세포에 부착한다. 이 말단구조가 없는 미코플라스마는 부착소 단백질을 이용하여 숙주세포의 표면에 부착하며, 과산화수소나 과산화기를 생성하여 세포독성을 갖는다.

제 4 절 감 염 증

미코플라스마는 한 가지 숙주만을 갖는 숙주 특성이 있다. 사람의 생식기, 비뇨기, 호흡기에 감염할 수 있다. 구강의 정상 균무리의 일부이며 정상인의 구강점막 등에서도 분리된다. 일부 미코플라스마는 여성의 비뇨생식기계가 정상 서식처이기도 하다.

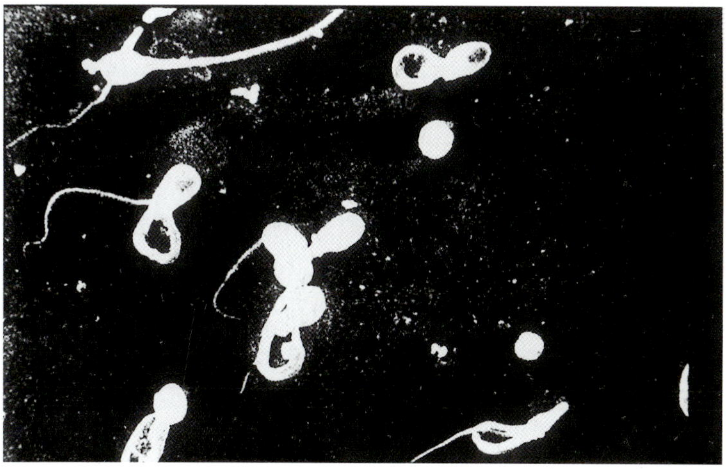

그림 12-3 *U. urealyticum*에 감염된 환자의 정자(정자의 꼬리가 말려 있음)

미코플라스마 중에는 동물이나 식물에서 감염을 일으키는 종류도 있다. 동물의 경우 폐렴이나 피부염, 관절염 등 다양한 질병을 일으킨다. 그러나 이들은 사람의 감염과는 관련이 없다. 사람에서는 폐렴과 생식기계의 감염을 일으키며, 직접적인 접촉에 의해 전파되므로 성병의 일종으로 알려져 있다(그림 12-3).

1. 미코플라스마 폐렴

1) 원인균과 병인론

원인균은 *M. pneumoniae*이며, 특히 5~20세의 사람에서 흔히 문제가 된다. 사람의 호흡기를 통하여 감염된다. 호흡기 점막 상피세포에 부착하여 감염되지만, 균체는 세포 내로 들어가지 않는 세포 외 감염으로 알려져 있으나 최근에 *M. pneumoniae*가 세포 내로 침투하여 세포질이나 핵 내에도 존재함이 확인되었다.

2) 임상증상

폐렴 중에서는 가벼운 증상을 보인다. 무증상인 경우도 있고, 신경학적 증상이나 빈혈 등을 동반하거나 피부증상을 동반하는 심한 경우도 있다. 감염 초기에는 발열, 두통, 인후통, 기침 등이 있지만 후기에는 혈액성 객담과 흉통이 있다. 흉부 X선상에서 침윤이 심하게 나타날 수 있지만 일반적으로 임상적인 경과는 양호하여 사망은 매우 드물다. 합병증으로 용혈빈혈이나 뇌막염, 신경염, 심근염, 심내막염, 관절염, 이자염 등이 가능하다.

3) 진단과 치료

객담이나 인후두로부터 원인균인 *M. pneumoniae*를 배양하거나 보체결합반응, 면역형광항체법, 혈구응집반응 등의 혈청학적 검사로 진단이 가능하다. 항체가는 발병 3~4주에 최고에 달하며 항체가가 1 : 64 이상이면 미코플라스마에 의한 폐렴으로 진단할 수 있다.

치료제로는 테트라사이클린과 에리스로마이신이 사용되지만 이들 항생제로 미코플라스마를 완전히 제거하지는 못한다. 최근 에리스로마이신에 저항성인 *M. pneumoniae* 균주가 많이 분리 보고되고 있으며, 특히 우리나라에서는 저항성 균주의 분리율이 높다. 백신이 개발되어 있으나 효과와 안전도에 문제가 있어 현재 사용하고 있지는 않다.

2. 비뇨생식기계 감염증

미코플라스마는 비뇨기계와 생식기계에 다양한 감염증을 일으킨다. *M. hominis*는 자궁목이나 자궁관, 난소 등의 질병과 연관되어 있다. *Ureaplasma urealyticum*과 *M. genitalium*은 남성의 비임균성 요도염과 관련이 깊지만 여성에서는 질병과의 관련성이 약한 편이다. 정상적인 여성의 생식기에서도 흔히 발견되기 때문이다. *U. urealyticum*은 미숙아 혹은 저체중아에서의 허파질환과 관련성이 있다(그림 12-3). 최근에 AIDS 환자에서 *M. penetrans*가 발견되었으나 질병과의 관계는 불분명하다. *M. hominis*는 에리스로마이신에 높은 저항성을 나타내고 있다.

제 5 절 기타 병원체

1. 레지오넬라

1976년 미국 필라델피아에서 열린 재향군인회에 참석한 사람들에게서 집단적으로 발병하여 처음 알려진 이후 이를 기념하여 재향군인병(혹은 향군병)으로 명명되었다. 현재까지 34종 이상의 레지오넬라(*Legionella pneumophila*)가 밝혀졌으나 *L. pneumophila*가 사람에서는 주요한 병원성 세균이다. 이 세균은 토양이나 호수, 개천 등지에 산재하며 세계적으로 분포한다. 에어컨이나 샤워실에서도 많이 발견된다. 특히 병원, 백화점 등 대형 건물의 냉각탑에서 흔히 발견된다. 사람에서 사람으로 전염되지는 않는다. 우리나라에서도 대형 건물의 냉각탑에서 이 균이 발견된 경우가 많았으며 집단적으로 발병한 경우도 있었다.

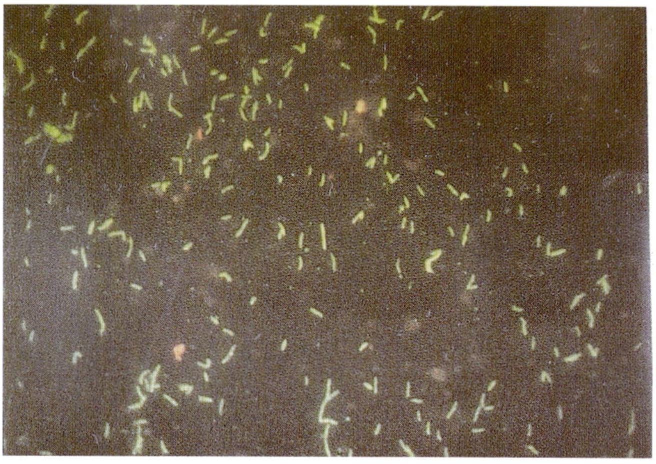

그림 12-4 *Legionella pneumophila* 균(직접형광염색법)

1) 형태와 동정

전형적인 세균은 산소성(호기성) 그람음성 세균으로 길이가 2~50㎛, 폭은 0.5~1㎛의 크기이다(그림 12-4). 그람염색에서 잘 염색되지 않는 경우가 많다. 배양시에는 BCYE(buffered charcoal-yeast extract agar, pH 6.9) 배지를 사용하고, 90%의 습도를 유지하고 35℃에서 배양한다. 자라는 속도가 느려서 적어도 3일은 배양해야 맨눈으로 집락을 관찰할 수 있다.

2) 병인론

레지오넬라는 고온 다습한 환경에 산재해 있다. 면역기능이 저하된 사람이나 허약한 사람이 원인균에 호흡기를 통해 감염되면 발병한다. 급성 화농성 폐렴을 일으킨다. 조직학적으로 관찰하면 대부분의 원인균은 탐식세포 내에 존재한다. *L. pneumophila*는 사람의 허파꽈리(폐포) 내의 큰포식세포와 단핵구에 들어가서 자라는데, 백혈구들이 이 세균을 죽이지 못한다.

3) 임상소견

질환의 발생빈도는 55세 이상의 남자에서 가장 높다. 항암제나 스테로이드 등 면역억제제의 투여, 만성 기관지염, 흡연 등이 위험을 증가시키는 요인들이다. 대부분의 감염자에서 폐렴으로 진행되지는 않는데, 허약한 사람들에서는 고열, 오한, 무력감, 기침 등의 증상이 동반된 급성폐렴이 진행될 수 있다. 폐렴 이외에도 발열과 오한, 무력감, 근육통 및 두통이 6~12시간 동안 지속되는 Pontiac fever를 일으키기도 한다.

4) 진단과 치료

기관지나 가슴막액, 혈액 등에서 원인균을 분리하고 BCYE 우무배지에서 배양하여 진단할 수 있다. 혈청학적 검사는 집단적으로 발생할 때 실시하는 역학조사에 유용한 방법이다. *L. pneumophila*는 세포 내 감염이므로 항체보다는 세포성 면역반응이 방어에 더 중요할 것으로 여겨진다. 치료제로는 에리스로마이신이 가장 효과적이다. 에어콘 등의 사용이 증가하고 있으므로 냉각수 등을 염소화 등의 방법으로 자주 소독하는 것이 집단적 발병을 예방할 수 있는 방법이다.

2. 리스테리아

1) 형태와 동정

리스테리아(*Listeria. monocytogenes*)는 그람양성이며, 아포를 형성하지 않는 짧은 막대균이다. 이 균은 22℃에서는 운동성이 있지만 37℃에서는 운동성이 없다. 혈액을 함유하는 배지에서 용혈성이 나타난다. 이 균은 통성 무산소성이고 카탈라아제 양성이다. 혈청학적 분류는 역학적 연구에 이용되는데 혈청형 Ia, Ib, IVb 등이 사람으로부터 분리된 균의 90% 이상을 이룬다. 특히, 이 중에서 혈청형 IVb는 저온살균이 부적절하게 된 우유로 만든 치즈와 관련된 유행성 리스테리아증을 일으켜 왔다. *L. monocytogenes*는 가축과 야생동물에서도 수막염 등을 일으킨다.

2) 병인론

*L. monocytogenes*는 오염된 치즈와 야채 등의 식품을 통하여 인체에 들어온다. 몸에 들어온 세균은 상피세포 등의 식포 안에 들어가게 되는데, 여기서 사멸되지 않고 lysteriolysin-O를 분비하여 식포의 막을 분해하여 세포질로 탈출하게 된다. 세포질에서 균들은 증식하며 여러 가지 증세를 일으키게 된다. 이 세균에 대한 면역반응은 세포성 면역반응이 중요하며 수동면역도 항체가 아닌 림프구에 의해서 전달된다.

3) 임상증상, 진단과 치료

자궁 내 감염의 경우 출산 전후에 자궁 내 패혈증 혹은 태아의 사망을 일으킬 수 있다. 또한 출생시와 출생 후 3주 사이에 뇌막염의 원인이 되며 매우 높은 치사율을 보인다. 성인에서는 뇌수막염, 균혈증 등을 일으킨다. 이 경우 대개는 면역이 억제된 환자에서 흔히 일어난다.

리스테리아증은 혈액과 척수에서 원인균을 배양해야 진단할 수 있다. 치료제로는 ampicilline, gentamicin 등이 사용된다.

3. 돼지단독균

돼지단독균(*Erysipelothrix rhusiopathiae*)은 작고 투명한 집락을 형성하는 그람양성 막대균이다. 혈액이 함유된 배지에서 α용혈대를 형성할 수 있다. 집락의 모양과 그람염색상의 형상이 생육의 조건에 따라 다양하게 나타날 수 있다. 카탈라아제, 옥시다아제를 만들 수 있다.

*E. rhusiopathiae*은 다양한 동물들에서 전 세계적으로 분포한다. 돼지, 칠면조, 오리, 양 등에서 병을 일으킨다. 특히 돼지단독(erysipelas)은 양돈 농가에 큰 피해를 줄 수 있는 질병이다. 사람의 단독은 사슬알균에 의해서 일어나므로 *E. rhusiopathiae*에 의해서 일어나는 것과는 다르다. 사람에서 발생하는 *E. rhusiopathiae*에 의한 질병은 유단독(erysipeloid)이라고 부르며, 동물이나 고기제품, 생선 등에 직접 접촉하여 감염이 된다. 도축업자나 어부 등에서 감염 위험이 크다. 유단독은 흔히 손가락 상처를 통하여 감염되는데, 감염 후 2～7일이 경과하면 심한 통증과 부종이 생긴다. 상처는 시간이 지나면서 보라색으로 바뀌고 고름이 생기지는 않는다. 감염 시에는 페니실린-G를 사용하며, 3주 정도의 치료가 필요하다.

4. *Streptobacillus moniliformis*

*S. moniliformis*는 산소성 그람음성 세균이며 형태가 다양하다. 혈청단백질, 난황 등이 함유된 배지에서 잘 자라는 중온균이다. *S. moniliformis*는 쥐의 정상 균무리이며, 사람은 쥐에 물렸을 때 감염될 수 있다. 인체에서의 증상은 패혈증, 점상출혈성 반점 및 다발성 관절염 등이다. 이 세균은 우유를 섭취한 후에도 감염될 수 있고 유행병으로 발생하기도 한다.

5. 바르토넬라

바르토넬라(Bartonella)에 속하는 세균 중에서는 *Bartonella bacilliformis*와 *B. quintana* 및 *B. henselae* 등이 의학적으로 질병을 일으키는 종이다. 바르토넬라는 형태가 다양하고 천천히 자라며, 실험실에서 분리하기가 어려운 그람음성 막대균이다. 그러나 조직에서 은포화염색을 하면 관찰할 수 있다.

1) *B. bacilliformis*

감염의 초기에는 Oroya fever라고 부른다. 이 경우 심각한 감염성 빈혈이 일어난다. 적혈구의 파괴로 인한 심한 빈혈과 비장 및 간의 비대, 림프절 내로의 출혈 등이 갑자기 발병한다. 세균 덩어리가 혈관의 내피세포 안에 꽉 차 있으며 혈관의 내피세포의 부종에 의하여 혈관이 막히거나 혈전증이 생기기도 한다. 치료하지 않는 경우 치사율은 40%에 이른다. 감염 후기에 들어서는

verruga peruana라고 하는 발진이 일어난다. 피부의 혈관에 생기는 병변으로 약 1년간 지속되지만 치사율은 거의 없다. 열대지방, 특히 남아메리카의 페루, 콜롬비아, 에쿠아도르 등의 산간지방에 국한되어 발병한다.

2) *B. henselae*

예전에는 *Rochalimaea henselae*로 불리웠던 세균으로, *cat scratch disease*를 일으키는 원인균이다. 고양이와 접촉하거나 물린 후 약 2주 후에 열이 나고 림프절에 부종이 생기는 심각하지 않은 질병이며, 다른 사람에게 전염되지는 않는다. 접촉부위에서 피부에 구진이 나타날 수 있다. 미열과 두통, 목이 아프거나 결막염 등의 증상이 가능하다. 심한 경우에는 림프절에서 고름이 분비되기도 한다. 림프절에서 배출된 고름으로부터 일반적인 방법으로 원인 세균이 자라지 않는 경우가 많아서 특징적인 병리조직학적 소견과 혈청학적 방법으로 진단한다. 이 질병은 면역이 정상적인 사람에게서도 발생하므로 감염된 고양이와의 접촉을 피하는 것이 예방에 도움이 된다. 치료는 외과적 절제와 테트라사이클린, 에리스로마이신의 투여이다.

3) *B. quintana*

예전에 *Rochalimaea quintana*로 불리우던 세균이다. *B. henselae*와 함께 세균성 혈관종증(Bacillary angiomatosis)을 일으킨다. 세균성 혈관종증은 면역기능이 약화된 사람들, 특히 후천면역결핍증후군(AIDS)에서 많이 발생한다. 원인균의 감염에 의하여 혈관의 내피세포에 감염되어 조직학적으로 특징적인 현상을 일으킨다. 피부의 붉은 구진은 피부비늘과 홍반 등으로 둘러

표 12-1 인체 감염에서 흔히 발견되는 무산소균(혐기성 세균)

소 속	세균명	주로 발견되는 부위
그람음성 막대균	*Bacteroides fragilis*	큰창자
그람음성 막대균	*Prevotella melaninogenica*	입안
그람음성 막대균	*Fusobacterium*	입안, 큰창자
그람양성 막대균	*Actinomyces*	입안
그람양성 막대균	*Lactobacillus*	질
그람양성 막대균	*Propionibacterium*	피부
그람양성 막대균	*Eubacterium*	입안, 큰창자
그람양성 막대균	*Bifidobacterium*	입안, 큰창자
그람양성 막대균	*Clostridium*	큰창자, 토양
그람양성 알균	*Peptostreptococcus*	큰창자
그람음성 알균	*Veillonella*	입안, 큰창자

싸여 있다. 병변은 점점 더 커지면서 직경이 수 센티미터가 되기도 한다. 궤양을 형성하거나 여러 개가 한꺼번에 발생하기도 한다. 카포시 육종과 아주 비슷하지만 완전히 서로 다른 질병이다. 진단은 병리조직학적 소견과 은염색 절편에서 형태가 다양한 막대균을 증명하면 된다. 치료는 에리스로마이신 혹은 독시사이클린 등을 최소한 2개월 투여해야 한다. *B. henselae*는 대개 집에서 기르는 고양이에서 벼룩 등을 통하여 옮는 경우가 많고, *B. quintana*는 사람의 몸니(body louse)를 통하여 감염되는 경우가 많다.

6. 무산소균

무산소균(혐기성 세균)은 성장이나 대사에서 산소를 사용하지 않는 세균을 말한다. 주로 발효를 통하여 에너지를 얻는 세균으로 산소가 있으면 성장에 방해가 되는 세균들이다. 무산소균 감염의 특징으로는 여러 가지 무산소균의 복합 감염이 흔하고, 고약한 냄새가 나며, 고름을 형성하는 경우가 많다는 점을 들 수 있다.

1) 무산소균의 종류

무산소균의 종류는 30개 이상의 속에 200여 종이 있지만, 아직 많은 종에서는 이름조차 지어지지 않았다. 인체에서 흔히 발견되는 무산소균의 종류는 표 12-1에 제시하였다.

2) *Bacteroides* 종

인체에 감염을 일으키는 무산소균 중 가장 중요한 세균으로 그람음성 막대균이다. 박테로이데스는 주로 장과 다른 부위에 정상적으로 존재한다. 수분을 제거한 정상적인 대변에는 그람당 10^{11}개의 *Bacteroides fragilis*가 있다. 이 세균은 장파열 등에 의한 복막염 등에서 화농을 일으킨다. 간농양 등의 복강내 농양에서 이 세균은 다른 무산소균과 함께 흔히 발견된다.

3) 무산소균의 감염기전

Bacteroides 종은 지질다당류(LPS)를 가지고는 있지만 내독소 활성은 없다. 따라서 *Bacteroides* 감염 시 다른 그람음성 세균 감염 때와는 달리 발열이나 쇼크 등의 패혈증 증세는 없다. 무산소균에 의한 농양 형성을 막는 기전은 세포성 면역반응에 의한다. 무산소균에 의한 감염증으로는 가슴막, 허파, 배안(복강), 코인두, 여성의 골반내 감염 등이 있으며, 이들 경우에서 편성 무산소균만이 검출되는 경우는 약 25%이고, 통성 무산소균만 검출되는 경우가 약 25%이며, 2가지 모두 검출되는 경우는 약 50%이다. 산소균(호기성 세균)이 같이 섞여 있는 경우도 드물지만 존재한다.

4) 무산소균의 치료

무산소균의 감염은 대개 혼합감염이 흔하므로 외과적인 배농과 함께 항생제 요법을 병행해야 한다. 현재 가장 효과적인 치료제로는 클린다마이신과 메트로니다졸 등을 들 수 있다. 박테로이데스나 프레보텔라 감염의 경우에는 페니실린-G가 가장 효과가 좋다.

7. 녹농균속

녹농균속(Genus *Pseudomonas*)은 토양이나 수중에 널리 분포하는 운동성이 있는 산소성, 그람음성 막대균이다. 대표적인 세균인 녹농균(*Pseudomonas aeruginosa*)은 자연계와 병원 내의 수분이 많은 환경에 흔히 존재하고 있다. 정상인에게서는 정상 균무리로 분류되지만 면역능이 저하된 사람에서는 여러 가지 감염증을 일으킨다.

1) 형태와 동정

폭은 0.6㎛, 길이는 약 2㎛ 정도이고, 편성 산소균(호기성 세균)이다. 여러 가지 배지에서 쉽게 잘 성장하고, 특이한 달콤한 냄새를 낸다. 집락은 특이하게도 초록색이고, 일부 균주는 용혈성이 있다. 발육 최적온도는 37~42℃이고, 옥시다아제 양성이다. 섬모가 있어서 숙주의 상피세포에 부착하는 역할을 한다. Elastase, protease 등의 세포 외 효소를 생산하며, 외독소 A를 생산하는 경우가 많다. 외독소 A는 조직의 괴사를 일으키고 실험동물을 죽일 수 있다.

2) 병인론

녹농균은 이른바 기회감염균이다. 즉 면역능력이 저하된 부위나 환자에서만 문제를 일으킨다. 피부에 상처를 입었을 경우나 화상을 입었을 경우 혹은 여러 가지 삽관(catheterization)을 했을 경우, 면역기능이 저하된 환자의 경우에 감염을 일으킨다. 녹농균은 여러 가지 항생제에 대한 저항성이 강하므로 일단 감염이 되면 치료에 어려움이 따른다.

3) 임상증상

녹농균은 창상과 화상에서 고름을 만드는 2차 감염을 일으킨다. 요추천자의 경우에는 수막염을 일으킨다. 요로삽관을 했을 때는 요로감염을 일으킨다. 인공호흡기를 사용하는 경우에는 폐렴을 일으키기도 한다. 당뇨병 환자에서는 외이도염과 안과적 감염을 일으킨다. 어린이나 항암치료를 받는 면역력 저하 환자의 경우에는 치명적인 패혈증을 일으키는 경우가 있다.

4) 진단과 치료

녹농균은 정상 균무리로도 존재하므로 진단을 위해서는 반드시 감염부위에서 원인균을 분리하여 배양해야 한다. 녹농균은 상기한 바와 같이 여러 가지 약제에 대하여 저항성을 갖고 있으므로 치료가 어렵다. 이 세균은 치료제에 대한 저항성을 빨리 획득하기 때문에 항상 몇 가지 항생제를 병용해야 한다. 페니실린, 티카실린, 메슬로실린, 피페라실린 중 하나와 겐타마이신, 토브라마이신, 아미카신 중 하나를 병용해야 한다. 그 밖에도 퀴놀론 제제와 세파계 약물 등이 선택될 수도 있다. 녹농균의 치료에는 반드시 항생제 감수성 검사를 하여 약물을 선택해야 한다.

5) 예 방

녹농균은 주로 병원감염을 일으키는 병원균이고, 수분이 많은 환경에서 잘 번식하므로 씽크대, 수조, 샤워실, 가습기 등 병원 내에 있는 여러 가지 물건들을 잘 소독하고 관리해야 녹농균에 의한 감염을 예방할 수 있다. 백신은 위험성이 높은 환자에서 패혈증 예방에 제한적인 효과가 있다.

13 진균학 총론

진균은 핵, 미토콘드리아, 세포질그물(내형질세망), 골지체 등의 세포소기관을 갖고 있고, 엽록소가 없으며 유기물을 분해하여 영양분을 섭취하는 진핵생물로서 곰팡이, 효모, 버섯 등이 포함되어 있다. 진균은 10만 종 이상이 발견되었으며, 그 중 100여 종은 사람에서 질병을 일으키는 것으로 알려져 있고, 진정병원균(true pathogen)과 기회감염균(opportunistic pathogen)으로 나눌 수 있다.

제 1 절 진균의 일반적 성질

키틴과 글루칸, 당단백질 등으로 구성된 단단한 두 층의 세포벽과 에르고스테롤(ergosterol)을 함유한 세포질막이 있는 진핵세포이다. 대부분은 균사라고 하는 가느다란 실 모양의 구조물을 갖고 있고, 효모와 같이 단세포로 되어 있는 것도 있다. 엽록소가 없어 광합성을 하지 못하며, 유성생식과 무성생식으로 포자를 생성한다.

1. 세균과 진균의 차이점

표 13-1 세균과 진균의 차이

	세균(원핵생물)	진균(진핵생물)
크기	0.5~5㎛	3~10㎛ 이상
미토콘드리아	없다	있다
소포체	없다	있다
리보솜 크기	70S	80S
세포벽 성분	펩티도글리칸	키틴, 글루칸

2. 분 류

(1) 계통적 분류

의학적으로 중요한 진균은 진균문에 포함되며, 다시 5아문으로 분류된다.

진균문 ─
- ① 편모균아문(Mastigomycotina) ─ 비병원성
- ② 접합균아문(Zygomycotina) ─ 무코르, 콕시디오이데스 등
- ③ 자낭균아문(Ascomycotina) ─ 히스토플라스마, 블라스토마이세스 등
- ④ 담자균아문(Basidiomycotina) ─ 크립토코쿠스 등
- ⑤ 불완전균아문(Deuteromycotina) ─칸디다, 스포로스릭스 등 대부분의 병원진균

(2) 형태학적 분류

형태학적으로는 다음과 같이 분류된다.

① 균사형 진균 : 기다란 1개의 균사(hyphae)가 가지처럼 퍼져나가면서 균사체(mycelium)를 형성한다(그림 13-1a, b). 대부분은 균사의 중간에 격벽이 있지만 없는 것도 있다. 균사, 분절포자, 후막포자, 분생자 등에 의해서 증식한다.

② 효모(yeast) : 원형의 단세포성 진균이고, 출아법으로 증식한다(그림 13-2).

③ 효모양 진균(yeast-like fungus) : 출아하고 있는 효모와 효모가 길게 늘어나 균사 모양으로 보이는 거짓균사(pseudohyphae)를 갖고 있는 진균으로 *Candida* 속에서 잘 관찰된다(그림 13-3).

④ 두형태 진균(dimorphic fungus) : 균사형과 효모형 2가지 형태를 모두 갖고 있다. 인공배양하면 균사형으로 증식하고, 감염 조직 내에서는 효모형 발육형태를 취한다.

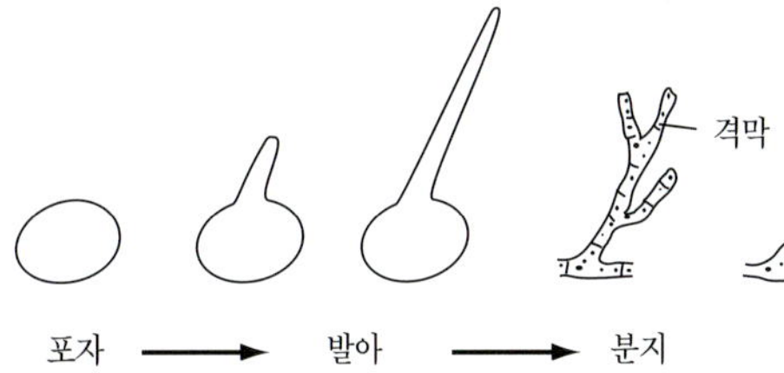

(a)

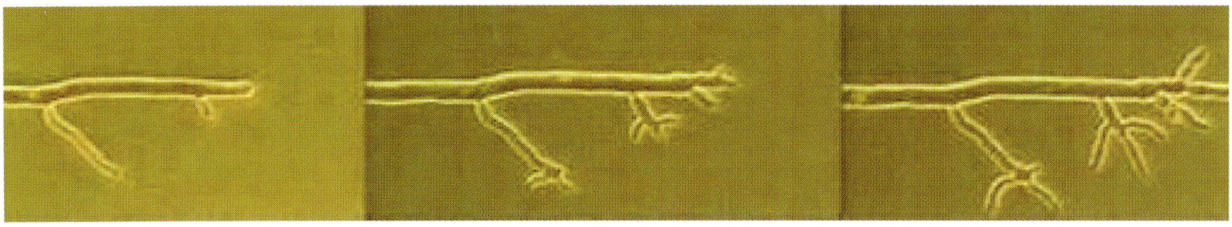

(b)

그림 13-1 균사형 진균

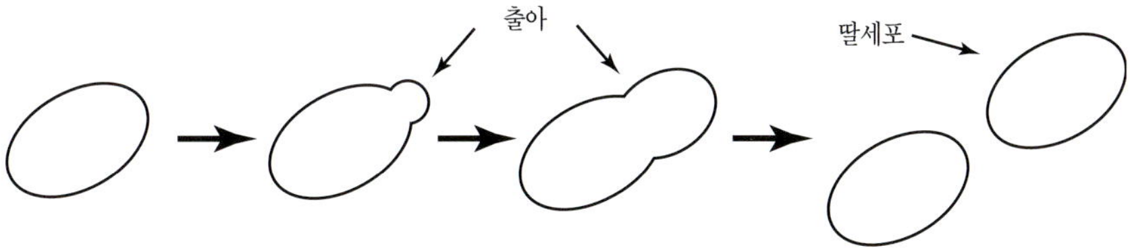

그림 13-2 효모의 출아법

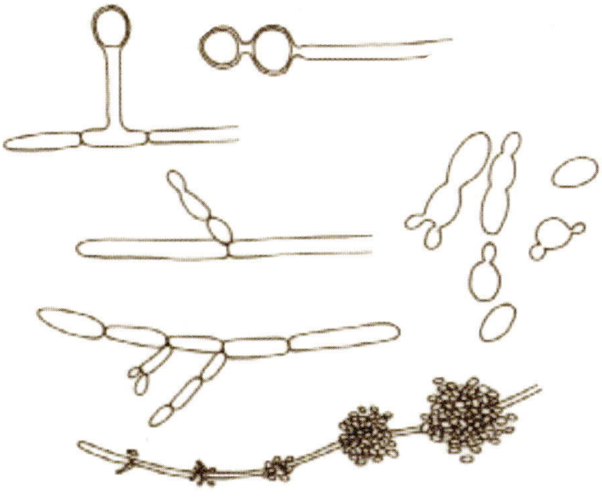

그림 13-3 효모양 진균

3. 형태와 특성

실 모양을 한 균사체(mycelium)이거나 효모 형태이다.

(1) 포 자

진균은 포자로부터 새로운 개체가 만들어지며, 균종마다 특유한 형태를 나타내기 때문에 분류에도 이용된다.

① 유성포자 : 암 · 수의 접합에 의하여 만들어진다(그림 13-4). 난포자(oospores), 접합포자(zygospores), 자낭포자(ascospores), 담자포자(basidiospores)로 나눌 수 있다(그림 13-5).

② 무성포자 : 균사의 접합 없이 만들어진다(그림 13-6).

가. 분생자(conidia) : 균사의 일부가 분화하여 분생자 균사체 가지를 형성하고 그 끝에 포자가 생겨난다.

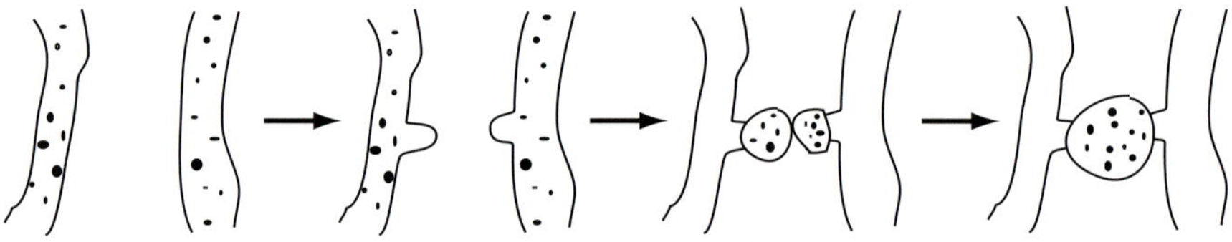

(a)

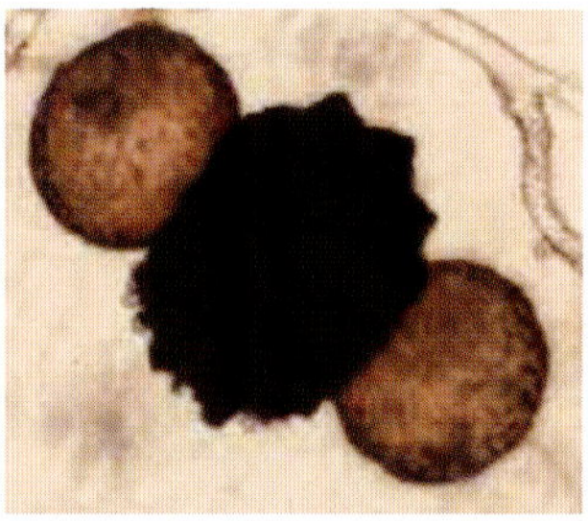

(b)

그림 13-4 유성포자의 접합

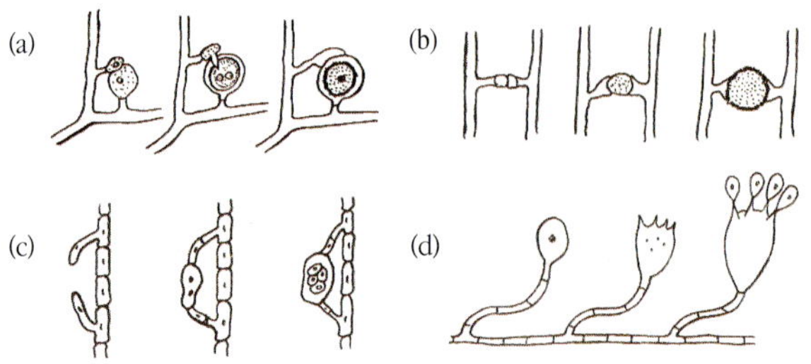

그림 13-5 유성포자 (a) 난포자(oospores), (b) 접합포자(zygospores), (c) 자낭포자(ascospores), (d) 담자포자(basidiospores).

나. 분절포자(arthrospores) : 균사의 일부가 마디로 나눠져 포자로 된다.

다. 후막포자(chlamydospores) : 균사에 격벽이 생기고, 그것이 크게 자라서 두꺼운 벽을 가진 포자가 된다.

라. 포자낭포자(sporangiospores) : 균사의 끝에 자루 모양의 포자낭을 만들고 그 안에 포자가 형성된다.

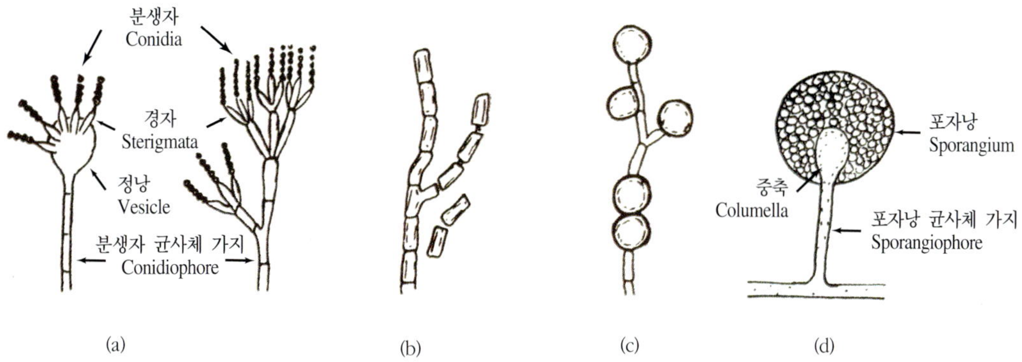

그림 13-6 **무성포자** (a) 분생자 (conidia), (b) 분절포자(arthrospores), (c) 후막포자(chlamydospores), (d) 포자낭포자(sporangiospores).

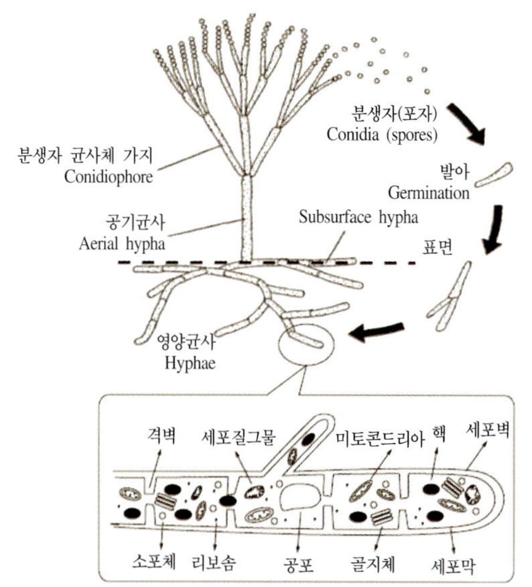

그림 13-7 **진균의 구조**

(2) 균사체

발아한 포자는 커져서 실 모양의 세포를 만들어 성장한다. 균사는 말단성장을 하면서 복잡하게 가지를 내어 균사체를 형성한다. 균사에는 배지나 조직에 침입하여 영양을 흡수하는 영양균사(vegetative hyphae), 포자를 형성하기 위한 공기균사(aerial hyphae)가 있다. 그리고 격벽(septum)을 형성하는 균사를 유격벽 균사라 하고, 형성하지 않는 균사를 무격벽 균사라 한다.

(3) 효모와 효모양 진균

효모는 3~5㎛의 구형 또는 난형의 세포로서 균사는 형성하지 않는다. 출아에 의해서 딸세포가 형성되어 모세포로부터 떨어져 나가거나(출아효모), 세균과 같이 2분열로 증식하는 것이 있다(분열효모). 그리고 효모양 진균은 발육조건에 따라 균사 모양처럼 길게 늘어나거나 사슬을 이루는데 이것을 거짓균사라고 부르지만 균사는 아니다.

4. 진균세포의 미세구조

진균세포의 구조는 세균보다는 동물세포와 유사하다.

(1) 세포벽

세균과 같은 구조를 갖고 있다. 그러나 세균과 달리 펩티도글리칸은 없고, 키틴질과 글루칸으로 구성되어 있다.

(2) 세포질막

세포벽의 안쪽에 있으며 세포질을 감싸고 있다. 세균의 세포질막과는 달리 에르고스테롤(ergosterol)을 함유하고 있다.

(3) 세포질

세포질에는 핵막에 싸여져 있는 핵과 소포체, 미토콘드리아, 리보솜 등이 있다.

제 2 절 진균증

- 진균증
  - 진균 감염증
    - 전신성 진균증(심부 진균증)
    - 피하 진균증
    - 피부 진균증(표재성 진균증)
  - 진균독소증
  - 진균 알레르기

진균은 진균 감염증, 진균 독소증, 진균 알레르기 등을 일으키며, 진균 감염증은 감염경로와 감염부위에 따라 전신성 진균증, 피하 진균증, 피부 진균증으로 나눌 수 있다.

제 3 절 진균 검사법

진균증의 진단은 병터로부터 원인 진균을 검출하여 직접 또는 배양하여 관찰하는 방법과 가검물을 특수 염색하여 관찰하는 방법이 있다.

1. 검사 재료

환경 중에도 원인 진균이 존재하기 때문에 검사재료는 가능한 한 무균적으로 채취한다. 검사 재료로는 병터 부위의 고름, 분비물, 조직편 외에 객담, 척수액, 흉수, 오줌, 피부, 머리카락 등이 있다.

2. 직접 관찰

검사 재료를 슬라이드 글라스 위에 도말한 후 커버 글라스를 얹고 현미경으로 관찰한다. 재료는 필요에 따라 원심하거나 10% KOH로 처리한 후 관찰한다.

3. 배 양

진균의 배양에는 사브로드(Sabouraud) 우무배지, 콘밀(cornmeal) 우무배지 등이 사용된다. 또 이 배지들에 포도당을 첨가하거나, 세균의 발육을 억제할 목적으로 항생물질을 첨가하기도 한다. 피부 진균의 경우 슬라이드 배양법을 사용한다. 배양온도는 보통 25~30℃이고, 균에 따라 3~30일간 배양하면서 관찰한다.

4. 특수 염색

표본을 PAS(Periodic Acid-Schiff) 염색, GMS(Gomori's methenamine silver) 염색 등을 하면 진균을 쉽게 관찰할 수 있다. 그 외 특이성이 높은 면역형광항체염색법을 시행하기도 한다.

제 4 절 항진균 화학요법제

진균은 진핵생물이므로 세균 감염증에 쓰는 항생물질은 효과가 없으며, 인체에 부작용이 적은 약제를 찾기가 어렵다.

1. 항진균제

(1) 폴리엔계 항생물질(Polyenes)

세포질막의 에르고스테롤에 결합하여 막에 손상을 입힌다. 현재 사용하고 있는 약제 중에서는 가장 효과적인 약이다. 암포테리신비(amphotericin B), 니스타틴(nystatin) 등이 있으며, 신장 독성, 발열, 저혈압, 호흡곤란 등의 부작용이 있을 수 있다.

(2) 이미다졸(imidazole) 유도체(Azole 계 약제)

세포질막의 에르고스테롤의 생합성을 억제한다. 항균 스펙트럼이 넓고 부작용도 적다. 케토코나졸(ketoconazole), 보리코나졸(voriconazole), 플루코나졸(fluconazole), 미코나졸(miconazole) 등이 있으며, 위장장애, 간 손상 등의 부작용이 있을 수 있다.

(3) 그리세오풀빈(Griseofulvin)

진균세포의 미세소관(microtubules)에 작용하여 세포분열을 저해한다. 이트라코나졸(itraconazole), 테르비나핀(terbinafine) 등이 있으며, 표피로 잘 퍼져가므로 피부 진균증에 유효하다. 구역(nausea), 설사, 두통, 간 독성, 피부 발진 등의 부작용이 생길 수 있다.

(4) 뉴클레오시드 유도체

DNA 합성을 저해하고, 비정상적인 RNA를 만들기 때문에 진균이 죽게 된다. 칸디다증, 크립토코쿠스증에 유효하지만 항균 스펙트럼이 좁고 저항성(내성)균이 잘 생긴다. 골수기능 억제, 알레르기성 피부발진, 구역 등의 부작용이 있을 수 있다. 플루시토신(flucytosine 또는 5-fluorocytosine) 등이 있다.

14 진균증

제 1 절 진균 감염증

1. 전신성 진균증(심부 진균증, Systemic mycoses)

진정병원균이 건강한 사람에서 전신성 진균증을 일으키거나, 기회감염균이 쇠약하거나, 면역력이 떨어진 사람에서 기회감염을 일으켜 전신성 진균증을 일으키기도 한다. 미국이나, 멕시코, 중남 아메리카 등과 같이 지리적으로 특정 지역에서만 발생하는 경향이 있으나, 수입물품이나 해외 여행 등으로 인해 국내에도 유입될 가능성이 높아지고 있다.

감염증은 주로 호흡기를 통해 흡입된 포자에 의해 발생되며, 허파에서 발아하여 전신의 각 장기로 퍼져 나가서 감염을 일으킨다. 건강한 사람에서는 가벼운 증상으로 그칠 수 있지만, 면역력이 저하된 환자에서는 사망을 초래할 수도 있다.

1) 콕시디오이데스 진균증(Coccidioidomycosis)

*Coccidioides immmitis*가 원인균인데, 이 진균은 사람에서 진균증을 일으키는 진균 중 독성이 가장 강한 것으로 알려져 있다. 주로 미국 남서부의 건조한 지역, 중남부아메리카 지역에서 발생한다. 토양에서 포자를 생성하고, 이 포자가 공기 중에 있다가 허파로 들어가서 뼈나 중추신

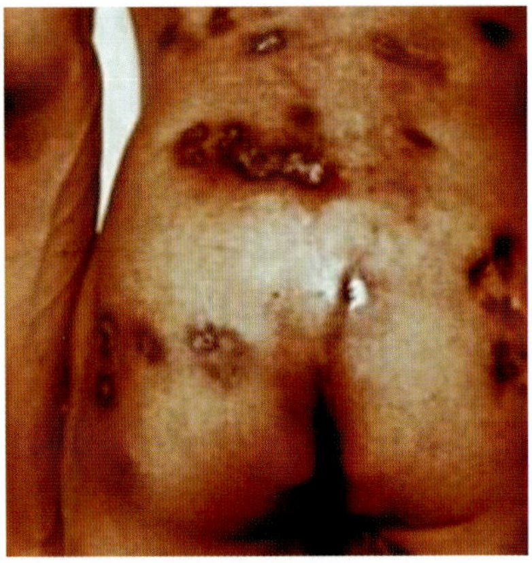

그림 14-1 콕시디오이데스 진균증 (Coccidioidomycosis)

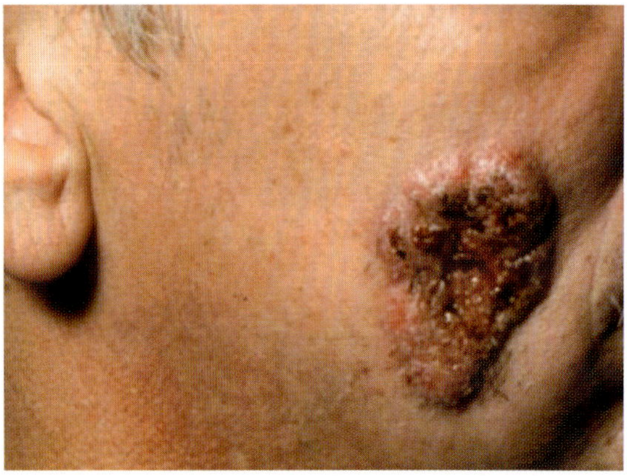

그림 14-2 분아균증(Blastomycosis)

경계로 전파되어 허파질환이나 뇌막염 등을 일으킨다.

2) 분아균증(Blastomycosis)

*Blastomyces dermatitidis*가 원인균이며, 북아메리카와 아프리카 일부 지역에서 발생한다. 토양에서 자라 공기 중에 있다가 허파로 들어가서 허파질환을 일으키며, 다른 장기로 전파는 아주 드물게 일어나고, 전파될 경우 주로 피부, 뼈, 비뇨생식계통 등에서 육아종을 형성한다.

3) 히스토플라스마증(Histoplasmosis)

*Histoplasma capsulatum*이 원인균이며, 미국의 중부 지역에서 많이 발생한다. 새, 닭, 박쥐의 분비물로 인해 질소가 풍부한 흙에서 잘 성장하며, 포자가 허파로 들어가서 발아한 후 큰포식세

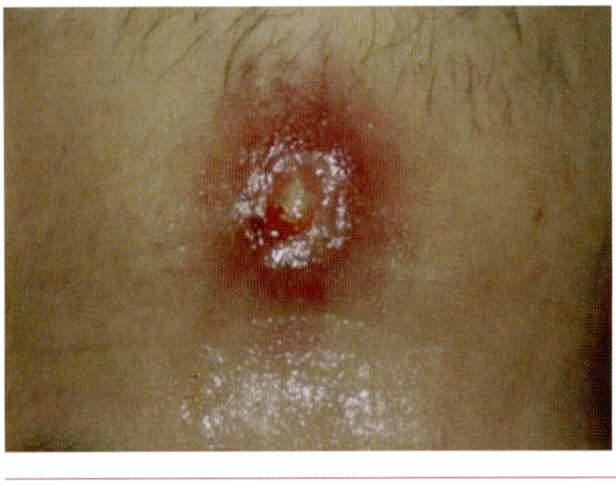

그림 14-3 히스토플라스마증(Histoplasmosis)

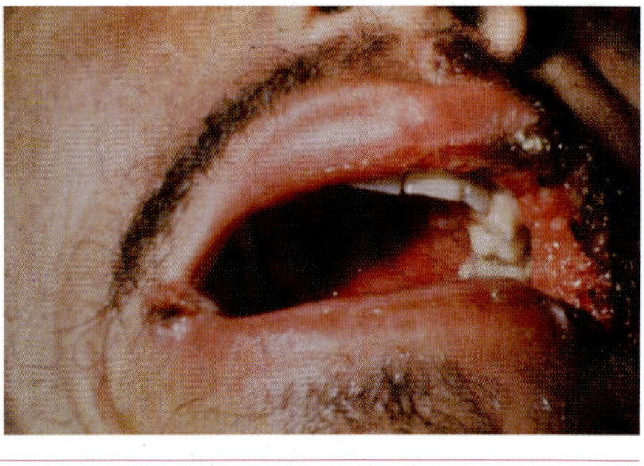

그림 14-4 파라콕시디오이데스 진균증 (Paracoccidioidomycosis)

포 내에서 증식한다. 다른 장기로 잘 전파되지 않으며, 전파될 경우 주로 그물내피세포(reticuloendothelial cells) 내로 침범하며, 간, 지라, 림프절 등에도 침범 가능하다. 건강한 사람에서는 특이한 증상 없는 허파감염을 일으키지만, AIDS 환자와 같이 면역력이 떨어진 사람에서는 치명적일 수 있다.

4) 파라콕시디오이데스 진균증(Paracoccidioidomycosis)

*Paracoccidioides brasiliensis*가 원인균이고, 중남부 아메리카에 국한되어 발생하며, 환자의 90% 이상이 성인 남성이다. 허파질환이 생기지만 자연적으로 치유되며, 입이나 코의 점막으로 전이되기도 한다.

전신성 진균증은 사람에서 사람으로 전파는 되지 않으며, 치료제는 암포테린신비이며, 플루시토신과 함께 사용하기도 한다.

2. 피하진균증(Subcutaneous mycoses)

환경 중의 진균이 상처를 통해 진피나 피하조직에 침입하여 부종, 육아종, 낭(cyst)을 형성한다. 병변이 근육에서 뼈까지 파급되는 경우도 있다.

1) 스포로트릭스증(Sporotrichosis)

*Sporothrix schenckii*가 원인균이며, 최초의 외상 부위에서 배출림프관을 따라 궤양성 병변이 발생한다. 전 세계적으로 더운 지역에서 잘 발생하며, 국내에서는 남부지방에서 잘 발생한다. 진균에 오염된 흙, 토목 등을 통해 감염되므로 벌채, 원예활동 종사자들의 발병률이 높다.

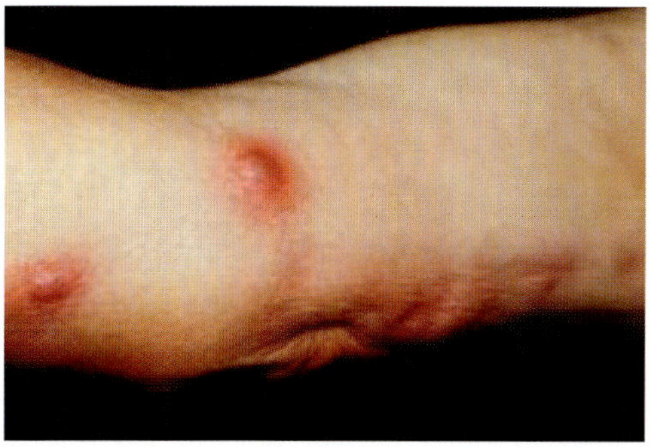

그림 14-5 스포로트릭스증(Sporotrichosis)

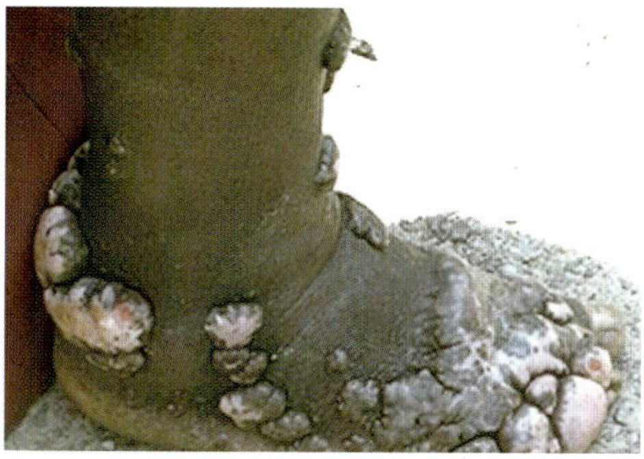

그림 14-6 색소진균증(Chromomycosis)

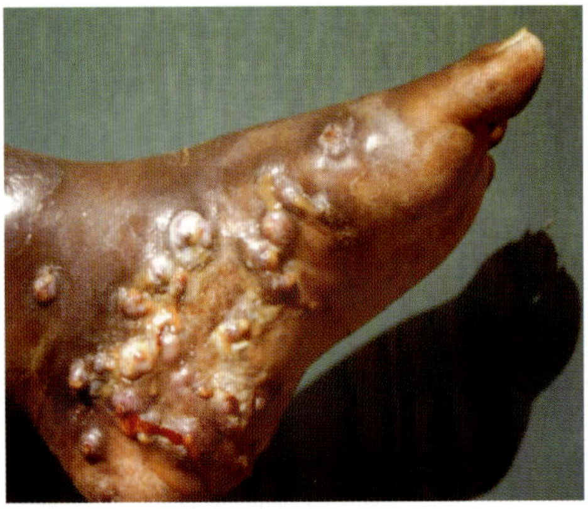

그림 14-7 균종(Mycetoma)

2) 색소진균증(Chromomycosis)

토양의 색소성 진균인 *Phialophora*, *Cladosporium*, *Fonsecaea* 속 등이 원인균이며, 열대와 아열대 지방에서 흔하게 발생하고, 국내에서도 발병이 보고되었다. 진균에 오염된 흙이나 풀, 나무 등에 의해서 감염이 이루어지므로 다리와 팔에 잘 발생한다. 사마귀 모양의 결절이 침범부위 근처의 림프관을 따라 서서히 퍼지며 딱지가 있는 농양이 생긴다. 외과적으로 제거하거나 이트라코나졸, 테르비나핀으로 치료한다.

3) 균종(Mycetoma)

Madurella grisea, *Actinomadura madurae*가 중요한 원인균이며, 강우량이 적은 아프리카나 인도에서 많이 발생한다(그림 14-7). 주로 발이나 팔의 상처를 통해 침범하여 고름이나 피를 분비하는 농양을 형성하고, 농양에는 색깔이 있는 과립이 함유되어 있다. 뼈까지 침범되는 경우는 불구가 될 가능성이 높다. 특별한 치료법은 없고, 국소 절제보다는 외과적 절단을 시행한다.

3. 피부진균증(표재성 진균증, Cutaneous or superficial mycoses)

피부사상균증이라고도 하며, 각질(케라틴질, keratin)에 친화성을 나타내는 피부사상균인 *Trichophyton*, *Epidermophyton*, *Microsporum* 속 등이 피부 각질층이나, 손톱, 머리카락 등의 각화된 부분에 침범하여 질환을 일으킨다(그림 14-8).

발백선증(무좀, Tinea pedis)은 가장 흔히 발생하는 피부사상균증(약 40%)이며, 발가락 사이가 가렵고 소포가 생겼다가 터지면서 진물이 나기도 하고, 오래 지속되면 발톱, 손톱에 침범하여 손・발톱의 색깔이 변하고, 잘 깨어지는 손발톱백선증(Tinea unguium)을 일으킨다. 몸백선증(Tinea corporis)은 원심성으로 확대되는 원형의 홍반이 생기는데 중앙부보다 진균이 활발하게

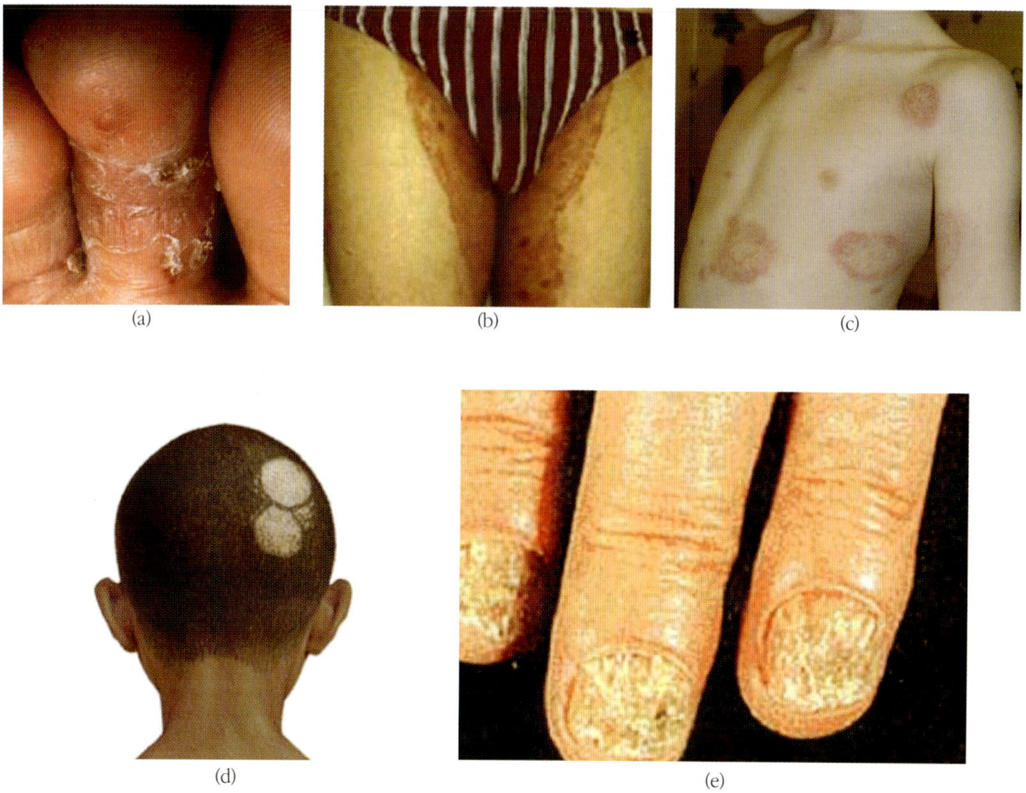

그림 14-8 **피부진균증** (a) 발백선증, (b) 샅백선증, (c) 몸백선증, (d) 머리백선증, (e) 손발톱백선증.

자라는 가장자리의 염증이 심하다. 머리백선증(Tinea capitis)은 두피에 진균이 감염되어 무낭의 각질벽을 따라 발육해 내려가므로 털이 털주머니(모낭) 안이나 표면에서 잘려나가서 털의 그루터기만 남게 되고, 염증이 심한 경우 탈모가 되기도 한다. 샅백선증(완선, Tinea cruris)은 몸백선증과 유사한데 주로 습한 샅고랑부위(groin)에 발병한다.

4. 기회감염 진균증(Opportunistic mycoses)

건강한 사람에서는 문제가 되지 않지만 골수이식, 장기이식, 후천면역결핍증후군(AIDS), 암 환자 등과 같이 면역력이 떨어져 있는 환자에서 비교적 약한 진균에 의해 발생되는 국소 또는 전신감염 진균증이다. *Candida albicans*, *Aspergillus fumigatus*, *Cryptococcus neoformans* 등이 중요한 원인균이며, 발병률과 치사율이 높기 때문에 신속하게 진단하고 치료해야 한다.

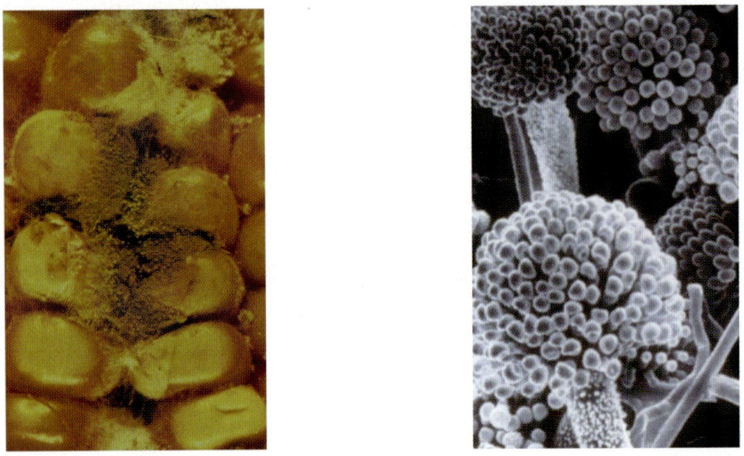

(a) (b)

그림 14-9 *Aspergillus flavus*

제 2 절 진균독소증(Mycotoxicosis)

진균이 생성하는 저분자 독소를 진균독소(mycotoxin)라 하고, 진균독소를 먹거나 접촉하여 발생하는 질환을 진균독소증이라고 한다. 급성중독을 일으키기도 하고 만성적으로 노출되면 암을 유발하기도 한다. *Aspergillus* 속, 특히 *Aspergillus flavus*가 생산하는 아플라톡신(aflatoxin)이 가장 잘 알려져 있고, 땅콩, 건과류, 옥수수, 밀 등에서 발견된다. 이 독소에 사람이 급성 중독되면 급성간염으로 사망하기도 하고, 만성으로 경과하면 간암을 일으키는 것으로 알려져 있다.

제 3 절 진균 알레르기

진균의 포자가 알레르기 항원(allergen)으로 작용하며, *Aspergillus* 속, *Penicillium* 속, *Mucor* 속 등이 중요한 원인균이다. 이들 진균의 포자가 눈이나 호흡기를 통해 몸 안으로 들어오면 즉시형 또는 지연형 과민반응을 일으킬 수 있는데, 알레르기 항원의 침착 장소에 따라 눈결막염, 코염, 기관지천식 등이 발생하며, 다량의 진균포자에 반복적으로 노출되면 폐포염 또는 전신성 허파염(폐렴) 등이 생길 수 있다.

15 바이러스학 총론

제 1 절 바이러스학 개요

1. 역 사

바이러스(virus)는 라틴어로서 독(毒 : venom)을 의미한다. 바이러스의 실체가 알려지기 이전부터 감염하여 병을 일으키는 바이러스 유사인자가 있을 것으로 인식되어 왔다. 또한 바이러스 발견에 앞서 1798년에 제너(Jenner)는 천연두 바이러스에 대한 예방접종을 시행하였다. 이후 1884년에 파스퇴르(Pasteur, L.)는 광견병[미친개병] 백신을 개발했다.

파스퇴르, 코흐(Koch, R)는 많은 병원성 세균의 분리에 성공하고 감염증의 원인 해명에 공헌하였으나 세균과 그 독소에 의하여 생기지 않는 감염증의 존재도 인식하였다. 이와 같은 바이러스와 유사한 감염성 인자는 세균 여과장치를 통과하기 때문에 초기에 여과성 병원체(filterable virus)라 불려졌으나, 후에 간단하게 바이러스(virus)라 불려지게 되었다. 즉 1892년에 러시아의 이바노스키(Iwanowski)는 담배모자이크병이 세균 여과장치를 통과하는 인자에 의하여 발병되는 것을 발견하고 용액성 생물 전염체(contagium vivum fluidum)라 명명하였다. 이어서 다수의 바이러스가 식물, 동물 및 세균으로부터 분리되었다.

이 후에 바이러스의 물리 · 화학적 성상에 대한 분석이 이루어졌다. 1935년에 스탠리(Stanley)는 담배모자이크병을 보이는 잎으로부터 담배모자이크병 바이러스를 결정화하였다.

1949년 엔더즈(Enders)는 조직 배양법의 기초를 세워 폴리오 바이러스의 시험관내(*in vitro*) 증식에 성공하였다. 또한 1955년 세퍼(Shaeffer)는 폴리오 바이러스의 결정화하여 물리 · 화학적으로 해명하였다. 이러한 뛰어난 연구 성과를 기반으로 바이러스의 증식기전, 분리기술, 면역학/혈청학적 진단법 등이 많은 연구자들에 의하여 개발되어 바이러스 질환의 정복을 향한 바이러스학의 발전이 이어져 왔다.

2. 정 의

바이러스는 일반적으로 다음과 같이 정의된다.

① 바이러스는 세균 여과장치를 통과하는 직경 약 20～450㎚의 가장 작은 감염성 인자이다. 그 형태는 광학현미경으로 관찰되지 않으므로 전자현미경이 필요하다.

② 바이러스는 그 유전자로서 DNA 혹은 RNA 중 어느 하나의 핵산만을 갖는다.

③ 바이러스 핵산은 단백질의 각(殼)에 싸여 있으며, 바이러스 입자(비리온, virion)를 형성한다.

④ 바이러스는 생세포에서만 증식한다. 즉 인공배지에서는 바이러스의 증식이 불가능하다. 그 증식은 감염 숙주세포 내의 제기능이 필요하다.

바이러스는 그 자신으로서 인공배양액 상에서 증식할 수는 없고, 반드시 살아있는 세포를 증식에 필요로 한다. 이러한 점에서 바이러스는 세균, 진균, 원충 등과는 근본적으로 다르다.

제 2 절 바이러스의 일반 성상

1. 구 조

성숙한 바이러스 입자(비리온, virion)의 기본 구조를 다음에 표시한다.

핵산과 단백질로부터 구성된 핵(core)을 단백질의 외각인 캡시드(capsid)가 싸고 있어 뉴클레오캡시드(nucleocapsid)를 형성한다. 캡시드는 많은 수의 캡소미어(capsomere)로 구성되어 있으며 각각의 캡소미어는 서로 간에 공유결합으로 연결되어 있다. 각각의 캡소미어가 서로 간에 입방형 대칭(cubic symmetry) 혹은 나선형 대칭(helical symmetry)을 이루는가에 따라 정이십면체(icosahedral) 혹은 나선형 모양의 뉴클레오캡시드를 형성한다. 바이러스의 종류에 따라서는 단백질(때때로 당단백질)과 지질로부터 구성된 엔베로프(envelope) 혹은 뉴클레오캡시드를 형성한다. 엔베로프의 표면에 있는 당단백은 때때로 스파이크(spike)로 칭하는 돌기상태로 존재한다.

엔베로프는 지실을 함유하여 에테르 같은 지용성의 용매에 의하여 파괴되기 때문에 그 비리온은 감염성을 잃어버리게 된다.

2. 형태와 크기

바이러스는 뉴클레오캡시드의 형태, 즉 정이십면체 혹은 나선형인가에 따라서 또는 엔베로프의 존재 유무에 따라서 다음 네 종류의 형태로 크게 구분된다.

① 엔베로프가 없는 정이십면체 비리온(naked icosahedral virion) : 캡시드의 형태적 단위인 캡소미어는 입방적 대칭으로 배열되어 정이십면체를 형성한다(피코나 바이러스, 아데노 바이러스 등 : 그림 15-1a).

② 엔베로프가 없는 나선상의 비리온(naked helical virion) : 캡시드는 나선대칭으로 배열한다(담배모자이크 바이러스, 박테리오파지 등 : 그림 15-1b).

③엔베로프가 있는 정이십면체 비리온(enveloped icosahedral virion) : 정이십면체 뉴클레오캡시드가 리포단백으로 이루어진 외피에 싸여 약간 다형성의 구상을 보인다(헤르페스 바이러스, 토가 바이러스 등 : 그림 15-1c).

④ 엔베로프가 있는 나선형 비리온(enveloped helical virion) : 나선형의 뉴클레오 엔베로프에

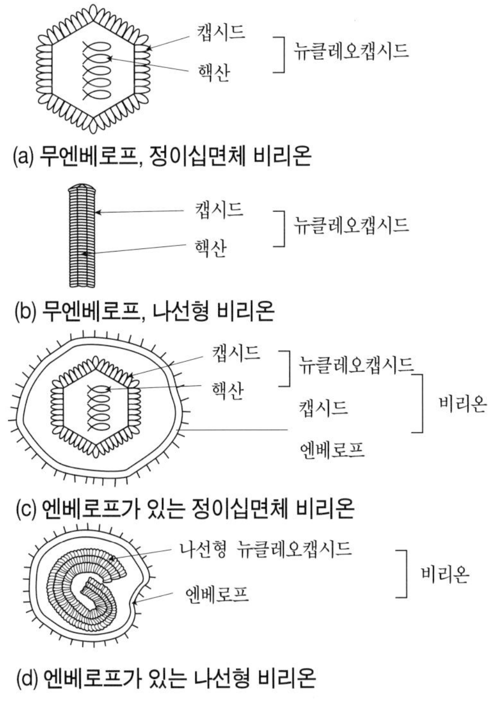

그림 15-1 바이러스의 기본 형태

싸여 전체로는 구상을 보인다. 다형성도 있다(오소믹소 바이러스, 파라믹소 바이러스 등 : 그림 15-1d).

이상의 네 종류의 기본형에 속하지 않는 바이러스도 있다. 폭스 바이러스는 명백한 캡시드가 없지만 핵산의 주위를 외막(coat)이 둘러싸고 있다.

바이러스의 종류에 따라서 비리온의 크기는 약 20～450nm에 이른다. 대부분의 바이러스는 작지만, 어떤 종의 바이러스(두창 바이러스 등)는 그 최대 직경이 300～450nm를 보인다. 마이코플라스마, 리케차, 클라미디아도 거의 같은 크기이다.

바이러스의 기본 형태를 4가지로 구분한 것은 그림 15-1과 같다.

3. 화학조성

(1) 핵 산

바이러스는 DNA 혹은 RNA의 핵상을 게놈(genome)으로 갖고 있다. 바이러스 DNA 혹은 RNA의 뉴클레오티드 사슬은 단일사슬 혹은 이중사슬이다. 대부분의 DNA 바이러스는 이중나선의 DNA를 갖고, 대부분의 RNA 바이러스는 단일사슬 RNA를 갖는다. 예외적으로 파보 바이러스의 게놈은 단일사슬 DNA이며 레오 바이러스의 게놈은 이중사슬 RNA이다. 바이러스 핵산의 분자량은 $2.0 \sim 240 \times 10^6$ 달톤 정도로 종류에 따라 다르다. 유전자 수는 바이러스 게놈의 크기보다 다른 수 개～수백 개로 이루어진다.

대부분의 DNA 바이러스의 게놈은 단일의 분자로부터 구성되어 있지만, RNA 바이러스는 복수의 RNA 분자로 구성되어 있는 것도 있으며(인플루엔자, 레오 바이러스 등), 이렇게 다른 분자를 분절(segment)이라 부른다. 피코나 바이러스, 파라믹소 바이러스 등의 RNA형 바이러스는 1분자의 RNA로 구성되어 있다.

(2) 단백질

바이러스 구성성분의 대부분은 단백질이다. 단백질의 대부분은 캡소미어를 구성하고 일부는 핵산과 함께 코아(core)를 형성하고 있다. 엔베로프를 갖는 바이러스의 경우 엔베로프 상의 스파이크 단백이 또한 엔베로프를 갖지 않은 바이러스는 캡시드 단백이 감수성 세포상의 수용체에 흡착한다. 단백질은 항원성을 갖기 위하여 바이러스 감염 개체에 면역반응을 야기시킨다. 일부의 대형 바이러스는 구조 단백 이외에 폴리머라아제 등 여러 종류의 효소를 갖고 있다.

(3) 지 질

엔베로프를 갖는 바이러스는 숙주세포의 세포막 형성분을 엔베로프에 갖고 있다. 이와 같은 바이러스는 에테르, 클로로포름, 쓸개즙산염 등의 지용성 용매에 의해 불활화된다. 폭스 바이러스는 지질을 바이러스 입자 중에 갖고 있다.

4. 물리 · 화학적 저항성

(1) 온 도

많은 바이러스는 열에 대하여 저항성이 약하다. 60°C, 30분간의 가열에 의하여 불활화되는 경우가 많다. B형간염 바이러스는 가열에 대하여 저항력이 크지만, 100°C, 10분간의 가열에 의하여 불활화된다. 일반적으로 바이러스는 저온에 안정되며 −70°C에서 수년 간, 4°C에서는 수개월 간 활성을 유지할 수 있다.

(2) 수소이온 농도

바이러스는 일반적으로 중성 혹은 약한 알칼리에서 안정된다. 엔테로 바이러스와 라이노 바이러스의 구분을 위해서는 산성 조건에서의 안정성 시험을 수행하는데, 산성에서 라이노 바이러스는 급히 불활화되는 반면 엔테로 바이러스는 안정된다.

(3) 자외선, 방사선

바이러스는 자외선, X-선과 γ-선 등의 방사선에 따라 급속히 불활화된다.

(4) 화학약품

에테르, 클로로포름, 쓸개즙산염 등의 지질 용해제는 엔베로프를 함유하는 바이러스를 불활화한다. 또한 바이러스의 불활화에는 차아염소산소다, 포름알데히드, 그루탈알데히드, 희석 염산, 알코올 등이 사용된다.

제 3 절 바이러스의 분류

바이러스는 어느 생물에 감염되느냐에 따라서 동물 바이러스, 식물 바이러스, 곤충 바이러스, 세균 바이러스의 4가지로 크게 분류된다. 사람을 포함한 동물 바이러스에는 200종 이상이 알려져 있다. 이들 동물 바이러스들은 핵산의 종류, 사슬의 수, 사슬의 형태, 캡시드 대칭성, 엔베로프의 유무와 성상 등에 따라서 표 15-1과 같이 분류된다. 아울러 바이러스가 속하는 각 과의 바이러스 형태는 그림 15-2와 같다.

분류의 기준은 비리온의 형태, 조성, 증식 양식 등이 있으며 이들에 따라서 과(Family)에는 끝에 -viridae, 아과(Subfamily)에는 -virinae, 속(Genus)에는 -virus를 붙인다. 이러한 분류에 대하여서는 바이러스의 명명법 등을 포함하여 정기적으로 바이러스 분류 국제위원회(international committee on taxonomy of viruses ; ICTV)에서 검토가 행해진다.

이러한 바이러스의 물리 · 화학적 분류 이외에 바이러스가 일으키는 임상증상에 따른 분류법이 있으며 아래와 같이 구별된다. 그러나 이러한 분류는 사용자에 따라서 약간씩의 차이가 있다.

표 15-1 바이러스의 분류

핵산형	바이러스명	캡시드 대칭성	엔베로프	핵산의 사슬수	크기(nm)	주요 바이러스
DNA형	폭스 바이러스	복잡형	−	2	100~300	두창 바이러스 전염성 연속종 바이러스
	헤르페스 바이러스	입방대칭[a](정이십면체)	+	2	120~200	단순 헤르페스 바이러스 수두-대상포진 바이러스 사이토메갈로 바이러스 EB 바이러스
	아데노 바이러스	입방대칭(정이십면체)	−	2	70~90	아데노 바이러스
	파포바 바이러스	입방대칭(정이십면체)	−	2	45~55	파피로마 바이러스
	파보 바이러스	입방대칭(정이십면체)	−	1[b]	18~26	사람 파보 바이러스
	헤파드나 바이러스	입방대칭(정이십면체)	−	2	42	B형간염 바이러스
RNA형	피코나 바이러스	입방대칭(정이십면체)	−	1	20~30	폴리오 바이러스 등 콕삭키 바이러스 에코 바이러스 라이노 바이러스
	카리시 바이러스	입방대칭(정이십면체)	−	1	35~40	사람 위장염 바이러스
	레오 바이러스	입방대칭(정이십면체)	−	2 (10~12분절[c])	60~80	레오 바이러스 로타 바이러스
	토가 바이러스	입방대칭(정이십면체)	+	1	40~70	서부말 뇌염 바이러스 풍진 바이러스
	플라비 바이러스	입방대칭(정이십면체)	+	1	40~70	일본뇌염 바이러스 황열 바이러스
	오소믹소 바이러스	나선대칭(나선형)	+	1[d](7~8분절)	80~120	인플루엔자 바이러스
	파라믹소 바이러스	나선대칭(나선형)	+	1[d]	150~300	멈프스 바이러스 홍역 바이러스
	라브도 바이러스	나선대칭(나선형)	+	1	50~350	광견병 바이러스
	코로나 바이러스	나선대칭(나선형)	+	1	75~160	로타 바이러스
	분야 바이러스	나선대칭(나선형)		3[d](3분절)	90~100	한타 바이러스 마우스 백혈병 바이러스 사람성인 백혈병 바이러스
	레트로 바이러스	입방대칭(정이십면체)	+	1	80~100	사람 면역결핍 바이러스 HTLV-1
	아레나 바이러스	불명	+	1(2분절)	50~300	랏사 바이러스 람타 바이러스
	필로 바이러스					

a) 뉴클레오캡시드의 형상, b) 마이너스 사슬 DNA, c) RNA 분자의 절수, d) 마이너스 사슬 RNA

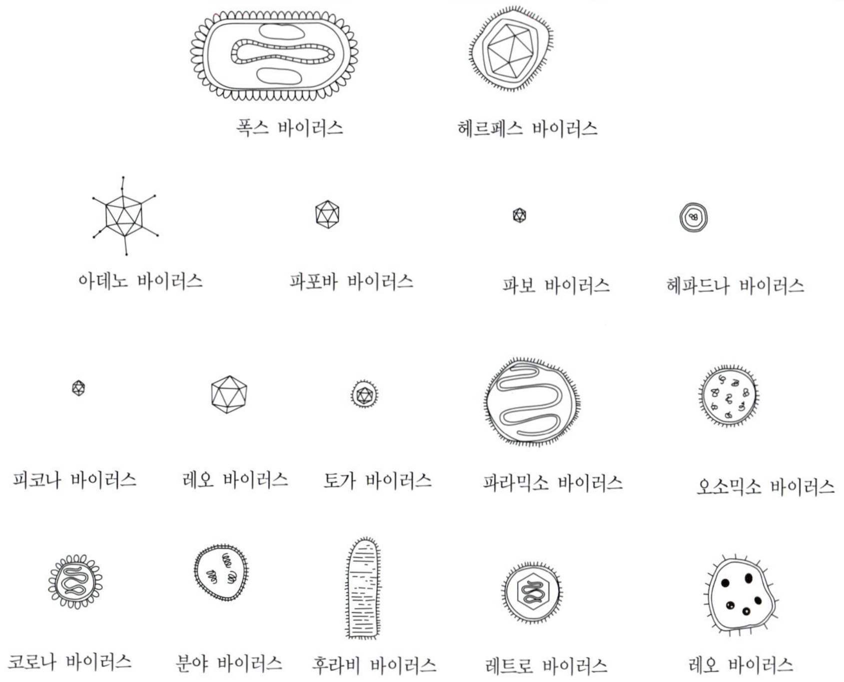

그림 15-2 각과 바이러스의 개략적인 모형 그림

1. 범친화성 바이러스(Pantropic virus) 혹은 내장친화성 바이러스 (Viscerotropic virus)

바이러스혈증(viremia)을 일으켜 전신의 장기에 감염시켜서 염증을 일으키는 바이러스이다. 예를 들면, 두창 바이러스, 홍역 바이러스, 풍진 바이러스, 황열 바이러스 등이 이에 속한다.

2. 신경성 바이러스(Neurotropic virus)

신경조직에 감염을 일으켜 각종 신경증상을 일으키는 바이러스이다. 예를 들면, 폴리오 바이러스, 광견병 바이러스, 일본뇌염 바이러스 등이 이에 속한다.

3. 호흡기성 바이러스(Pneumotropic virus)

호흡기에 감염하여 코염(비염), 인두염, 후두염, 기관지염, 허파염(폐렴) 등의 임상증상을 일으키는 바이러스이다. 예를 들면, 인플루엔자, 아데노 바이러스 등이 이에 속한다.

4. 피부 친화성 바이러스(Dermotropic virus)

피부, 점막에 친화성이 강하여 이들 조직에 감염하여 발진, 물집(수포), 연속종 등의 피부점막증을 일으키는 바이러스이다. 예를 들면, 단순 헤르페스 바이러스, 수두-대상포진 바이러스 등이 이에 속한다.

5. 기 타

(1) 눈 친화성 바이러스(oculotropic virus)

주로 결막, 망막 등의 눈 조직에 감염하여 결막염, 각결막염, 각막염, 각막궤양, 출혈성 결막염 등의 눈 증상을 일으키는 바이러스이다. 예를 들면, 아데노 바이러스, 헤르페스 바이러스 등이 이에 속한다.

(2) 간 친화성 바이러스(hepatotropic virus)

간(肝)에 감염하여 급성 간염, 만성 간염, 간경변, 원발성 간세포암 등의 다양한 간질환을 일으키는 바이러스이다. 예를 들면, A형간염 바이러스, B형간염 바이러스 등이 이에 속한다.

(3) 침 친화성 바이러스(salivary gland-tropic virus)

귀밑샘(이하선), 턱밑샘(악하선) 등의 침샘에 감염하여 침샘 종양, 침샘염 등의 증상을 일으킨다. 나아가 사이토메갈로 바이러스의 잠복 감염부위로서 침샘이 가상된다. 예를 들면, 유행성 귀밑샘염, 사이토메갈로 바이러스 등이 이에 속한다.

(4) 조혈장기 친화성 바이러스(hematopoietic tissue-tropic virus)

주로 림프구에 감염하여 이상증식을 일으키거나 감염 림프구를 사멸케 하여 숙주에 면역결핍을 일으키는 바이러스이다. 예를 들면, 사람 면역결핍 바이러스(HIV), 사람성인 T 세포 백혈병 바이러스 등이 이에 속한다.

(5) 소화기 친화성 바이러스(gastrointestinal tract-tropic virus)

소화기에 감염하여 설사, 복통, 발열 등 소화기 증상을 일으키는 바이러스이다. 예를 들면, 로타 바이러스, 카리시 바이러스, 엔테로 바이러스, 아데노 바이러스 등이 이에 속한다.

(6) 선천성 기형유발 바이러스(congenital anomaly-inducing virus)

임신 초기에 태아에 감염하여, 유산 · 사산을 일으키거나 출생시에 많은 종의 선천성 기형아를 발생케하는 바이러스이다. 예를 들면, 사이토메갈로 바이러스, 풍진 바이러스 등이 이에 속한다.

제 4 절 바이러스 이외 감염성 병원체

현재까지 알려진 바이러스보다 작으면서 전염성 감염병을 일으킬 수 있는 병원체로서 식물을 숙주로 하는 바이로이드와 동물을 숙주로 하는 프리온이 알려져 있다.

1. 바이로이드(Viroid)

바이로이드(viroid)는 식물에 감염병을 일으키는 바이러스보다 작은 감염성 병원체로 오직 핵산인 RNA(분자량 70,000~120,000)만으로 구성되어 있고 DNA나 구조단백질이 없다. RNA는 단일가닥으로서 양쪽 끝부분이 공유결합되어 머리핀(hair pin) 모양의 환형 구조를 이룬다. 구조 RNA는 약 400여 개 전후의 뉴클레오티드로 구성되어 있고 화학적으로 침전 추출이 가능하다. 현재 이 바이로이드가 어떻게 감염되고 숙주세포 내에서 증식되는지는 알려져 있지 않다.

2. 프리온(Prion)

프리온(prion)은 DNA나 RNA 어느 핵산도 없이 분자량 3만 정도의 당 단백질의 다량체로 구성되어 있다. 전염성이나 유전성 질환을 일으키는 프리온을 PRPSC(scrapie prion protein)라고 한다. 인간과 동물세포에 정상적으로 발현되는 단백질인 PRPC는 단백질 서열, 즉 2차 구조에서는 PRPSC와 동일하지만 접힘(folding)이 달라서 3차 구조상에서 차이가 있는 것으로 알려져 있다. 이 차이로 인하여 PRPSC는 단백질 분해효소뿐만 아니라 열, 멸균 · 살균제, 자외선 등에 강한 저항성을 지닌다. 이 PRPSC는 숙주의 면역반응을 일으키지 않으며, 세포 내에서 아밀로이드봉(amylod rods, fibrils)의 형태로 응집되고, 세포질 소포(cytoplasmic vesicle)에서 발견되고 분비된다. 그러나 정상 PRPC는 단백질 분해효소에 매우 민감하게 반응하여 쉽게 분해될 뿐만 아니라 주로 세포 표면에 발현된다.

이 프리온, 즉 PRPSC은 전형적인 퇴행성 뇌질환의 하나인 해면상 뇌병변(spongiform encepahlopathy)을 일으킨다. 여기에 속하는 전염성 및 유전성 질환으로는 사람에서 쿠루(kuru), 크로이츠펠트 야콥병(Creutzfeldt-Jakob disease; CJD), 게르스트만 스트로이러 증후군(Gerstmann Straussler syndrome; GSS), 치명적 가족성 불면증(Fatal Familial Insomnia; FFI) 등이 있으며, 동물에서는 양의 스크래피(scrapie), 소의 해면상 뇌병변(bovine spongiform encephalopathy; BSE/광우병, mad cow disease), 사슴류의 만성 소모성 질환(chronic wasting disease; CWD: 노새, 사슴, 고라니), 밍크의 전염성 밍크뇌병증(transmissible mink encephalopathy) 등이 알려져 있다. 이들 중에서 CJD, FFI, GSS 등의 질환은 사람에서 유전적 형태로 나타났다. 1990년대 후반 영국에서 시작된 광우병(mad-cow disease, Bovine

Spongiform Encephalopathy; BSE)과 비교적 젊은 40대에서 급진적인 진행형태를 보이는 CJD가 대중적으로 알려지게 되었다.

제 5 절 바이러스의 증식과정

바이러스는 살아있는 세포에서 증식한다. 바이러스의 증식환(replicative cycle)은 흡착, 침입, 탈각, 핵산단백 등의 생합성, 성숙, 방출의 과정으로 나누어진다.

1. 흡 착

바이러스 입자가 세포의 표면에 충돌하여 정전기적으로 부착하는 것에 의하여 감염이 개시된다. 이때 세포 표면에는 바이러스와 결합하기 쉬운 수용체(receptor)가 있어 이것에 보완적인 부착부위(attachment site)가 바이러스 입자상에 있다고 생각되고 있다. 이들의 예를 들면, 폴리오바이러스는 사람이나 원숭이의 세포에는 잘 흡착(adsorption)하지만, 이외의 동물 세포(마우스, 햄스터, 토끼 등의 세포)에는 흡착하지 않는다. 또한 인플루엔자 바이러스의 흡착에도 수용체의 존재는 중요하여, 이것을 수용체 파괴효소(receptor destroying enzyme ; RDE)로서 파괴하면 바이러스의 흡착은 일어나지 않는다. 인플루엔자 바이러스의 엔베로프에는 적혈구 흡착 스파이크와 뉴라미니데이스가 존재한다. Hemagglutinin(HA) 스파이크에 대한 항체가 본 바이러스의 감염을 중화하는 것에 의하여 HA 스파이크는 흡착이 일어나는 부착부위인 것으로 생각된다.

2. 침 입

바이러스가 세포 내로 침입(penetration)하는 양상은 바이러스의 종류에 따라 다르며 약간씩의 차이가 있으나 그림 15-3과 같이 크게 4가지로 나뉜다.

(1) 음(飮)바이러스 작용(viropexis)

식균현상과 비슷한 과정에 의하여 바이러스 입자가 침입한다(폭스 바이러스 등).

(2) 엔베로프 융합(envelope fusion)

엔베로프와 세포질막과의 융합이 일어난 후에 뉴클레오캡시드가 세포 내에 침입한다.

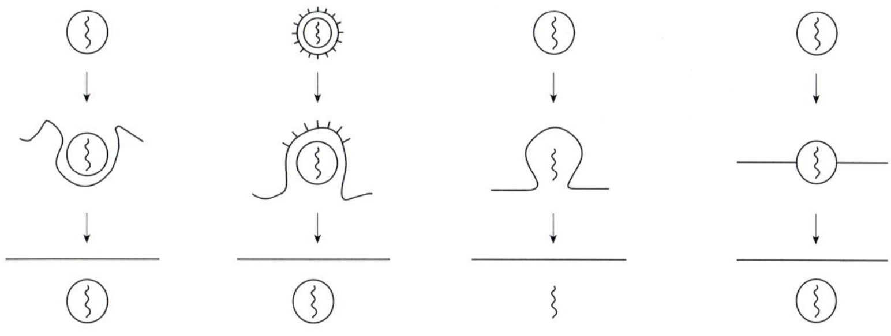

그림 15-3 바이러스의 침입양식

(3) 세포 내 핵산 방출

세포막상의 수용체 부위에 바이러스 입자의 흡착이 일어나서 양자의 상호작용에 의하여 다음에 기술한 탈각이 세포 표면에서 일어난다. 핵산의 내용물이 세포 내에 들어간다.

(4) 직접침입

세포막을 통과하여 바이러스 입자가 직접 세포막에 침입한다.

3. 탈 각

바이러스 핵산을 싸고 있는 엔베로프나 캡시드가 파괴되어 감염성의 핵산이 세포질로 방출되는 단계를 탈각(uncoating)이라 부른다. Viropexis로 침입된 바이러스는 소포체의 리보솜 효소(lysosomal enzymes)의 작용을 받는다. 어떤 종의 엔베로프를 갖는 바이러스는 엔베로프 융합에 의하여 세포 표면에서 엔베로프와 캡시드가 제거된다. 탈각이 완료되면 바이러스의 형태는 전자현미경으로도 인식되지 않아 이 시점에서부터 바이러스가 집합, 성숙하기까지의 기간을 암흑기(eclipse phase)라 부른다. 이 시기에는 전자현미경으로도 바이러스가 탐지되지 않는다.

4. 핵산, 단백질 등의 생합성

(1) 바이러스 생합성

대부분의 DNA 바이러스는 DNA 성분을 핵에서 합성하며 단백성분을 세포질 내에서 합성한다. 예외로서 폭스 바이러스는 대부분의 성분을 세포질 내에서 합성한다. 또한, 대부분의 RNA 바이러스는 거의 모든 성분을 세포질 내에서 생성한다. 예외로서 오소믹소 바이러스, 파라믹소 바이러스, 레트로 바이러스는 그 생합성의 일부를 핵 내에서 이룬다.

(2) 단백질 합성

바이러스는 구성성분인 캡시드 단백을 합성하는 것 외에도 바이러스 핵산 및 단백합성을 촉매하는 각종 효소를 생산하고 숙주세포의 대사과정을 억제한다. 또한 바이러스 특이산물의 합성을 촉진하는 조절단백의 합성이 일어난다. 탈각한 바이러스의 감염성 핵산으로부터 초기 전사에 의한 mRNA가 합성된 다음에 그 mRNA로부터 초기 번역에 의하여 주로 바이러스 복제에 필요한 바이러스 특이효소 등의 초기 단백이 합성된다. 바이러스 DNA 혹은 RNA의 바이러스 핵산의 복제에 필요한 바이러스 특이효소 등의 초기 단백이 합성되고, 바이러스 DNA 혹은 RNA의 복제가 개시된 이후에 주로 신생 바이러스의 DNA 혹은 RNA를 사용하여 후기 전사가 계속하여 mRNA를 합성한다. 다음에 후기 번역에 의하여 바이러스 구성단백, 바이러스 특이단백이나 각종 조절단백 등이 합성된다.

(3) 핵산의 복제와 전사

바이러스 핵산의 복제와 전사는 다음의 6가지 형으로 나누어진다(그림 15-4).

① 이중사슬 DNA 바이러스(아데노 바이러스과, 폭스 바이러스과 등) : 이중사슬의 DNA는 자손 바이러스 DNA 합성의 주형으로서 움직이는 것을 볼 수는 없지만, 캡시드 단백이나 복제에 필요한 효소단백의 합성을 위하여 mRNA의 전사를 위한 주형이 된다.

② 단일사슬 DNA 바이러스(파보 바이러스과) : 마이너스(−) 사슬의 DNA에 따라서 이중사슬이 되는 증식형(replicative form; RF)이 만들어진다. RF에 따라서 초기, 후기 단백합성을 위한 mRNA가 전사된다. RF의 플러스(+) 사슬을 주형으로 하여 바이러스의 마이너스 사슬 DNA가 합성된다.

③ 이중사슬 RNA 바이러스(레오 바이러스과) : 이중사슬 RNA 바이러스의 한 가닥으로부터 바이러스 입자 내의 RNA 의존 RNA 폴리머라아제에 따라 전사된 플러스 사슬 RNA로 되며 mRNA로서 작용한다. 이러한 플러스 사슬 RNA는 이중나선 RNA 합성을 위한 주형으로 된다.

④ 플러스 사슬 RNA 바이러스(피코나 바이러스과, 토가 바이러스과 등) : 바이러스의 플러스 사슬 RNA는 mRNA로서 작용을 한다. 또한 플러스 사슬 RNA에 따라 ±RNA의 RF가 생겨 자손 바이러스의 플러스 사슬 RNA가 합성된다.

⑤ 마이너스 사슬 RNA 바이러스(오소믹소 바이러스과, 파라믹소 바이러스과 등) : 바이러스의 마이너스 사슬 RNA가 바이러스 입자 내의 RNA 의존 RNA 폴리머라아제에 따라 플러스 사슬 RNA가 합성된다. 이것이 mRNA로서 작용한다. 플러스 사슬 RNA에 따라서 RF를 거쳐 마이너스 사슬 RNA를 가진 자손이 생성된다.

⑥ 역전사효소를 가진 RNA 바이러스(레트로 바이러스과) : 바이러스 플러스 사슬 RNA를 가진 바이러스에 따라 역전효소에 의한 RNA-DNA 잡종이 형성된다. 다음으로 이중나선 DNA 중간체가 되어 숙주세포의 DNA에 들어간다. 이렇게 끼어 들어간 바이러스 기원의 DNA로부터 플러스 사슬 RNA가 전사된다. 이것이 mRNA로서 기능한다.

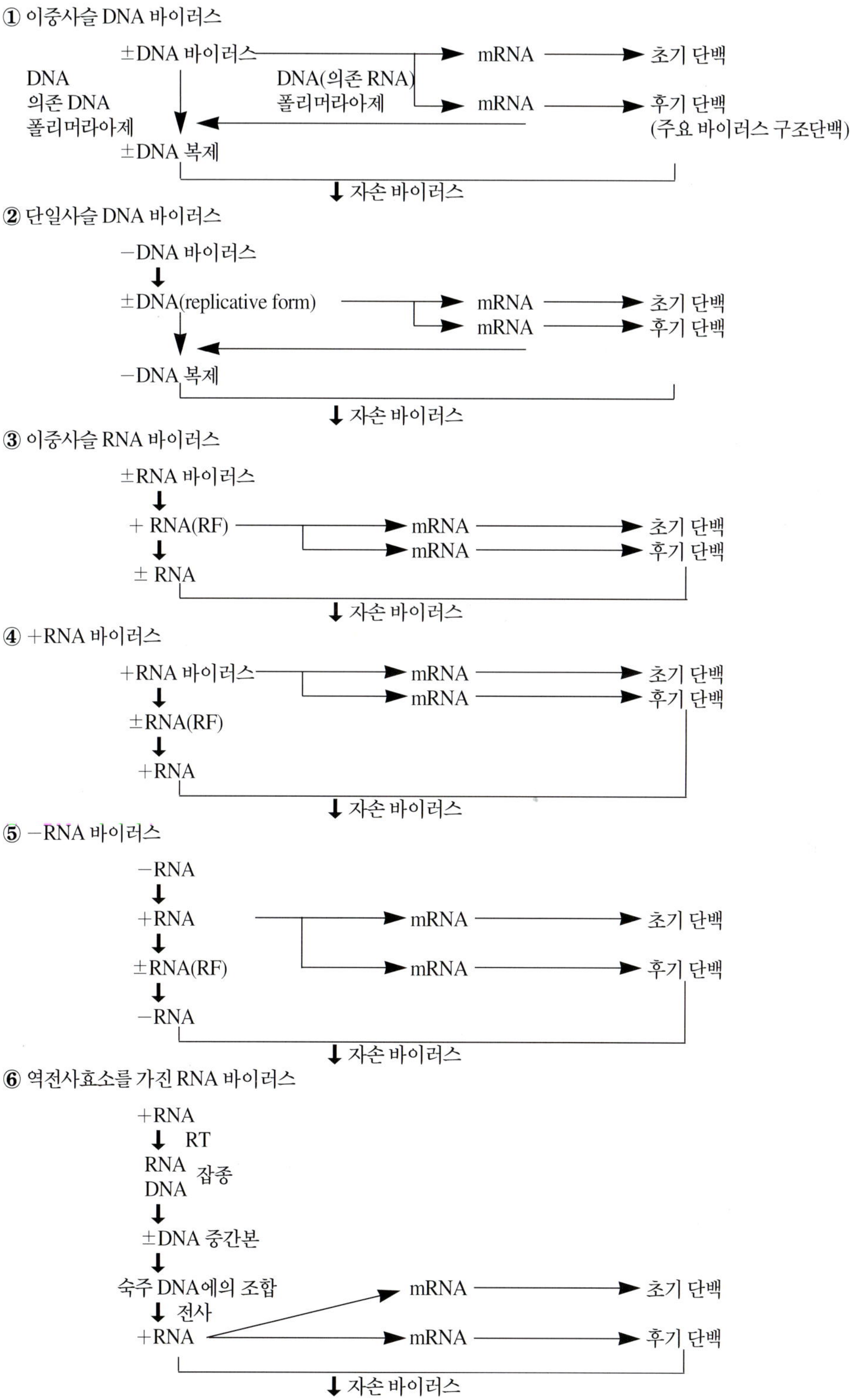

그림 15-4 바이러스 핵산 복제와 전사

5. 성숙과 방출

복제된 바이러스 핵산과 합성된 바이러스 구성단백질이 집합하여 바이러스의 성숙(maturation)이 일어난다. 새로운 성숙 바이러스가 세포 밖으로 방출(release) 된다.

6. 바이러스 간섭

(1) 간 섭

바이러스가 감염된 숙주에 다른 바이러스가 중복 감염되는 경우 중복 감염된 바이러스의 증식이 억제되는 것을 간섭(interference)이라 하며, 먼저 들어온 바이러스를 간섭하는 바이러스라 부른다. 간섭의 기전으로 다음의 3가지로 추정된다.

① 수용체의 변화 : 간섭 바이러스에 의하여 세포의 수용체가 파괴된다. 중복 감염된 바이러스가 흡착되지 않는다.

② 대사계의 변화 : 간섭 바이러스의 증식 결과, 세포 대사계의 변화를 끝내어 중복 감염 바이러스의 생합성이 불충분하게 된다.

③ 바이러스 증식 억제인자(인터페론, interferon ; IFN)의 산생 : 간섭 바이러스의 감염에 의해 세포 내에 바이러스 증식 억제인자가 생겨 이것의 작용에 의해 중복 감염 바이러스의 증식이 억제된다. 1954년에 일본 사람이 그리고 1957년에 이삭(Isaacs) 등이 발육난 장뇨막에서 생성되는 인플루엔자 증식 억제인자의 존재를 보고하여 이것을 인터페론이라 명명했다.

(2) 인터페론

감염성 바이러스뿐만이 아니라 불활성 바이러스, 이중나선 RNA, 세포, 미코플라스마, 리케차, 원충, 세균내 독소, 미토겐 등은 숙주세포에 인터페론 유도물질(interferon inducer)이라 부른다(표 15-2).

표 15-2 인터페론(IFN)의 분류

인터페론	생성세포	유도물질	분자량	pH_2에서 안정성	다당화	유전자 수
IFN 알파	적혈구 B 림프구	바이러스 내 독 소	17,000	안 정	–	14
IFN 베타	섬유모세포	바이러스 포리 IC	17,000	안 정	+	≧2
IFN 감마	림프구	미토겐	17,000	불안정	+	1

제 6 절 바이러스학 관련 연구방법

증식 바이러스는 생성된 세포 내 이외에는 증식되지 않기 때문에 실험동물, 발육계란, 배양세포 등 여러 종의 생세포를 사용하여 바이러스 감염증이 의심스러운 환자 재료를 접종하여 그 분리를 시험한다.

1. 방 법

(1) 실험동물 접종

생쥐(mouse), 토끼, 햄스터, 원숭이 등의 뇌내, 복강내, 피부밑, 피부내, 경비, 경구 접종이 행해진다. 최근에는 이러한 동물의 확보가 불편하여 조직배양으로 많이 대치되고 있다.

(2) 발육란 접종

유정란(developing chicken egg)에 바이러스액을 접종하여 증식을 행한다. 접종방법으로는 장뇨막(chorioallantoic membrane) 접종, 요막공간(allantoic sack) 접종, 양막공간(amniotic inoculation) 접종, 난황란(yolk sack) 접종 등이 있다.

(3) 조직배양법

조직배양법(tissue culture method)은 생체로부터 취하여 얻은 조직을 시험관, 유리병, 폴리에스텔 세포배양용 프레이트 등을 사용하여 배양한다. 사용하는 세포의 종류에 따라 3가지 종류로 나누어진다.

① 초대배양(primary culture)
② 세포주(cell strain) 혹은 2배체 세포주(diploid cell line)
③ 수립세포계(established cell line)

초대배양은 동물조직(주로 콩팥, 허파 등)을 *in vitro*에서 배양하는 것으로 유래한 조직과 동등한 염색체 수를 갖고 있다. 그러나 통상 1~2대 배양으로 사멸하여 계대배양을 할 수 없다. 이들 중에 *in vitro*에서의 배양이 진행됨에 따라 이배체의 염색체를 유지시키지 않으므로 생체외(*in vitro*) 환경에서 40~50회의 분열을 보이는 세포를 세포주 혹은 이배체 세포주라 부른다. 40~50회의 분열이 세포의 수명이라 생각되기 때문에, 노화의 연구에도 사용되고 있다. 이배체 세포의 배양 중에 염색체 수에 이상을 가져와 증식능이 항진된 세포가 나타나는 일은 드물다. 이러한 세포는 때때로 무한 증식성을 보이는 수립세포계로 된다. 정상조직에 비하여 악성종양 유래의 조직으로부터 많은 수립세포계가 얻어진다. 구체적인 세포계의 일례가 그림 15-5에 표시되어 있다. 세포배양상에서 바이러스 증식의 지표로서 다음과 같은 현상이 있다.

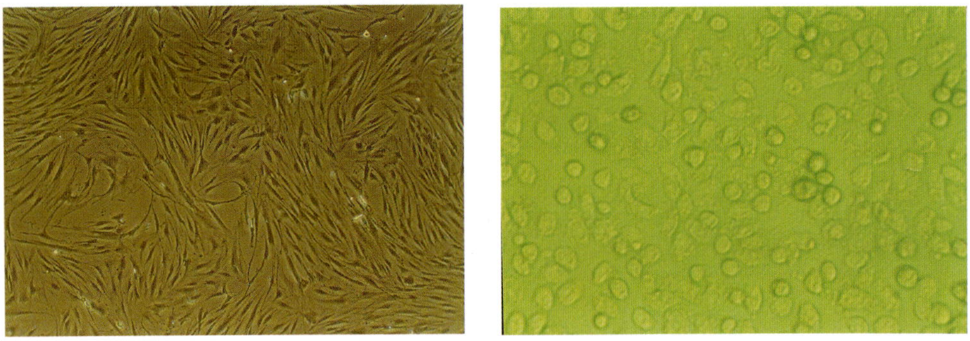

그림 15-5 임질균(감염자의 고름)

가. 세포병변 효과 : 바이러스가 배양세포에 흡착, 침입한 세포 내에서 증식한다. 많은 자손 바이러스가 복제되는 것과 함께, 숙주세포에는 많은 변성세포가 나타난다. 바이러스와 세포와의 상호작용에 의하여 각자 특이한 세포병변 효과(cytopathogenic effect ; CPE)를 나타낸다. 이러한 CPE에는 세포의 변성과 용해, 세포의 원형화, 다핵거대세포의 형성, 세포 응집덩어리의 형성, 세포 표면으로부터 세포의 유리 등이 있다.

나. 플라크 형성 : 단층 배양세포에 바이러스액(적당히 희석한 것)을 접종하고 여기에 우무배지를 넣어 굳힌 다음에 배양한다. 흡착, 침입 후에 세포 내에서 증식한 바이러스는 세포의 사멸과 함께 세포 밖으로 방출된다. 그러나 우무로 굳어 있기 때문에 바이러스는 확산하지 않고 주변의 미감염 세포에 감염이 확산하게 된다. 1~7일간의 배양을 거친 다음 이들 사멸 세포집단은 맨눈으로도 볼 수 있게 된다. 우무배지에 살아있는 세포만이 염색되는 뉴트럴 레드(neutral red)를 첨가하여 배양을 계속하면 이들 감염된 바이러스 감염 세포는 색소가 들어가지 않은 무색의 반(플라크, plaque)을 형성한다. 각 플라크는 1개의 감염성 바이러스에 의해 형성되었다고 생각되기 때문에 이것을 1 플라크 형성 단위(plaque forming unit ; PFU)로 하여 바이러스의 정량으로 사용된다.

다. 적혈구 흡착현상 : 일종의 바이러스는 바이러스 증식에 따라 숙주세포막상에 적혈구응집소(hemagglutinin)가 형성된다. 이 때문에 CPE가 보이지 않게 되어도 바이러스 감염 세포와 많은 동물의 적혈구를 혼합할 경우 적혈구 흡착현상(hemadsorption)이 나타난다. 이로써 바이러스의 감염과 증식을 알 수가 있다.

라. 형질전환 : 종양 바이러스를 일종의 세포에 접종한 다음, 적당한 배양시간을 경과하면 감염 세포는 형질전환(transformation)을 일으킨다. 형태 변화와 함께 단층배양 중에 특이하게 쌓여 올라오는 포커스를 형성한다.

2. 크기 · 형태 관찰

바이러스 입자의 크기와 형태를 관찰하는 데에는 전자현미경에 의한 해석이 일반적이다. 바이러스 입자 표면에 진공 중에서 중금속 원자를 살포하여 그림자를 만들고 대조를 만든 그림자법(shadowing method), 전자밀도(electron density)가 강한 인텅그스텐 인산염 혹은 인몰리브덴산염(phosphomolybdic acid) 용액에 바이러스를 혼합하여 검경하는 음성 염색방법 등이 바이러스 입자 자체의 형태 관찰에 이용된다. 세포 내에서의 바이러스 입자 형태 관찰에는 초박절편법(ultrathin section method)이 사용되어 바이러스의 내부구조도 밝힐 수 있다.

3. 바이러스 정량법

바이러스의 감염성과는 관계없이 바이러스 입자 수를 측정하는 경우와 감염성 바이러스 입자 수를 측정하는 방법이 있다.

(1) 바이러스 입자의 정량

① 전자현미경에 의한 방법 : 바이러스 입자 부유액에 이미 알려진 양의 일정한 크기의 라텍스(latex) 입자를 혼합하여 그리드상에 떨어뜨려 바이러스 입자 수와 라텍스 입자 수의 비로 바이러스 입자 수를 산정하는 방법이다.

② 적혈구 응집반응(hemagglutination ; HA) : 인플루엔자 바이러스, 풍진 바이러스 같은 일부 바이러스는 그 표면에 적혈구 응집소(hemagglutinin)를 갖고 있어 적혈구를 응집시키는 능력을 갖는다. 이 작용은 바이러스의 감염성과는 관계없이 인식되는 것으로 바이러스 입자의 수에 병행하는 적혈구응집가가 얻어진다. 바이러스는 특정의 동물종 적혈구를 사용해야 HA이 일어난다. 시험관 모든 면에 적혈구가 확대되는 것은 HA 양성이며 적혈구가 한 점에 떨어지는 것은 음성으로 한다(그림 15-6).

(2) 감염성 바이러스의 정량

① 플라크 혹은 포커스의 측정 : 1개의 바이러스가 세포에 흡착 · 침입하여 증식하는 것에 의

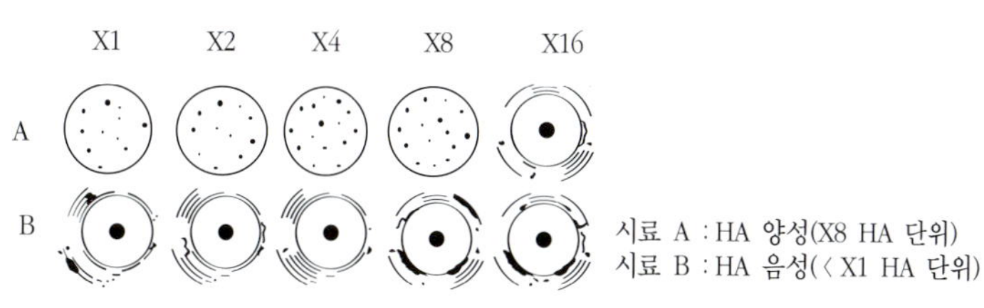

그림 15-6 적혈구 응집반응

하여 자손 바이러스가 생성된다. 우무배지에 의한 중층으로 인하여 자손 바이러스는 인접 세포에 감염하여 동심원을 형성하면서 감염소가 확대되고 맨눈으로도 볼 수 있는 플라크가 형성된다. 접종 바이러스의 희석도, 접종액량, 플라크 수에 따라 바이러스 시료 중의 감염성 바이러스가 정량된다. 또한 세포증식을 일으키는 종양 바이러스는 감염 세포가 형질변환을 일으켜 증식한 세포가 쌓여 포커스(focus)를 형성한다. 이 포커스 수에 의하여 바이러스의 정량이 가능해진다.

② 폭 크 : 폭스 바이러스과의 바이러스와 헤르페스 바이러스는 발육계란의 장뇨막에 감염하여 그 표면에 폭크(pock)라 칭하는 반점을 형성한다. 이 폭크의 수에 의하여 바이러스의 정량을 Pock-forming unit로 하여 산정하는 방법이나, 플라크 형성법에 비하여 정확성이 떨어진다.

③ 50% 감염 측정법 : 바이러스액을 10단계 희석하여 감수성 세포(조직배양, 발육계란, 실험동물)에 접종한다. 일정 기간 후에 바이러스 감염이 되었는가의 여부를 측정하여 판정하고 Reed-Muench 법 등으로 50% 감염가 ID50(50% infectious dose)를 측정한다. 동물의 생사로서 판정하는 경우에는 50% 치사량 LD50(50% lethal dose), 발육 계란을 사용하여 판정하는 경우에는 EID50(50% egg infectious dose), 조직배양 세포에서 CPE로 판정하는 경우에는 TCID50(50% tissue culture infectious dose)이라 부르는 단위를 사용한다.

제 7 절 바이러스의 항원-항체반응

바이러스 입자 혹은 감염 세포 내에서 생기는 바이러스 특이 물질은 단백질을 함유한 항원으로 된다. 바이러스가 감염된 동물은 이들의 항원에 대한 항체를 생성한다. 바이러스의 항원-항체반응은 기지의 항체를 사용하여 모르는 바이러스의 분류와 동정에 혹은 기지의 항원을 사용하여 바이러스 감염증의 혈청진단에 사용되고 있다.

1. 중화반응

바이러스와 이에 대한 항체를 반응시켰을 때, 바이러스의 감염성이 감소되는 현상을 중화반응(neutralization ; NT)이라 하며, 이것에 관여하는 항체를 중화항체(neutralizing antibody)라 부른다. 바이러스의 역가(titer)를 알게 되면 중화항체의 역가를 측정할 수 있다. 예를 들면, 100 PFU의 바이러스와 단계 희석한 피검 혈청을 혼합한 다음 단층배양 세포상에 접종하여 플라크를 형성시킨다. 플라크 수가 대조의 50% 이하가 되는(50% plaque reducation) 최대 희석의 역수를 중화항체가로 한다.

또한 항체의 특이성을 미리 알면 바이러스의 혈청형(serotype) 동정을 시행할 수 있다. 즉 기지의 혈청(일정 역가)을 사용하여 바이러스 역가의 중화가 행하여지는가, 아닌가에 따라 바이러스의 혈청형이 판별된다.

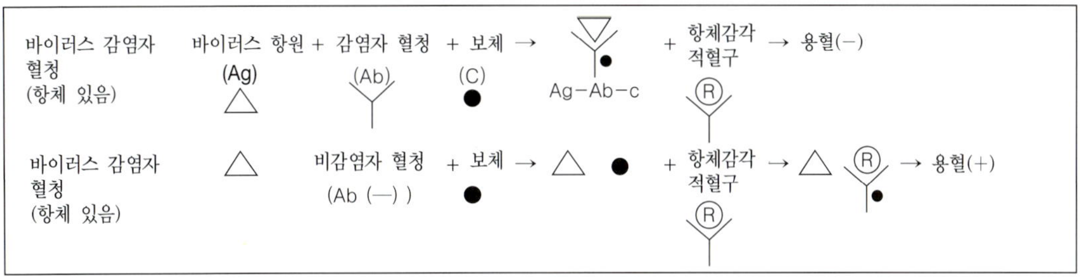

그림 15-7 보체결합 반응 원리

2. 보체결합 반응

바이러스 항원과 바이러스 감염자 혈청 중에 있는 항체가 결합한 다음 다시 보체가 결합한다. 이러한 현상 때문에 항양혈구항체가 결합한 양적혈구(감작적혈구)를 가하여도 보체는 이들에 결합하지 않고, 적혈구도 용혈되지 않는다. 한편, 바이러스에 감염되지 않은 혈청에는 그 바이러스에 대한 항체는 없고 보체가 감작적혈구에 결합하여 용혈이 일어난다(그림 15-7). 보체결합 반응(complement fixation ; CF)은 바이러스 감염증의 혈청진단에 흔하게 사용되고 있다.

3. 적혈구 응집 억제반응

바이러스에 의한 적혈구 응집반응(hemagglutination ; HA)은 항체에 의하여 특이적으로 억제된다. 단계희석한 피검 혈청에 일정량의 바이러스액(HA 항원, 보통 4HA 단위)을 가한 다음 적혈구 부유액을 첨가하여 일정시간이 경과한 후에 적혈구 응집상을 판정한다. HA을 완전히 억제한 혈청의 최고 희석배수를 적혈구 응집 억제가(hamegglutination inhibition ; HI 역가)라 부른다. 혈청 중에 비특이적으로 HA를 억제하는 물질(nonspecific inhibitor)이 존재하기 때문에 반응 전에 미리 혈청을 RDE, 트립신, 과요소산 등으로 불활화 처리한다.

4. 형광항체법

바이러스 항원에 대한 항체에 형광색소를 표식하여 항원에 항체가 결합하여 있는 상태를 자외선 조사에 의하여 빛을 발하는 형광으로 판정하는 방법이 있다. 형광색소에는 녹색의 아이소티오산후루오세인(fluorescein isothiocyanate ; FITC)과 적색의 로타민계의 색소를 사용하며 관찰에는 형광현미경이 필요하다. 통상적으로 아세톤 등으로 세포를 고정한 다음 본 방법을 시행함으로써 조직과 세포 내에 있는 바이러스 항원의 동정과 국소적으로 존재하는 물질의 관찰이 가능하다. 나아가 세포를 고정하지 않은 채 형광항체법(fluorescent antibody technique ; FA)을 이용해 세포막상의 바이러스 항원(membrane antigen ; MA)을 검출할 수 있다.

5. 효소면역흡착측정법

효소면역흡착측정법(enzyme-linked immunosorbent assay ; ELISA)은 앞서의 형광항체법에서 사용하는 형광색소 대신에 효소표식을 사용하는 방법이다. 항원-항체반응이 있은 후에 효소기질 등을 넣어 바이러스 항원을 정량할 수 있으며, 이 방법은 특이성과 감도가 우수하다.

제 8 절 바이러스의 변이와 유전

바이러스 유전자의 복제가 이루어질 때 이상이 생겨 어버이 바이러스와는 다른 변이체(mutant)가 생긴다. 이러한 바이러스 변이의 기전으로는 돌연변이(mutation), 유전적 상호작용, 비유전적 상호작용이 알려져 있다.

1. 돌연변이

핵산의 염기배열이 변화됨으로써 일어나는 현상으로 단일의 뉴클레오티드(점 돌연변이, point mutation)에 의해서도 일어나며, 수많은 뉴클레오티드 변화(결실, deletion; 첨가, addition; 역전 , inversion)에 의해서도 일어난다. 자연 돌연변이(spontaneous mutation)는 다른 생물의 경우와 같은 정도의 변이율(DNA의 경우 약 10^{-10} 정도로)이 생기며 여러 종류의 돌연변이원(자외선, X-선, 열, pH, 아초산, 5′-브로모유라실 등의 화학물질 등)에 의해서 발생률이 높아진다. 생성되는 변이체는 어미 바이러스와는 다른 유전형(genotype)를 가진 선택에 의하여 그 자손(mutant clone)이 확립되며, 어미 바이러스(야성 바이러스, wild type virus)와 다른 표현형(phenotype)을 보이게 되고 이것이 마카(marker)로 된다. 마카에는 다음과 같은 여러 종류가 있다.

(1) 바이러스 입자 자체의 항원성 변이

예를 들면, 인플루엔자 바이러스의 HA(적혈구 응집소)나 NA(뉴라미니데이스)가 연속성으로 혹은 불연속성으로 변이한다.

(2) 항바이러스제 감수성의 변이

예를 들면, 아시클로빌(acyclovir)은 헤르페스 바이러스의 특이적 싸이민키나아제 활성을 저해하는 항헤르페스제이지만, 변이 바이러스에서의 어사이크로쿠로빌 내성이 알려져 있다.

(3) 플라크의 변화

변이 바이러스에서 형성된 플라크의 크기와 모양이 어미 바이러스와 다르게 된다.

(4) 조건치사 변이체

변이체는 특정의 조건하에서 증식이 일어나지 않게 된다. 그 대표적인 것으로 온도 감수성 변이체(temperature-sensitive mutant ; TS 변이체)로 저온(32～35° C)에서는 증식이 가능하지만 고온(39～45° C)에서는 증식할 수 없다.

(5) 결핍 간섭인자

어미 바이러스에 비하여 바이러스 게놈에 결손부가 알려져 있어 정상 바이러스의 도움 없이는 증식할 수 없다. 결핍 간섭인자(defective interfering particle ; DI 입자)는 정상 바이러스 입자의 증식을 간섭하여 억제하는 작용을 갖는다. DI 입자는 핵산이 짧아 복제의 속도가 빠르고 정상 바이러스와 결합하여 그 증식을 억제한다. 바이러스액을 고농도로 감염시키면 DI 입자가 증식하게 된다. DI 입자의 존재는 바이러스의 지속감염 성립 기전의 하나로 된다.

2. 유전적 상호작용

같은 세포에 2종 이상의 바이러스가 동시에 감염되었을 때, 유전자의 일부가 교환되어 각각의 어미 바이러스와는 다른 유전자를 갖는 자손 바이러스가 생기는 것을 일반적으로 유전적 재조합(genetic recombination)이라 부르며, 자손 바이러스를 재조합체(recombinant)라 부른다. 그 기전에는 다음의 2가지가 있다(그림 15-8).

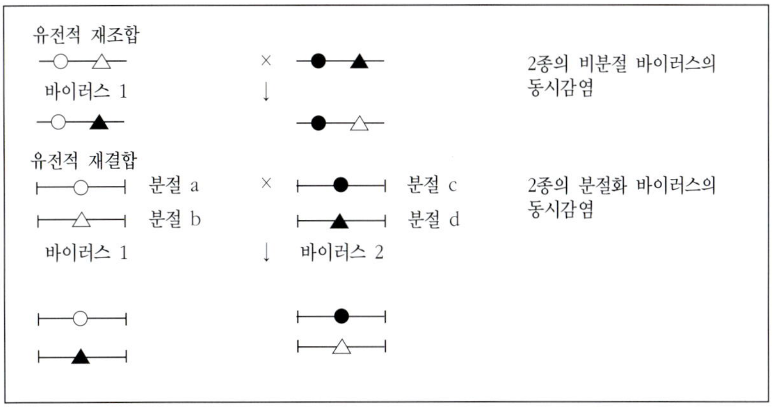

그림 15-8 바이러스의 유전적 상호작용

(1) 유전적 재조합

핵산 1분자를 바이러스에 감염시키는 경우 일어나는 현상으로 2종 이상의 바이러스 핵산분자 간에 절단과 재결합이 일어나 재조합체가 생성된다.

(2) 유전적 재결합

인플루엔자 바이러스와 레오 바이러스의 게놈은 분절상태로 존재한다. 이러한 바이러스가 2종이 동시에 감염을 일으키는 경우, 바이러스 입자의 성숙과정에서 서로 간의 분절이 하나 혹은 수개의 상태로 서로 혼합하기 때문에 어미 바이러스와는 다른 자손 바이러스가 생긴다. 이러한 현상을 유전적 재결합(genetic reassortment)이라 부른다. 인플루엔자 바이러스는 이러한 기전에 의하여 불연속변이를 이루어 새로운 형의 바이러스를 생성하며 때때로 세계적인 유행을 일으킨다.

3. 비유전적 상호작용

2종 이상의 바이러스가 동시에 감염하면 양 바이러스에 의하여 생성되는 유전자 산물(gene products) 간에 상호작용이 일어나게 된다. 이런 경우 바이러스의 표현형질은 변화하지만 이 게놈은 아무것도 변화하지 않는다(그림 15-9).

(1) 표현형 혼합

어떤 바이러스의 게놈이 다른 바이러스가 만든 캡시드 혹은 엔베로프에 싸여서 바이러스 생산이 이루어지는데 이를 표현형 혼합(phenotyping mixing)이라 한다. 세포의 부착성 등의 점에

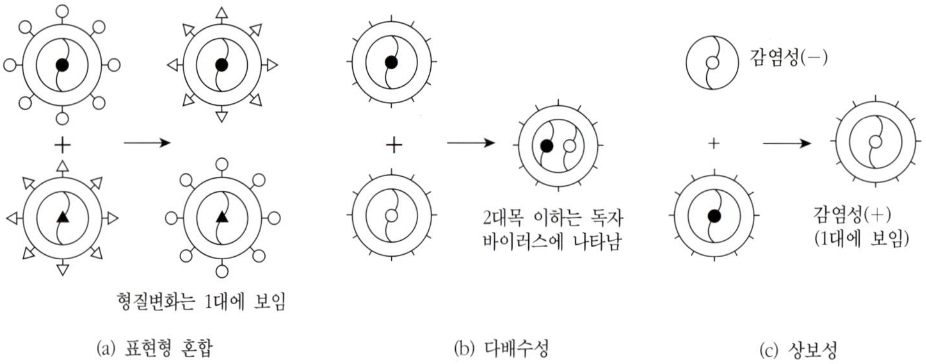

그림 15-9 바이러스의 비유전적 상호작용

서 어미 바이러스는 다른 성상 1대에 한하며, 게놈 자체는 변화를 받지 않기 때문에 2대째 이후는 어미 바이러스와 완전히 같은 성상을 나타내게 된다.

(2) 다배수성

복수의 게놈이 동일한 바이러스 입자 중에 존재하는 것을 다배수성(polyploidy)이라 한다. 양자간에 유전적 교환은 없고 계대 후에는 2종류의 다른 바이러스가 별개로 생긴다.

(3) 상보성

하나로서는 완전한 바이러스 증식이 일어나지 않는 조건에서 두 종류의 바이러스가 유전자 산물의 수준에서 상호간에 작용을 일으켜서 감수성 바이러스 입자를 생성하는 현상을 상보성(complementation)이라 한다. 라우스 육종 바이러스는 어떤 종의 세포에서 엔베로프의 단백합성을 할 수가 없다. 그러나 조류의 백혈병 바이러스가 합쳐지면 이것이 도움 바이러스로 작용해서 엔베로프를 덮는 RSV가 만들어진다. 파보 바이러스과에 속하는 아데노 관련 바이러스(adeno-associated virus ; AAV)는 단독으로는 증식할 수 없지만 아데노 바이러스가 추가되면 AAV의 불완전한 DNA 합성기능이 보완되어서 AAV의 증식이 일어남을 확인할 수 있다.

제 9 절 바이러스 감염증

1. 감염과 발증

사람을 포함한 숙주에 바이러스를 감염시키거나 자손 바이러스의 복제 혹은 증식은 반드시 숙주의 임상증상을 수반하지 않는 경우가 많다. 즉, 감염과 발증은 구별하여 파악해야 한다. 또한 세포 수준의 감염은 상세히 연구가 진전되어 그 바이러스 증식의 기전, 세포쪽의 병리적 변화 등 많은 지식을 얻고 있다.

표 15-3 증상감염과 무증상감염의 차이점

	임상증상	바이러스 증식	타 숙주의 감염성	대표적 바이러스
증상감염(현성감염)	있음	+	+	풍진 바이러스 두창 바이러스 광견병 바이러스
무증상감염(불현성감염)	없음	+~−	가능성 있음	일본뇌염 바이러스 폴리오 바이러스 아데노 바이러스

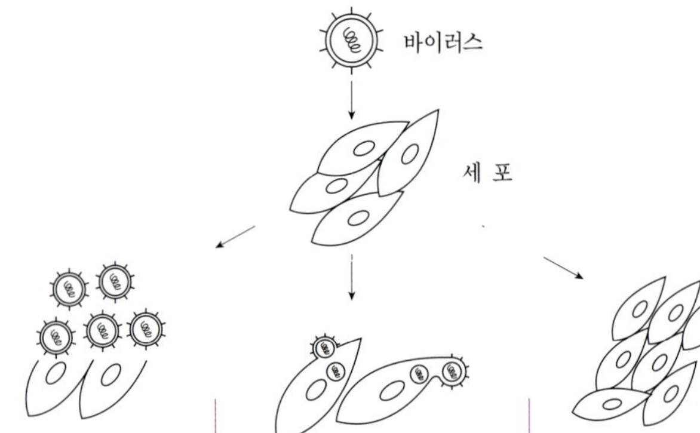

	용균감염 (lytic infection)	지속감염 (persistent infection)	발암감염 (transformation)
바이러스 증식	−	+	−
세포병변 효과(CPE)	++	±	−
형질전이	−	−	+

그림 15-10 바이러스 감염의 3가지 형태

(1) 증상감염과 무증상감염

증상감염(현성감염, apparent infection)과 무증상감염(불현성감염, inapparent infection)의 차이를 표 15-3에 표시한다.

(2) 용균감염, 지속감염 및 발암감염

바이러스 감염은 용균감염, 지속감염 및 발암감염의 3가지로 대별된다(그림 15-10).

① 용균감염 : 바이러스가 세포에 감염, 증식한 결과 현저한 세포병변 효과(cytopathogenic effect ; CPE)로 인하여 세포가 파괴되어 다량의 자손 바이러스가 방출된다. 이와 같은 감염을 용균감염(용해감염, lytic infection)이라 한다. 이 감염형태는 생체에서 일어난다. 발증으로부터 치료까지 수일 내지 수주의 급성 경과를 보이는 급성 감염증과 비교된다.

② 지속감염 : 바이러스에 의한 용균감염과는 다르게 바이러스와 숙주세포 및 생체 등이 공존관계를 성립시켜 세포는 바이러스 증식을 허용하여 소량의 자손 바이러스를 생성, 방출하거나 바이러스 유전자를 보존하면서 생존을 계속하는 감염을 지속감염(persistent infection)이라 한다. 배양세포에서 생기는 지속감염과 생체 수준에서의 지속감염으로 나누어진다.

가. 세포배양에서의 지속감염(그림 15-11)

㉠ 세포 수준의 지속감염(persistent infection in cell) : 파라믹소 바이러스 등 출아를 행하는 바이러스의 감염 형태가 해당한다. 대부분의 세포에 바이러스 감염이 인식된다. 형광항체 염색에 의하여 전 세포에 바이러스 항원이 검출된다. 지속감염의 성립

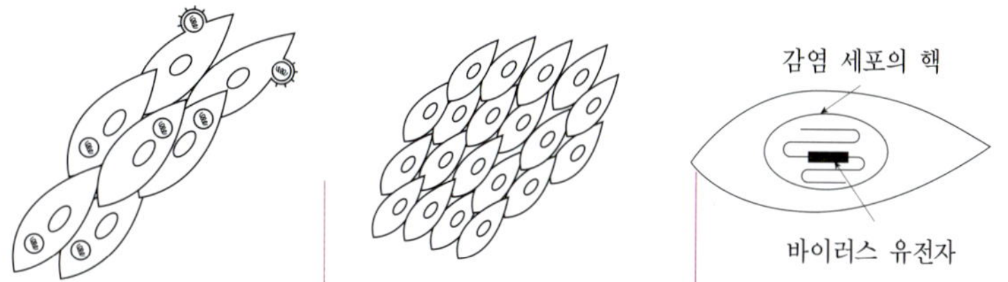

바이러스 항원 양성세포	세포수준 100%	세포집단 수준 수%~수십%	유전자 수준 100%
대표적 바이러스	파라믹소 바이러스과 아데나 바이러스과	단순 헤르페스 바이러스 사이토메갈로 바이러스	– 레트로 바이러스

그림 15-11 바이러스 지속감염

에는 바이러스 온도 감수성 변이주화, 결손 간섭(DI) 입자의 형성 및 바이러스 감염에 의하여 유발된 인터페론 생성 등이 관여하는 것으로 생각된다.

㉡ 세포집단 수준에서의 지속감염(persistent infection in cell population level) : 바이러스 감염 세포의 집단과 비감염 세포의 집단이 공존하고 있는 상태이다. 감염 세포는 자손 바이러스를 생산하면서 사멸되고, 방출 바이러스는 주변의 미감염 세포에 감염한다. 일부의 세포에서 출발하여 바이러스의 감염을 받아 세포집단 전체에서 보면 지속감염이 성립되는 양상을 뜻한다.

㉢ 유전자 수준에서의 지속감염(persistent infection in genomic level) : DNA형 종양 바이러스와 RNA형 종양 바이러스는 바이러스 유전자가 감염 세포의 DNA 중에 들어가는 경우가 많다. 숙주세포가 비허용 세포인 경우에 자손 바이러스의 방출은 없으면서 형질전환을 보이는 경우가 있다.

나. 생체 수준에서의 지속감염 : 지속감염을 잠복감염, 만성감염, 지발성 감염의 3가지로 나눈다.

㉠ 잠복감염 : 급성 현성감염 혹은 불현성의 초감염 후, 바이러스의 체외로 배설은 확인되지 않지만, 바이러스는 세포 내에서 남아서 장기간 잠복한다. 이를 잠복감염(latent infection)이라 한다. 나중에 면역능이 떨어지거나 여러 종류의 자극에 응하여 잠복 바이러스의 재활성화(reactivation)가 일어나 바이러스의 출현과 증상의 재발이 나타난다. 헤르페스 바이러스과와 파포바 바이러스과의 바이러스에 알려진 감염 양상이다.

㉡ 만성감염 : 감염성 바이러스가 일생동안 생산, 방출을 계속하는 감염계를 만성감염(chronic infection)이라 부른다. 이런 경우 바이러스는 직접적으로 숙주세포에 대하여 CPE를 보이지 않는다. B형간염 바이러스, C형간염 바이러스, 성인 T세포 백혈병 바이러스 등의 감염이 이에 해당한다.

표 15-4 지발성 바이러스 감염증

지발성 감염증	원인 바이러스	주요 증상
아급성 경화성 범뇌염 (SSPE)	SSPE 바이러스 (홍역진 바이러스)	간대성 경련, 진전, 협조운동 불능
진행성 다소성 백질뇌염 (PML)	JC 바이러스	다소성 신경증상 시각장애, 지능저하 등
크로이츠펠트 야콥병	비통상 바이러스	초로성 치매, 실조성 보행, 성격 변화, 미오크로누스 발작
쿠루	비통상 바이러스	소뇌성 실명, 보행장애, 치매

㉢ 지발성 감염 : 어떤 종의 바이러스가 장시간에 걸쳐 점진적으로 세포의 기능을 없애서 결국은 숙주를 죽음에 이르게 하는 것을 지발성 감염(slow infection)이라 한다. 오랜 기간에 걸쳐서 잠복하는 대표적인 지발성 감염으로서 아급성 경화성 범뇌염(subacute sclerosing panencephalitis; SSPE), 진행성 다소성 백질뇌염증(progressive multifocal leukoencephalopathy; PML), 크로이츠펠트 야콥병 등이 알려져 있다(표 15-4).

2. 바이러스 감염증의 임상(표 15-5)

(1) 호흡기도 감염증

환자의 입, 코로부터 나온 비말(droplet) 가운데에 바이러스 입자가 많이 함유되어 있다. 기침, 재채기 등을 통해 밖으로 나온 비말에 의하여 바이러스 입자는 전파된다. 작은 비말(직경 20㎛)은 즉시 지상으로 떨어지지 않고 공기 중을 천천히 떨어지면서 마르게 되고 비말핵(droplet nuclei)이 되어 오랜 기간동안 공중을 떠돌아다니게 된다. 따라서 감염자로부터 떨어진 장소에서도 이 분말핵을 흡입하게 됨으로써 감염이 성립된다. 이와 같은 호흡기도 감염(respiratory infection)을 일으키는 대표적인 바이러스로서 홍역, 볼거리, 풍진, 인플루엔자, 라이노, RS 등의 바이러스가 있다. EB 바이러스 감염에 의한 전염성 단핵증은 별명인 키스병(kissing disease)이라 불리며, 비말감염 이외에 직접적인 접촉과 오염된 손가락, 손수건 등을 매개로 한 전파도 일어난다.

(2) 소화기 감염증

기본적으로 분변과 입(fecal-oral)에 의해서 감염이 이루어진다. 즉 환자 분변에 함유되어 있는 병원성 바이러스가 음식 또는 음료수에 오염되어 있거나, 직접적으로 손가락을 통하여 입으로 침입한다. 이와 같은 소화기 감염증(gastrointestinal tract infection)을 일으키는 대표적인 바이러스로서 엔테로 바이러스, 레오 바이러스, 로타 바이러스, 아데노 바이러스, 놀워크 바이러스가 있고, 이 감염으로 설사, 복통, 구토 등의 급성 위장염 등이 나타난다.

표 15-5 바이러스 감염증

감염증	주요 전파경로	침입부위	대표적 바이러스
호흡기도 감염증	비말감염	코, 입, 인두	인플루엔자 바이러스, 홍역 바이러스 등
소화기 감염증	분구감염	입	엔테로 바이러스, 레오 바이러스 등
피부 감염증	경피감염(접촉)	피부 찰과부	단순 헤르페스 바이러스 등
	경피감염(교상)	교상부	광견병 바이러스
	경피감염(주사침)	주사침 자입부	사람 면역결핍 바이러스, B형간염 바이러스
눈 감염증	경피감염(자교)	자교부	일본뇌염 바이러스, 황열 바이러스
	접촉감염	눈	엔테로 바이러스 70형, 아데노 바이러스 8, 19, 37형
	수영장 오염수	눈	아데노 바이러스 3, 4, 7형
비뇨 · 생식기 감염증	성행위 감염	생식기	단순 헤르페스 바이러스 2형 등
수직감염	경태반 감염	전신	풍진 바이러스, 사이토메갈로 바이러스
	산도 감염	피부, 점막, 혈액	사이토메갈로 바이러스, B형간염 바이러스
	경모유 감염		HTLV-1 바이러스

(3) 피부 감염증

건강한 피부를 통한 바이러스 감염(skin infection)은 거의 일어나지 않지만, 피부 손상부분이나 주사를 통해서 또는 곤충에 물려서 감염이 일어난다. 사람 유두종 바이러스, 전염성 연속종 바이러스, 단순 헤르페스 바이러스 1, 2형 등에서는 찰과상을 통하여 침입하는 일이 많다. 또한 광견병 바이러스는 감염된 개에 의하여 매개된다.

(4) 눈 감염증

병원 바이러스에 감염된 손가락, 기구 등을 매개로 하여 결막이나 각막에 한하여 감염이 일어난다. 이를 눈 감염증(ocular infection)이라 한다. 엔테로 바이러스 70형은 급성 출혈성 결막염을, 아데노 바이러스 8, 19, 37형 등은 유행성 각막염을 일으킨다.

(5) 비뇨 · 생식기 감염증

병원 바이러스가 요로를 통하여 침입하는 예는 아직 알려져 있지 않지만 홍역이나 볼거리 등의 전신성 감염증의 경우는 바이러스가 요중에서 배설된다. 또한 선천풍진증후군, 선천성 사이토메갈로 바이러스 감염증(거대세포봉입체증, cytomegalic inclusion diseases)을 보이는 환자는 생후부터 장기간 바이러스뇨증(viruria)으로 되며, 감염성 바이러스가 배설되거나 기타의 감염원이 되기도 한다. 이를 비뇨 · 생식기 감염증(urinary tract and genital infections)이라 한다. 단순 헤르페스 바이러스 2형 등이 이에 속한다.

(6) 수직감염

병원미생물이 어미 바이러스로부터 자손에게로 직접 전파되는 감염을 수직감염(vertical infection)이라 부른다. 수직감염의 예로서는 풍진 바이러스, 사이토메갈로 바이러스, 단순 헤르페스 바이러스 및 두창 바이러스가 있다.

3. 바이러스 감염증의 면역

바이러스가 새로이 병원성 미생물로서 생체에 침입하면 감염에 대하여 숙주는 생체 방어기구에 의하여 이것에 저항한다. 생체 방어기구에는 비특이적 방어기구로 항체와 면역림프구가 관여하는 특이적 방어기구가 있다.

(1) 비특이적 방어기구

① 자연 저항성 : 자연에 그 동물이 갖는 바이러스 감염에 대한 저항성을 자연 저항성(natural resistance)이라 부른다. 피부점막, 코털, 기도 섬모, 눈썹, 장관운동, 혈액, 뇌관문(blood-brain barrier) 등은 생물이 갖는 해부학적 혹은 물리학적 방어기구라 하며 바이러스의 침입을 막는다.

② 세포 수준의 저항성 : 바이러스에 대한 수용체의 소지 여부, 특히 침입 후의 바이러스 증식의 가능성 여부, 허용성 및 비허용성에 의해 바이러스 감염이 성립될 것인지의 여부가 결정된다.

③ 탐 식 : 혈액 중의 단구(monocyte)나 조직 큰포식세포(macrophage) 등의 단핵성 탐식세포(phagocyte)는 바이러스 감염에 대한 비특이적 방어에 중요한 역할을 한다. 단순 헤르페스 바이러스, 사이토메갈로 바이러스, 수포성 구내염 바이러스 등은 큰포식세포에 의하여 직접증식 억제를 받는다. 또한 큰포식세포가 생성하는 인터페론에 의하여 풍진 바이러스, 인플루엔자 바이러스, 단순 헤르페스 바이러스 등의 증식이 억제된다.

④ NK 세포 : 대형 세포에서 그 세포질 중에 아질호성 과립이 존재하기 때문에 대과립 림프구(large granular lymphocyte ; LGL)로 불리는 NK 세포(natural killer cell)는 비특이적으로 암세포나 바이러스 감염 세포에 손상을 준다.

⑤ 인터페론 : 바이러스가 세포에 감염하는 것에 의해 감염 세포가 바이러스의 증식을 억제하는 물질, 즉 인터페론(interferon ; IFN)을 생성한다. 백혈구, 림프구, 섬유모세포, NK 세포, 큰포식세포 등의 세포에 의해 IFN이 생성된다.

(2) 특이적 방어기구

바이러스의 감염을 받은 숙주는 침입한 바이러스 항원 및 바이러스 관련 항원이 항원 자극물질로 되어 특이적 생체 방어기구, 즉 면역응답이 생긴다.

① 체액면역(humoral immunitry) : 바이러스 감염증에서 감염이 진행 중이거나 회복기에 걸쳐 특이적인 항체가 생긴다. B 세포 유래의 형질세포가 만드는 것으로 IgG, IgM, IgA, IgD, IgE 항체가 존재하지만 바이러스 감염의 방어라는 점에서 IgG, IgM, IgA 항체가 중요하다.

가. IgM 항체 : 바이러스 감염 후 최초로 혈중에 출현한다. IgG에 비하여 바이러스 중화능은 떨어지지만 보체결합능이 강하여 보체가 관여하는 바이러스 중화, 바이러스 감염세포의 파괴에 중요한 역할을 한다.

나. IgG 항체 : 혈청 중의 바이러스 중화항체의 대부분은 IgG 항체이다. 태반을 통과하며 신생아는 어머니로부터 IgG(이행항체, maternal antibody)를 받아 출생 1년 이내에는 여러 종류의 바이러스로부터 방어가 가능하다.

다. IgA 항체 : 점막이나 외분비액 중에 검출되어 구조상 분비소체(secretory component)와 결합하여 분비형 IgA(secretory IgA ; sIgA)이라 불린다. 점막 국소의 감염증과 점막으로부터 침입한 전신성 감염을 일으키는 바이러스 감염의 초기단계에서 생체 방어를 담당한다.

라. 보체 : 보체(complement)는 항체에 의한 바이러스의 중화반응을 증강시킨다. 즉 감염 초기에 출현하는 IgM은 보체 존재하에서 바이러스 중화작용을 발휘한다. 또한 보체의 존재하에서 IgG에 의하여 바이러스 중화속도가 증가된다.

마. 항체의존 세포매개 세포독성 : 바이러스 감염 세포에 항체가 결합하는 경우, Fc 수용체를 가진 NK 세포의 작용에 의하여 바이러스 감염 세포가 파괴된다. 이러한 현상을 항체의존 세포매개 세포독성(antibody dependent cell-mediated cytotoxicity ; ADCC)이라 한다.

② 세포면역(cellular immunity) : 큰포식세포(MΦ)는 바이러스 입자나 바이러스 감염 세포를 탐식하여 단편화한 바이러스 항원을 스스로의 막상에 있는 주요 조직적합성 복합체(major histocompatibility ; MHC)의 클라스 II 항원 위에 제시하여 항원제시세포(APC)로서 기능한다(그림 15-12). 큰포식세포는 동시에 인터루킨 I(interleukin-I ; IL-1)을 만들어 cluster differtiation 항원(CD 4) 양성 도움 T(Th)를 활성화시켜 MHC 크라스 II 상의 바이러스 항원을 인식시킨다. Th는 인터루킨 II(interleukin-II ; IL-2)를 생산하고 CD8 양성의 세포독성(Cytoxic T cell ; Tc)의 막상에서 IL-2 수용체를 표현시킨다. 이 Tc는 바이러스 감염 세포상의 MHC 클라스 I 항원상에 제시한 바이러스 항원과 결합한다. 다음에 Tc는 림프톡신 등을 생산하고, 바이러스 감염 세포를 파괴한다. 나아가 Th에 의하여 생산된 IL-2는 NK 세포와 LAK(lymphokine activated killer) 세포를 자극시켜, 바이러스 감염 세포에 공격을 일으킨다. 나아가 Th에 의하여 생성된 IL-2의 작용을 받아서 CD4 양성 T세포는 큰포식세포 활성화 인자(macrophage activating factor ; MAF) 등을 생성한다. 이 결과 큰포식세포의 활성화를 일으키는 TNF α를 매개하는 바이러스 감염 세포에 대한 공격이 일어난다.

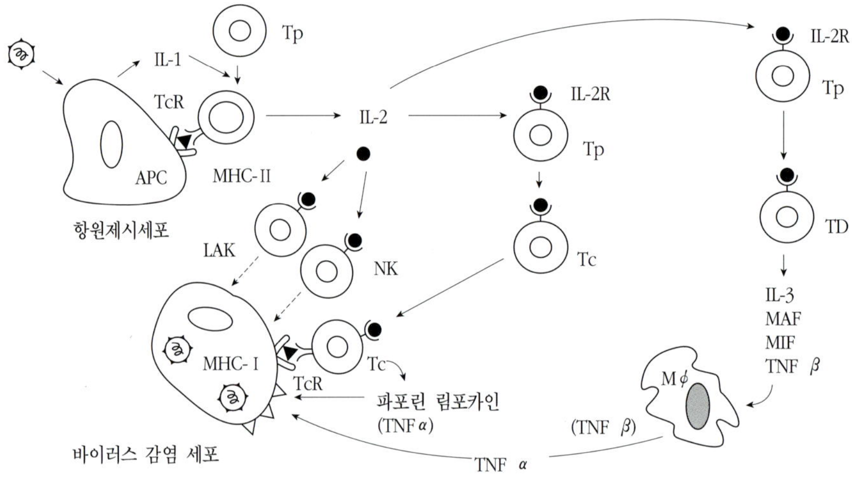

그림 15-12 T 세포에 의한 바이러스 감염 세포의 세포독성

4. 바이러스 감염증의 예방

(1) 백신과 예방접종

바이러스 백신에 의한 예방접종은 집단의 면역상태를 높여 바이러스병의 예방에 큰 효과를 갖는다. 백신에는 약독화에 의하여 생체에 바이러스병을 발증하는 것 이외에 면역 부활을 시키는 생백신(live vaccine), 포르말린과 자외선에 의하여 불활화하거나 혹은 바이러스 구성 항원을 추출한 사백신(불활화 백신, killed vaccine) 등이 있다.

(2) 생백신

대표적인 생백신은 표 15-6에 제시하였다. 생백신의 이점은 면역을 한 후에 경과가 자연 감염에 가깝고 중화항체를 생성할 뿐만 아니라, 세포성 면역과 비특이적 방어기구의 활성화를 유도한다. 그러나 약독화를 시켜도 감염성을 갖는 바이러스이기 때문에 면역능의 상태와 체질 등에 따른 강한 부작용으로 발적, 수포, 경결, 발열, 뇌염을 일으키는 결점이 있다.

(3) 사백신

대표적인 바이러스 사백신(불활화 백신)은 표 15-7에 표시되어 있다. 혼합 다가 백신으로서

표 15-6 대표적인 바이러스 생백신

백 신	접종법	종 류	접종시기
폴리오	경구	정기접종	생후 3~48개월에 2회
홍역	피하주사	정기접종	1~6세때 1회
풍진	피하주사	정기접종	생후 12~36개월에 1회
멈프스	피하주사	임의접종	희망시
수두	피하주사	임의접종	희망시
황열	피하주사	임의접종	유행지 여행시

표 15-7 대표적인 바이러스 불활화 백신

백 신	접종법	종 류	접종시기
인플루엔자	피하주사	임의접종	매년 10~12월에 2회
광견병	피하주사	임의접종	감염된 동물의 자상을 받을 때
일본뇌염	피하주사	정기접종	① 생후 6~90개월 ② 9세 ③ 14세 이상 16세 미만
B형간염	피하주사	임의접종	HBe 양성모로부터 태어난 신생아 의료사고(찔리는 사고 등)

사용이 가능하며 접촉자에게 전파가 없는 이점이 있지만, 면역에는 수회의 추가 면역이 필요한 경우가 있다. 분비형 IgA 항체의 생성이 적으며 국소 점막의 바이러스 증식을 억제하지 못하는 등의 결점이 있다.

(4) 바이러스의 소독

알코올, 에테르, 양이온 계면활성제 등은 엔베로프가 있는 바이러스에 우수한 소독 효과를 갖는다. 그 이유는 엔베로프가 지질을 함유하고 있기 때문이다. 차아염소산소다, 포르말린, 글루탈 알데히드 등은 강한 항바이러스 작용을 한다.

5. 바이러스 감염증의 치료

바이러스는 세포 내에서 숙주세포의 대사계를 이용하여 증식하기 때문에 약제로부터 개발이 쉽지 않았다. 그러나 근래에 바이러스에 대한 선택적인 작용을 하는 약제가 개발되어 바이러스 감염증의 치료에 상당한 효과가 기대된다(그림 15-13, 표 15-8).

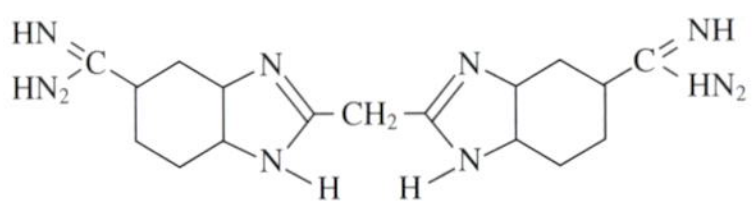
bis (5-amidino-2-benzimidazole) methane

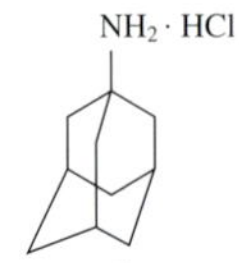
Amantadine

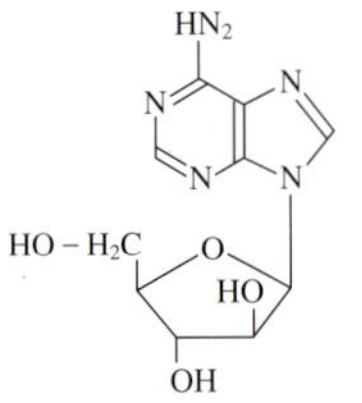
9-β-D-arabinofuranosyl adenine (araA)

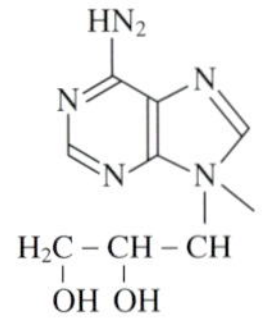
(S)-9-(2, 3-dihydroxypropyl) adenine (DHPA)

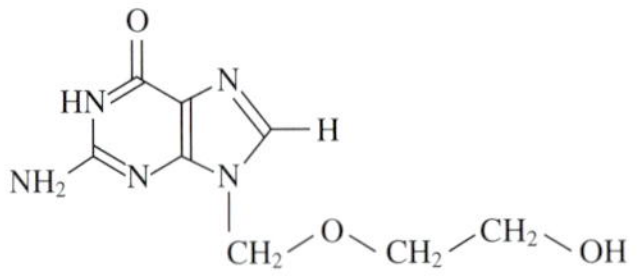
9-(2-hydroxyethoxymethyl)-guanine (acyclovir)

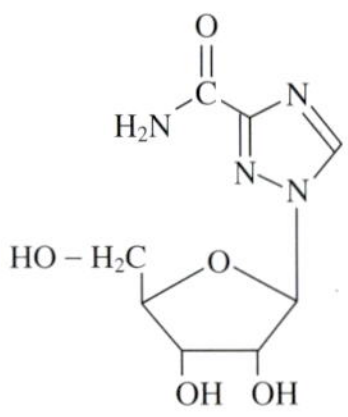
ribavirin

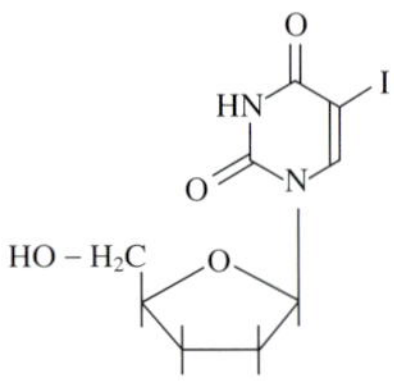
5-iodo-2'-deoxyuridine (IDU)

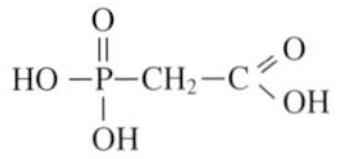
phosphonoacetic acid (PAA)

그림 15-13 항바이러스제

(1) 바이러스의 흡착과 침입에 작용하는 약제

단백 분해효소 활성을 저해하는 방향족 치아민류 등이 있다. 음성 전하를 갖는 다당체(유산헤파린 등)는 사람 면역결핍 바이러스의 흡착을 저지한다.

(2) 바이러스의 침입 및 탈각에 작용하는 약제

Sodium dodecyl sulfate 등은 라이노 바이러스와 폴리오 바이러스의 입자에 결합하여 바이러스의 침입, 탈각을 저해한다. 아만타민은 리소좀 내의 pH를 높여 A형 인플루엔자의 리소좀막과의 융합을 저해하는 것에 의하여 탈각을 억제한다.

(3) 바이러스 핵산의 전사, 복제에 작용하는 약제

아시크로빌(acyclovir)은 단순 헤르페스 바이러스, 수두-대상포진 바이러스의 티미딘 키나아제를 억제하여 이들 바이러스의 복제를 억제한다. 헤르페스 바이러스의 잠복감염, 급성 헤르페스 병변(입술, 성기, 각막염)에 효과가 있다. 갱시크로빌(ganciclovir)은 사이토메갈로 바이러스

표 15-8 바이러스를 억제하는 약제

백 신	저해단계	작용기전	유효 바이러스
비스메탄	흡착, 침입	엔베로프 융합저해	RS 바이러스 등
유산헤파린	흡착	흡착의 저해	HIV
4′, 6′-디클로로후라빈	탈각	탈각의 저지	라이노 바이러스
SDS			폴리오 바이러스
아만타진	탈각	리소솜 내 pH의 상승	인플루엔자 바이러스
어싸이크로빌	핵산의 전사, 복제	바이러스성 티미딘키나아제의 저해	단순 헤르페스 바이러스1, 2형 수두-대상포진 바이러스
간시크로빌	핵산의 전사, 복제	바이러스성 폴리머라아제의 저해	사이토메갈로 바이러스
IDU	핵산의 전사, 복제	바이러스성 티미딘키나아제의 저해	헤르페스 바이러스
AZT	핵산의 전사, 복제	HIV의 역전사효소 저해	HIV
리바비린	핵산의 전사, 복제	바이러스의 mRNA의 캐핑을 저해	인플루엔자 바이러스 RS 바이러스
2-디옥시-D-글루코오스	단백합성	엔베로프상의 스파이크 단백에 당의 결합 저해	인플루엔자 바이러스 단순 헤르페스 바이러스 1, 2형
D-글루코사민			
인터페론	단백합성	단백합성 개시인자의 인산화 저해	대부분의 바이러스 (비특이적 작용)

의 DNA 폴리머라아제를 저해하여 이 바이러스의 증식을 억제한다. 요도데옥시유리딘은 헤르페스 바이러스의 티미딘 키나아제를 억제하는 작용이 있다. 각막 헤르페스증 등에 IDU 점안액으로 사용된다. 아지도티미딘(azidothymidine ; AZT)과 다이디옥시이노신(dideoxyinosine ; DDI)은 HIV의 역전사효소 활성을 저해하는 작용으로 HIV의 증식을 억제한다. 리바비린(rabavirin)은 바이러스 mRNA의 capping을 저해하여 A형 인플루엔자 바이러스, RS 바이러스의 증식을 억제한다. 인산화초산(phosphonoacetic acid ; PAA)은 단순 헤르페스 바이러스의 DNA 폴리머라아제 활성을 저해한다.

또한 mRNA가 리소좀에 결합할 때 아데노신 아비노사이드(adenosine arabinoside ; ara-A)와 디하이드록시 프로복시 메틸아데닌(dihydroxy proboxy methyl adenine ; DHPA)은 단순 헤르페스 바이러스와 인플루엔자 바이러스의 증식을 저해한다.

(4) 바이러스 단백합성과 당단백합성에 작용하는 약제

인터페론은 단백합성 개시인자를 인산화하여 바이러스 단백의 번역 개시를 저해하는 것으로 바이러스 증식을 억제한다. 엔베로프 단백으로부터 당사슬의 결합을 저해하는 2-deoxy-D-glucose, D-glucosamine 등은 인플루엔자 바이러스, 헤르페스 바이러스의 성숙을 저해한다.

6. 바이러스 감염증의 진단

바이러스학적 검사법에는 바이러스 입자, 항원 및 핵산의 검출, 바이러스의 분리와 동정, 환자 혈청 중의 바이러스 특이항체의 검출(혈청학적 진단)의 3가지 방법이 있다.

(1) 바이러스 입자, 항원 및 핵산의 검출

① 바이러스 입자의 검출 : 검체 중에 바이러스가 많이 있는 경우에는 음성 염색법(negative staining)에 의하여 전자현미경으로 형태, 크기, 구조를 관찰한다. 분변(로타 바이러스, A형 간염 바이러스 등), 수포 내용물(단순 헤르페스 바이러스, 수포-대상포진 바이러스 등), 뇌조직(진행성 다소성 백질뇌염 바이러스 등) 등이 바이러스 검사를 위한 시료가 된다.

② 바이러스 항원의 검출

가. 형광항체 염색법(fluorescent antibody staining) : 표식으로서 FITC나 로타민 등을 사용하여 바이러스 항원을 형광현미경으로 관찰한다. 병터의 도말, 표본의 동결절편, 체액의 침사 등에 대한 검색이 행해진다.

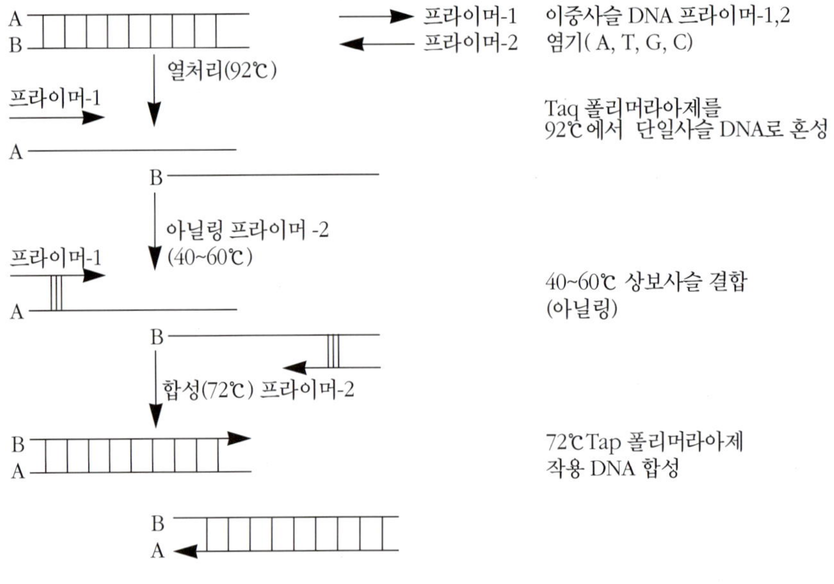

그림 15-14 PCR 법의 원리. PCR 법(polymerase chain reaction)은 바이러스 핵산검출을 위한 신속한 고감도 검사법이다.

나. 효소 면역흡착 측정법(enzyme-linked immunosorbent assay ; ELISA) : 항체를 고상화시켜 바이러스 항원을 항원-항체반응에 의하여 결합시키고 알칼리포스포타아제, 퍼옥시다아제 등의 효소를 표식시킨 2차 항체를 반응시킨 다음, 각 효소에 대한 기질액을 가하여 항원-항체반응을 나타내는 반응으로 측정한다.

다. 기타 방법 : 바이러스 항원을 검출하는 기타의 방법으로 방사선 면역분석법, 역수신 적혈구 응집반응, 맞흐름면역전기이동법(향유면역전기영동법,counter immunoelectrophoresis) 등이 있다.

③ 바이러스 핵산의 검출

가. 하이브리드 형성법 : 검체 중의 바이러스 핵산을 나이트로 셀룰로오스막에 고착시키거나 조직절편의 경우에는 그대로 고정시킨 다음 표식한 바이러스 DNA 프로브(RNA 바이러스의 경우 상보성 DNA를 사용한다)와 반응시켜 DNA-DNA, RNA-DNA 간의 염기배열이 상보성에 기초한 하이브리드 형성(hybridization test)을 행하는 방법이다.

나. PCR 법(polymerase chain reaction) : 대상으로 하는 바이러스 핵산의 특정 영역을 증폭시켜 검출하는 방법이다(그림 15-14). 증폭을 위하여 프라이머라 부르는 올리고뉴클레오티드(oligonucleotide)를 두 종류로 합성하기 위하여 바이러스 핵산의 염기서열을 결정해야 한다. 두 종류의 프라이머 간의 DNA 영역이 증폭되고 이것을 아가로즈 전기영동에 의하여 밴드로 검출한다.

(2) 바이러스의 분리와 동정

배양세포에 검체를 접종하여 바이러스의 증식에 의하여 일어나는 세포병변 효과(cytopathogenic effect ; CPE)로서 판정한다. 또한 바이러스 분리를 위하여서는 발육계란과 실험동물이 필요한 경우도 있다.

(3) 혈청학적 진단

환자로부터 급성기(평균하여 발증으로부터 1주 간 이내)와 회복기(발증 후 2~4주 정도까지)에 혈청을 채취한다. 이것을 쌍의 혈청(paired sera) 바이러스 항원에 대한 항체가를 측정하여 두 혈청 간에서 4배 이상의 항체가 차이가 있는 경우 이 바이러스의 감염이 있었던 것으로 판정한다. 그러나 IgM 항체는 감염이 일어난 초기에 일과성으로 생기는 것으로, 급성기 혈청의 IgM 항체가를 측정하는 것에 의하여 감염 바이러스를 측정하는 방법도 행해지고 있다.

16 바이러스학 각론

제 1 절 DNA 바이러스

1. Poxvirus 과(Family Poxviridae)

척추동물에 감염되는 poxvirus들 중에서 원숭이, 소, 양의 poxvirus는 사람에게도 감염을 일으켜 인수공통전염병의 병원체가 된다. Poxvirus과에는 1977년에 소멸될 때까지 인류 역사를 통하여 가장 인류를 괴롭혔던 두창(천연두)의 원인체인 두창 바이러스가 포함된다.

1) 바이러스의 성상

Poxvirus는 바이러스 중에서 가장 큰 직방체(200×350×150nm)로서, 단백돌기를 가진 외피가 있고, 내부에는 두 가닥 DNA와 단백질이 결합한 코아(core) 부분과 바이러스의 증식에 필요한 효소(DNA-dependent RNA polymerase)를 가진 측면체가 있다(그림 16-1). 다른 바이러스와 달리 세포질 내에서 증식한다.

2) 두창(천연두) 바이러스(Variola virus)

사람에게만 감염성을 나타내고 두창(천연두)을 유발한다. 두창은 고대 인도, 중국에서 발생한 것이 기록되어 있는데 그 후 중동, 이집트에 넓게 퍼졌으며, B.C. 10세기쯤 람세스 5세의 미라에

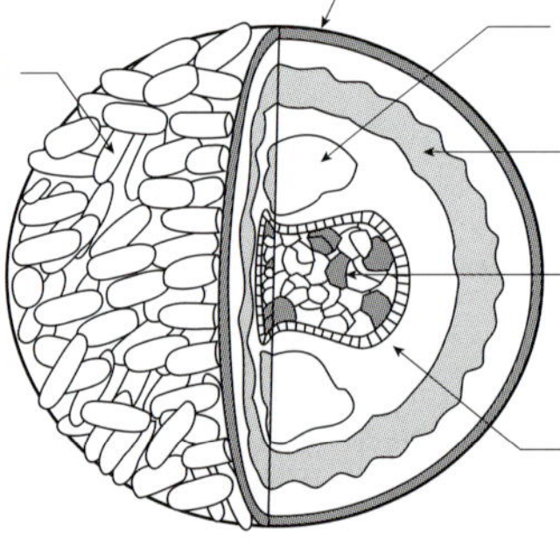

그림 16-1 백시니아 바이러스 구조

서 두창에 감염된 흔적을 볼 수 있다. 십자군 원정 후에 이 질병은 유럽에 침입하였고 신대륙의 발견과 함께 미국으로 퍼졌다.

(1) 감염경과

바이러스는 환자의 고름물집(농포)과 괴사딱지(가피) 등에 있던 바이러스가 호흡기를 거쳐 감염되며, 점막 밑의 국소 림프절 내에서 증식한 다음 바이러스혈증을 일으켜 피부 전체로 전파된다. 환자는 약 12일간의 잠복기 후에 발열하고 열의 하강기에 주로 팔, 다리 및 얼굴에 많은 발진이 나타난다. 발진은 물집(수포) → 고름물집(농포) → 괴사딱지(가피)로 변화하며 치유되지만 치유 후 피부에 흉터(반흔, 곰보)를 형성하는 경우가 많다(그림 16-2).

(2) 예 방

1789년에 Jenner가 우두 바이러스를 사용하여 종두를 고안한 이래, 두창환자의 집단발생과 사망률이 서서히 감소해 왔다. 1966년부터 1976년에 걸쳐 세계보건기구(WHO)의 계획에 의해 두창 발생국의 주민에 대해 철저한 종두의 접종을 실시한 바 1977년에 소말리아에서 최후의 두

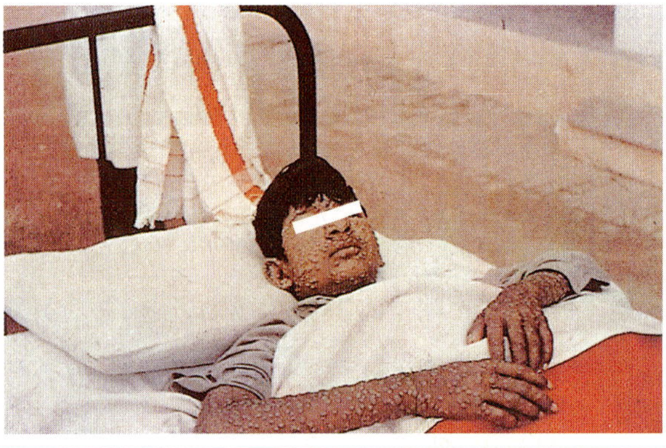

그림 16-2 두창에 감염된 어린이

창환자가 발생한 이래 환자는 전혀 볼 수 없게 되었다. 1979년 공식적으로 두창이 사라졌음이 공표되었다. 현재 두창 바이러스는 WHO의 공동연구센터 두 곳(아틀란타, 모스크바)에만 이 바이러스가 보관되어 있다.

3) 백시니아 바이러스(Vaccinia virus)

이 바이러스는 Jenner가 최초에 사용한 우두 바이러스와는 다른 바이러스로 알려져 있으며, 두창 바이러스와 매우 가까운 성질을 나타내며 항원성도 일치해 있기 때문에 두창의 예방백신으로 사용되어 왔었다.

동물 세포 등에 insulin, 성장인자, interferon 등 특수한 물질을 만드는 유전자 발현에 사용되는 vector로 백시니아 바이러스가 사용되고 있다. 이러한 특성을 이용하여 백시니아 바이러스는 백신 개발에 이용되고 있다.

2. Herpesvirus 과(Family Herpesviridae) (표 16-1)

1) 바이러스의 성상

정이십면체의 뉴클레오캡시드와 두 가닥 DNA를 가진 외피보유 바이러스로서 virion polymerase는 없다. 감염의 특징은 표피, 점막(구강내, 호흡기, 성기 등)을 통해서 전파하며, 생체내 신경절에 잠복되어 있다가 생체의 저항력이 감소하였을 경우에는 중증인 전신감염을 일으킨다.

2) 단순포진 바이러스(Herpes simplex virus ; HSV)

(1) 감염경과

HSV-1형(type Ⅰ)은 침이나 수포(vesicle)로부터 바이러스가 직접 접촉을 통해 감염된다. 3~5일의 잠복기 후 발열, 인후통, 입술 부위의 수포성 및 궤양성 병변(구내염), 치은염 등의 임상증

표 16-1 Herpesvirus 과의 분류

아 과	바이러스종
Alpha-herpesvirus	단순 herpesvirus 1형 (사람 herpsvirus-1, HHV-1)
	단순 herpesvirus 2형 (사람 herpsvirus-2, HHV-2)
	수두대상 herpesvirus (사람 herpsvirus-3, HHV-3)
Beta-herpesvirus	Cytomegalovirus (사람 herpsvirus-5, HHV-5)
Gamma-herpesvirus	Epstein-Barr virus (사람 herpsvirus-4, HHV-4)
	HHV-6 virus (사람 herpsvirus-6, HHV-6)

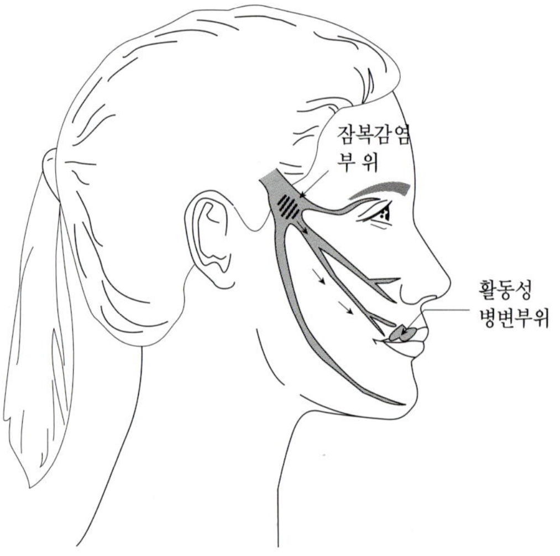

그림 16-3 단순포진 바이러스에 의한 치은 구내염

상이 2~12일간 지속된다(그림 16-3). 또한 HSV-1형은 각막, 결막염을 일으켜 실명에 이르게 하기도 한다. 바이러스는 그 후 삼차신경의 신경절에 잠복감염을 일으킨다. 잠복감염된 바이러스는 발열, 자외선 조사, 외상, 피로 등의 자극에 의해 재발하여 입술 herpes를 일으킨다. 입술 herpes는 평생에 몇 번이고 반복하여 재발한다. 구순의 피부, 점막에 물집(수포)이 발생하고, 물집은 시간이 경과되면서 괴사딱지(가피)를 형성하고 치유된다.

HSV-2형(type II)은 항원성이 I형과 약간 다르며 주로 성기 herpes를 일으킨다. 성교에 의해 바이러스가 전파하고 질, 귀두에 herpes 등을 일으키며 엉치신경절에 잠복감염이 이루어진다.

(2) 검사실 진단

바이러스는 세포배양에서 세포병변 효과를 나타내며, 이것은 중화항체법이나 형광항체법에 의해 동정된다. 물집의 바닥을 긁어 Tzanck smear하면 다핵거대세포가 관찰된다.

(3) 치 료

뇌염, 확산성 질병에 acyclovir가 사용된다. Acyclovir는 바이러스의 잠복기에는 효과가 없다. 각막염에는 trifluorothymidine이 사용된다.

3) 수두-대상포진 바이러스(Varicella-zoster virus; VZV)

초감염에서 소아에게 수두(chicken pox)를 일으키고, 재발시에는 성인에게 대상포진(zoster)을 일으킨다.

(1) 감염경과

수두는 주로 비말에 의해 호흡기를 통해 전염되며, 봄, 늦은 가을에 유행하는 발열성 질환으로 발열과 함께 전신 피부(주로 가슴, 배 등)에 발진을 일으킨다. 처음에 구진, 발적에 이어 물집(수포)이 생기고 최후에는 괴사딱지(가피)를 형성하는데, 한 사람의 피부에 다양한 시기의 발진이 혼재하고 있는 것이 특징이다. 바이러스는 초감염 후에 척수의 후근신경절에 잠복감염하고, 재발시에는 그 신경절에서 유래하는 감각신경이 분포한 피부에 띠 모양의 포진(herpes)이 나타난다. 대상포진은 주로 편측성으로 몸통, 머리, 목 등에 심한 통증이 수반된 포진이 생기며(그림 16-4), 가피가 되어 치유되더라도 감각신경의 통증이 남는 경우가 있다(대상포진 후 신경통).

(2) 치 료

정상 어린이에서 수두는 경증의 질환이고 치료가 필요하지 않다. 반대로 신생아, 면역기능이 떨어진 환자 및 일부 성인에서는 수두가 치명적일 수 있으므로 치료가 필수적이다. 면역기능이 약화된 환자에게서는 acyclovir가 확산을 예방할 수 있다.

4) 거대세포 바이러스(Cytomegalovirus ; CMV)

거대세포봉입체병(cytomegalic inclusion disease)의 원인 바이러스로, 이는 CMV에 감염된 세포의 크기가 봉입체로 인하여 커지는 사실에 기인한다. 대부분 감염이 무증상이며, 감염 후 바이러스는 평생 잠복상태로 있다.

(1) 감염경과

바이러스는 자궁내 감염을 통해 모친으로부터 태아로 수직감염, 출생시 혈액이나 자궁경관의 점액으로 인한 주산기 감염, 신생아기에 침이나 모유를 통한 수평감염에 의해 전파된다. 특히 CMV는 높은 빈도로 선천성 감염을 일으키므로 공중보건 측면에서 중요한 질환이다.

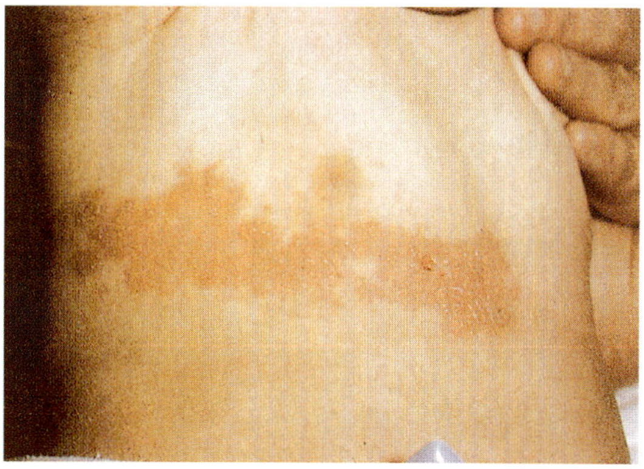

그림 16-4 가슴에 발생한 대상포진

어린이나 성인의 1차 감염은 전염성 단핵구증(infectious mononucleosis)을 일으킨다. 선천성 감염은 자궁내 태아 사망을 유발할 수 있으며, 태어나더라도 중추신경계와 그물내피계를 침범한 거대세포봉입체병으로 인해 심각한 청각소실, 시각장애, 정신발육지연 등이 발생한다.

(2) 진 단

바이러스는 세포배양에서 세포병변 효과를 나타내며, 형광항체법에 의해 동정된다. 올빼미 눈 모양의 핵봉입체가 관찰된다.

(3) 치 료

폐렴과 망막치료에 ganciclovir가 효과적이지만 acyclovir는 효과가 없다.

5) Epstein-Barr Virus(EBV)

1964년 Epstein과 Barr는 서아프리카와 뉴기니아에서 다발하는 Burkitt 림프종의 림프절을 조직배양하면 배양 림프구 중에 herpesvirus가 존재한다는 것을 알아냈다. 이 바이러스는 발견자의 이름을 따서 EBV라고 하는데 특히, 사람의 B 림프구에 감염하는 종양 바이러스이다.

(1) 감염양상

대부분의 사람은 유아기에 EBV의 감염을 받아 항체 양성이 되지만 특정 질환과 관련지어져 있지 않다. 구미에서는 사춘기 남녀에게 초감염이 있고, 감염경로는 키스 등에 의해 침으로 EBV가 전파되고 인두와 침샘의 세포에서 증식한다. 전염성 단핵구증을 일으키며, Burkitt 림프종과 중국, 대만에 많은 코인두암의 발생에도 관계가 깊다.

(2) 진 단

비정형적인 림프구를 포함하는 림프구 증가와 면양 적혈구와 결합하는 heterophil 항체가 전형적으로 나타난다. 특별한 치료제는 아직 없다.

6) 사람 Herpesvirus-6(HHV-6)

1986년 미국의 Salahuddin 등이 림프종과 AIDS 환자의 말초혈액 림프구에서 분리한 신종 사람 herpesvirus이다. 최초에는 B 림프구에만 감염하는 것이라고 했으나 T 림프구에도 곧잘 감염한다. 소아의 전염성 질환으로서 지금까지 병원체가 불분명하였던 돌발성 발진증 환자로부터 이 바이러스가 분리되었고, 그 병원체임이 증명되었다(표 16-2).

표 16-2 사람 herpesvirus와 그 질환

바이러스	초 감 염	재 발	저항력 감소상태에서의 감염
단순 herpesvirus Ⅰ형	구내염	구순 herpes 각막 herpes	Herpes성 습진 전신성 감염 성인의 뇌염
단순 herpesvirus Ⅱ형	성기 herpes	성기 herpes	전신성 감염
수두-대상포진 바이러스	수두	대상포진	범발성 대상포진 폐렴
Cytomegalovirus	무증상 감염 신생아 폐렴 단핵증		거세포성 봉입체증 수혈후 단핵증 폐렴
Epstern-Barr virus	무증상 감염 전염성 단핵증		Burkitt 림프종 코인두암
HHV-6	돌발성 발진증 전염성 단핵증	AIDS와 중복감염	림프구에 감염

3. Adenovirus 과(Family Adenoviridae) (표 16-3)

1) 바이러스의 성상

1953년 Rowe가 사람의 adenoid를 조직배양하는 과정에서 분리했다. 외피는 없으며, 정이십면체의 뉴클레오캡시드에 12개의 protein fiber가 인공위성 안테나 모양으로 부착되어 있는 바이러스로서 두 가닥 DNA를 가지고 있다(그림 16-5). 바이러스의 fiber는 각종 동물의 적혈구를 응집할 수 있어서 분리주 동정에 이용된다.

표 16-3 Adenovirus의 군별 분류와 질환

군	혈청형	감염부위와 질환	동물에서의 발암원성	DNA 중의 G+C %
A	12, 18, 31	소화기 감염	높다	48
B	3, 7, 14, 21	급성 호흡기 감염	낮다	51
	3, 7, 14	인두결막염		
	11, 21	출혈성 방광염		
C	1, 2, 5, 6	급성 열성인두염	없다	58
D	8, 19, 37	유행성 각결막염	없다	58
E	4	상기도염, 폐렴	없다	58
F	40, 41	위장염	없다	?

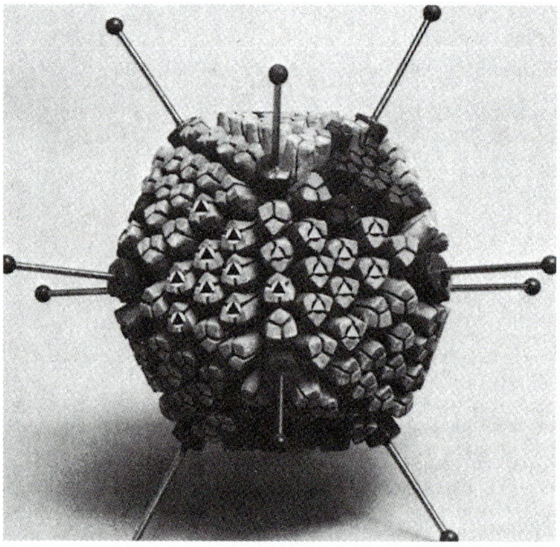

그림 16-5 Adenovirus의 모형도

2) 감염양상

주로 호흡기의 점막 및 각막 등을 통해 감염되며, 수영장이나 안과 치료시 감염되어 결막염을 일으키기도 한다(표 16-3). 호흡기에 감염되면 기침, 코막힘, 콧물 등 특징적인 증상이 나타나며, 발열, 오한, 권태감, 근육통의 전신증상이 나타난다. 호흡기 감염질환으로 급성 열성인두염(C군 바이러스), 인두결막염(B군 혈청형 3, 7, 14), 급성 호흡기질환(혈청형 4, 7), 폐렴(혈청형 4, 7) 등을 유발한다. 또한 수영장 결막염(혈청형 3, 7)과 소포성 결막염(follicular conjunctivitis) 등 안구 감염과 소아에서 바이러스성 위장염(혈청형 40, 41)을 일으키기도 한다.

3) 감염과 역학

호흡기에 adenovirus가 감염하면 초기에는 바이러스가 기도에서 배출되나 후에는 변에서도 바이러스가 분리된다. 발증하고 있지 않은 사람의 인두와 변에서도 흔히 adenovirus가 분리되기 때문에 분리된 바이러스와 질환과의 인과관계를 결정할 때에는 신중히 해야 한다.

4) 진 단

세포배양에서 세포병변 효과를 나타내며, 형광항체법이나 보체결합 방법으로 동정된다.

4. Papovavirus 과(Family Papovaviridae)

1) 바이러스의 성상

외피는 없으며, 정이십면체의 뉴클레오캡시드와 구형의 두 가닥 DNA를 가진 바이러스이다.

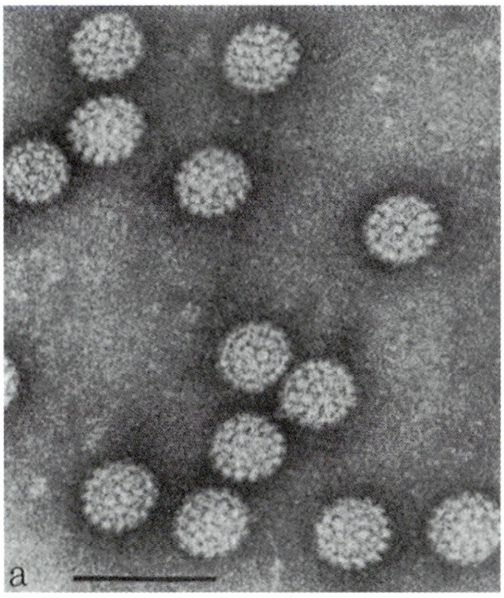

그림 16-6 사람 유두종 바이러스의 전자현미경 사진

특징적으로 종양원성을 나타낸다.

2) 사람 유두종 바이러스(Human papilloma virus ; HPV)

사람의 손발, 피부, 인후, 성기 등에 생기는 사마귀(유두종)는 HPV가 원인인 것으로 되어 있다. 성기와 외음부에 생기는 것을 성기사마귀라고 하며 성행위를 통해 전염될 수 있다. 30～60%의 자궁목암 환자의 암조직에서 HPV-16, 18 등의 DNA가 검출되기 때문에 자궁목암과의 인과관계가 주목되고 있다(그림 16-6). 이 바이러스는 *in vitro* 에서는 배양할 수 없다. 최근 백신이 개발되어 있다.

3) 사람 폴리오마바이러스(Human polyomavirus)

BK와 JC 바이러스가 있으며, 모두 원숭이 유래의 SV40과 형태가 유사하다. JC 바이러스는 진행성 다소성 백질뇌증 환자의 뇌조직에서 분리되는데 이 질환의 원인 바이러스로 생각되고 있다. 한편, BK 바이러스가 일으키는 질병은 알려져 있지 않다. 성인의 70～80%가 이 바이러스에 대한 항체를 가지고 있다. Polyoma 바이러스는 신생 생쥐(mouse)에서 종양을 유발하고, SV40는 자연숙주인 원숭이에서는 증식하지만 햄스터에 접종하면 종양이 유발된다.

제 2 절 RNA 바이러스 (표 16-4)

1. Orthomyxovirus 과(Family Orthomyxoviridae)

1) 분 류

Orthomyxovirus과는 인플루엔자 바이러스 1속으로 이루어져 있다. 인플루엔자 바이러스는 뉴클레오캡시드 단백과 바탕질단백(기질단백)의 항원성에 따라 A, B, C형의 3가지로 분류된다.

A형 바이러스는 다양한 subtype으로 분류되며, B, C형 바이러스는 1개의 subtype 밖에 없다. A형은 사람과 야생동물에서 분리되고, B형은 주로 사람에서, C형은 사람과 돼지에서 분리된다.

2) 바이러스의 성상

(1) 입자의 성상

나선형의 뉴클레오캡시드와 음극성의 단일사슬 RNA 게놈을 가진 외피보유 바이러스이다. 비리온에 RNA polymerase가 있으며, 외피에 spike 모양으로 돌출되어 있는 적혈구응집소(hemagglutinin ; HA)와 뉴라민 분해효소(neuraminidase; NA)가 중요한 항원으로, 이들 단백질의 항원성 차이로 바이러스의 아형을 분류한다(그림 16-7).

표 16-4 RNA 바이러스과와 인체 병원성 바이러스

중요한 과(Family)	인체 병원성 바이러스
Paramyxoviridae	Measles, Mumps, Respiratory syncytial, Parainfluenza, Sendai virus
Orthomyxoviridae	Influenza A, B, C
Coronaviridae	Coronavirus
Arenaviridae	Lymphocytic choriomeningitis(LCM), Lassa fever virus, Tacarive virus complex(Junin, Machupo)
Rhabdoviridae	Rabies virus
Filoviridae	Marburg virus, Ebola virus
Bunyaviridae	Hantaan, Seoul, Sandfly fever, Crimean Congo hemorrhagic fever virus
Retroviridae	Human T lymphotrophic virus Ⅰ, Ⅱ, human immunodeficiency viruse Ⅰ, Ⅱ
Reoviridae	Rotavirus, Reovirus, California tick fever virus
Picornaviridae	Rhinovirus, Poliovirus, ECHO virus, Coxsackievirus, Hepatitis A virus
Togaviridae	Rubella, Western, Eastern, Venezuelan equine encephalitis, Sindbis, Semliki Forst virus
Flaviviridae	Yellow fever, Dengue, St. Louis encephalitis viurs
Caliciviridae	Norwalk virus

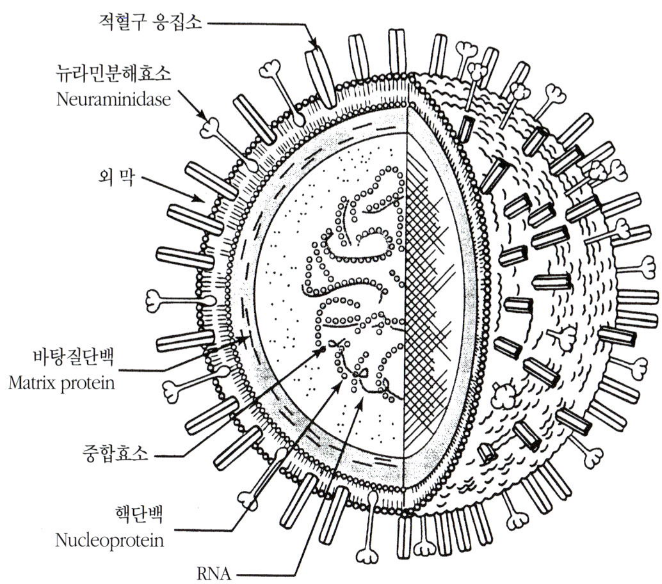

그림 16-7 Orthomyxovirus의 구조

(2) 항원변이

바이러스 입자 안의 RNA 게놈은 몇 개의 분절(A, B형에서는 8개, C형에서는 7개)로 나뉘어 존재한다. A형 바이러스는 숙주 세포 내에서 증식할 경우 RNA 분절의 재배열로 바이러스의 항원구조가 심하게 변하는 항원대변이(antigenic shift)가 발생하고, 이로 인한 변이 인플루엔자 바이러스가 생기게 된다. 이러한 항원대변이는 거의 10년 주기로 일어나고 신형 바이러스에 의해 세계적인 대유행을 일으켜 왔다(표 16-5). 동일 아형 내에서의 항원구조의 근소한 변화를 항원소변이(antigenic drift)라고 한다. 사람 사이에서 대유행을 일으키는 것은 주로 A형 바이러스인데, 이 바이러스는 사람 이외에 말, 돼지, 조류 등에도 감염한다. B, C형 바이러스는 지금까지 사람 이외의 자연숙주를 가지고 있지 않는 것으로 알려졌으나, 최근 C형 바이러스가 중국의 돼지에서 분리되었다. 인플루엔자 바이러스주의 명명은 WHO의 제창에 따라 형/분리유래숙주(사람인 경

표 16-5 Influenza virus의 유행

유행시기	유행주의 표면 항원구조(아형)	세계적 대유행의 호칭
1918~1957	H1N1	스페인감기
1957~1968	H2N2	아시아감기
1968~현재	H3N2	홍콩감기
1977~현재	H1N1	소련감기
1997~현재	H5N1	조류인플루엔자(AI)
2009~현재	H1N1	신종플루

우에는 생략) / 분리지역 / 분리순서 / 분리연도(H 항원형, N 항원형)의 순으로 표시한다. 예를 들면 A / Swine / Wisconsin /15 / 30(H1N1) 혹은 A / Seoul / 1/ 88(H3N2) 등으로 표기한다.

3) 인플루엔자 바이러스(Influenza virus)

(1) 감염경과

호흡기를 통해 침입한 바이러스는 상기도의 점막 상피세포에서 증식하고 상기도염을 일으킨다. 1~4일의 잠복기 후 갑자기 오한, 두통, 마른 기침에 이어서 고열, 전신적 근육통, 피로감 등의 전신증상을 나타낸다. 고열(38~40℃)은 3일 정도 지속되며, 장딴지근(비복근)과 슬외근에 심한 근육통이 생긴다. 이러한 증상들은 A형과 B형 인플루엔자에서 나타나며, C형 인플루엔자는 대부분 감기같은 가벼운 증상을 일으킨다. 유아나 어린이에서는 설사와 구토가 자주 동반된다. 건강한 성인이 이환된 경우에는 수일 내에 치유되나 유아, 노인 및 호흡기와 심장에 기질적 질환이 있는 사람은 세균감염을 일으켜 폐렴으로 사망하는 경우도 있다.

(2) 병원성

A형 바이러스에 의한 전국적인 유행이 매년 겨울에 발생한다. 거의 10년 주기로 나타났던 세계적인 유행은 새로운 아형에 의한 것으로 사람과 동물 바이러스의 조합형이다. 한편 매년 겨울에 발생하는 인플루엔자는 HA 및 NA 유전자상에 항원소변이를 일으킨 연속변이주 중 사람의 생체 방어기구를 벗어난 변이 바이러스에 의한 것이다. B형 바이러스는 사람 이외의 자연숙주를 가지지 않기 때문에 불연속변이는 일어나지 않는다. C형 바이러스의 역학에 관해서는 불분명한 점이 많으나, 유아의 항체 보유율은 낮고 2~3세에서 소아에 걸쳐 갑자기 높아지며 성인에서는 80~90%를 유지한다.

(3) 진 단

환자의 인두를 닦은 swab 액과 양칫물을 발육계란이나 조직배양세포에 접종하여 바이러스를 직접 분리하는 방법과 혈청학적인 진단법이 있다. 환자 혈청 중의 바이러스 구성 단백에 대한 항체를 적혈구 응집저지시험, 뉴라민 분해효소(neuraminidase) 활성 저지시험, 바이러스의 중화시험 등으로 검출한다. 이 밖에도 면역침강반응, 우무내 확산법, 보체결합 반응 등을 사용한다.

(4) 예방과 치료

최근 개발된 뉴라민분해효소(neuraminidase) 억제제인 oseltamivir(타미플루)가 예방 및 치료제로 쓰이고 있다. A형 인플루엔자의 예방에 쓰이는 약은 amantadine과 rimantadine이다. 이들은 바이러스의 탈외피 과정을 차단하므로 효과를 보이지만 B형과 C형에 대해서는 효과가 없다. 백신은 A형과 B형 바이러스의 불활성 균주를 사용한다. 그러나 바이러스가 항원의 변이를 겪으면 기존의 백신은 무용지물이 된다.

표 16-6 Paramyxovirus 과의 분류

속	Spike의 생물환경			사람에서의 주된 바이러스종
	F	HN		
	세포융합능[1)]	적혈구응집능[2)]	Neuraminidase[3)]	
Paramyxovirus	+	+	+	Parainfluenza virus 1, 3형
Rubelavirus	+	+	+	Parainfluenza virus 2, 4형 Mumps virus
Morbillivirus	+	+[3)]	−	홍역 바이러스
Pneumovirus	+	−	−	RS virus

※ 1) 인플루엔자 바이러스와는 달리 중성 조건하에서 융합능을 나타낸다.
2) 원숭이의 적혈구만 응집한다.
3) 세포 표면에 존재하는 바이러스에 대한 receptor를 파괴한다.

2. Paramyxovirus 과

Paramyxovirus는 유아와 어린 소아에서 가장 중요한 호흡기 감염 바이러스인 호흡기 세포융합 바이러스(respiratory syncytial virus ; RSV), 소아의 가장 중요한 전염성 바이러스인 볼거리 바이러스(mumps virus)와 홍역 바이러스(measles virus) 등이 있다.

1) 바이러스의 성상과 분류

형태는 orthomyxovirus와 유사하나 약간 더 크며 크기와 형태가 다양하다. 게놈은 음극성을 띠는 단일 가닥 RNA이며, orthomyxovirus와는 달리 분절로 나뉘어 있지 않으며, 1개의 RNA가

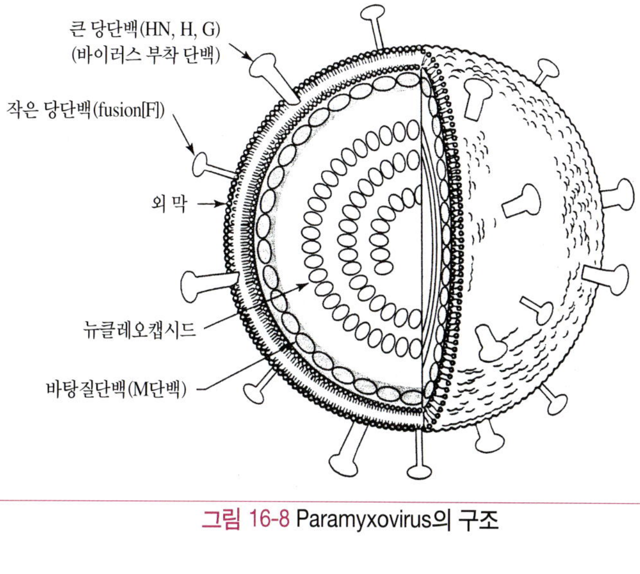

그림 16-8 Paramyxovirus의 구조

모든 유전정보를 맡고 있어서 유전자 재편성은 관찰되지 않는다. 대칭 나선형인 뉴클레오캡시드를 외피가 감싸고 여기에서 당단백으로 이루어진 2종류의 돌기가 돌출해 있다(그림 17-8). 즉 세포 융합능이 있는 융합단백과 적혈구 응집소(HA)가 있으며, 이들의 활성에 따라 바이러스의 속을 구별한다(표 16-6).

2) 파라인플루엔자 바이러스(Parainfluenza virus)

RSV와 함께 소아의 급성 상기도 감염증의 주요 병인체로서 항원성에 따라 1~4형으로 구별된다.

(1) 감염경과

기도 분비물 등 비말을 통해 호흡기로 감염된다. 바이러스의 증식은 상기도 점막에 국한되어 있고, 1~5일간의 잠복기 후 발증한다. 성인의 경우에는 가벼운 감기증상을 나타내지만 5세 미만인 소아에서는 후두 기도염과 급성 폐색성 기관지염(croup) 증상을 나타내며 호흡곤란이 되는 경우도 있다(1형과 2형). 생후 1세 미만인 유아에서는 세기관지염과 폐렴으로의 발전도 드물지 않다(3형). 일반적으로 환자의 발생은 겨울을 중심으로 나타나는데 2형은 가을에서 초겨울, 3형은 초가을에 많이 발생한다. 유아기에 거의 모든 유아가 초감염을 받는다. 유아원 등에서의 유행도 많으며, 감염 후 면역반응은 약하게 유지되어 재감염이 빈번히 반복되지만 증상은 점차 가벼워진다.

(2) 예방과 치료

유효한 백신은 개발되어 있지 않다. 특이적인 치료법은 없으나 유아의 폐렴과 croup에서는 호흡관리에 유의할 필요가 있다.

3) Mumps virus

유행성 귀밑샘염(볼거리)의 병원체이다. 파라인플루엔자 바이러스와 항원성이 비슷하다.

(1) 감염경과

감염경로는 침 등 비말에 의해 호흡기로 감염된다. 바이러스는 상기도 점막과 목부위의 국소림프절에서 증식한 후 바이러스혈증을 일으키고 2차적인 전신감염을 일으킨다. 감염 후 16~18일의 잠복기가 지난 다음, 주로 귀밑샘(이하선)의 종창과 동통을 나타내기 때문에 유행성 귀밑샘염(이하선염)이라고 하는데 무균성 수막염(약 10%에서 발생), 고환염, 이자염 등도 나타낸다. 무증상 감염도 약 30%에서 관찰된다. 성인이 되어 이환되면 고환염(30%)과 난소염(5%)의 빈도가 높으며 불임증의 원인이 되는 경우도 있다(그림 16-9).

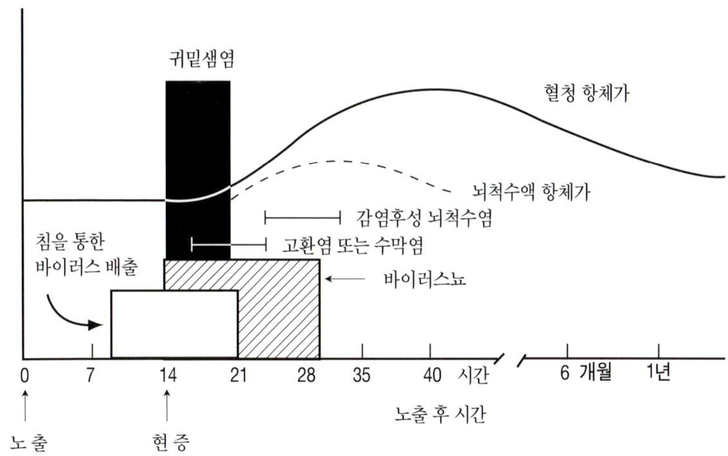

그림 16-9 Mumps virus의 감염 과정

(2) 예방과 치료

예방에는 약독화 백신(홍역, 귀밑샘염, 풍진백신 ; MMR)이 유효하지만 특이적인 치료법은 없다. 무균성 수막염을 포함해서 일반적으로 예후는 양호하나 후유증으로 난청을 일으키는 경우가 있다.

4) 홍역 바이러스(Measles virus)

(1) 감염경과

감염경로는 환자의 비인두 분비물 등 비말에 의해 호흡기로 감염된다. 대부분의 경우 무증상

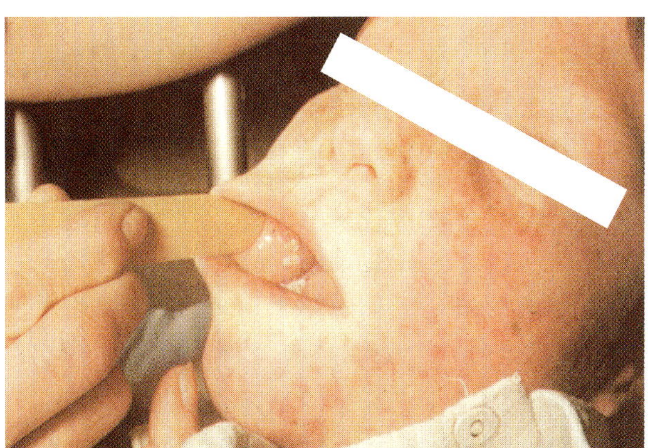

그림 16-10 홍역에서 보이는 Koplik 반점

감염이지만 면역이 저하된 사람이 감염을 받으면 대부분 발병한다. 바이러스는 먼저 상기도 점막에 감염한 후 소속 림프절에서 증식한다. 감염된 림프구와 단핵구가 림프액을 따라 전신으로 퍼지면서 전신의 림프절, 간, 지라(비장), 편도, 막창자꼬리(충수), 허파(폐) 등에 감염되고, 이들 조직에서 바이러스가 검출된다. 홍역의 특징으로 나타나는 발진 부위에서는 바이러스가 발견되지 않는데 발진은 면역반응의 결과인 것으로 생각되고 있다.

감염 후 10일 전후의 잠복기가 지난 다음 발열과 코감기, 기침, 결막염 등의 체액분비 증상이 나타난다(체액분비기). 체액분비기의 눈물액(누액), 코인두 분비물, 침 등이 감염원이 된다. 이 시기에 구강에 청백색의 궤양이 반점형태로 나타나는 Koplik 반점이 생기며, 홍역에 특이한 것으로 진단가치가 높다(그림 16-10). 2~3일 후 내려가던 열은 다시 상승하고 전신에 발진이 나타나는데(발진기), 3~4일 후에는 회복이 된다. 일반적으로 예후는 양호하나, 약 10%에서 세균성 중이염과 폐렴을 일으키고 0.1%의 증례에서는 뇌염을 병발하는데 그 치사율은 10~30%로 높다. 홍역의 유행은 수년 간격으로 일어나며 겨울~봄 사이에 가장 많다. 이환 후에는 강한 평생면역이 생긴다. 보기드문 합병증인 아급성 경화성 범뇌염(subacute sclerosing panencephalitis ; SSPE)은 감염 후 수년 후에 생길 수 있다. 이 질환은 환자의 혈청과 수액에는 높은 항체가를 보이는 홍역 바이러스 항체가 검출되지만, 바이러스가 체내에서 완전히 제거되지 않고 뇌 내에 잔존하며 서서히 증식함으로써 일어나는 지발성 바이러스 감염증인 것으로 생각되고 있다.

(2) 예방과 치료

예방에는 약독성 백신(MMR)이 유효하다. 잠복기라면 회복기 환자의 γ-globulin의 근육내 주사로 발증을 방지할 수 있다. 특이적인 치료법은 없으나 세균성의 2차 감염을 막기 위해 항생물질 투여도 시행되고 있다.

5) 호흡기 세포융합 바이러스(Respiratory syncytial virus ; RSV)

유아에 있어서 급성 하기도 감염증을 일으키는 병원체로 소아과 영역에서는 가장 중요한 바이러스 중 하나이다. 호흡기에서 분리되고, 조직배양세포에 감염되면 세포융합을 형성하기 때문에 호흡기 세포융합 바이러스라고 명명되었다.

(1) 감염경과

감염경로는 기도 분비물의 비말에 의해 호흡기로 감염된다. 바이러스 감염은 기도점막에 국한하며 1~3일의 잠복기를 거쳐 발증한다. 성인에서는 상기도 감염에 의한 감기증상으로 나타나지만 생후 6개월 미만의 유아에서는 세기관지염과 폐렴으로 발전하여 입원을 요하는 경우도 많다. 특히 선천성 심장질환을 가진 유아에서의 사망률은 30%나 된다. 가을에서 이른 봄에 걸쳐 매년 유행하게 되는데 대부분의 유아는 최초의 겨울에 초감염을 받는다. 중증에서는 충분한 대증요법과 호흡관리가 필요하다.

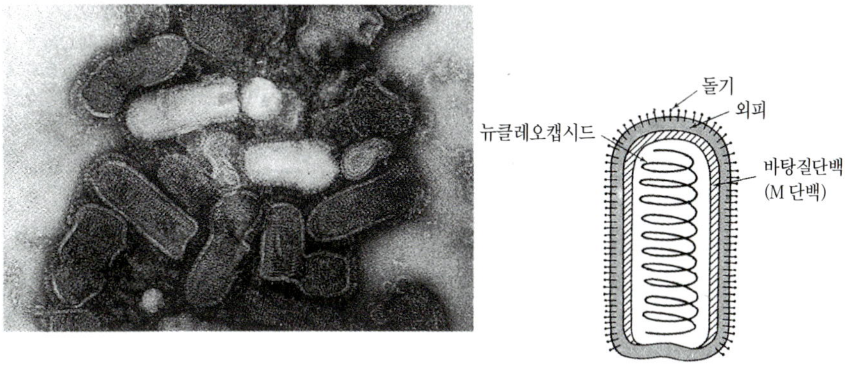

그림 16-11 Rhabdovirus의 구조

3. Rhabdovirus 과(Family Rhabdoviridae)

1) 바이러스의 성상과 분류

음극성의 단일 가닥 RNA 게놈을 가지고 있으며, 나선대칭 뉴클레오캡시드를 당단백돌기를 가진 2중의 외피가 감싸고 있는 탄환 모양의 바이러스이다. 대표적인 바이러스는 Lyssavirus 속의 광견병 바이러스이다(그림 16-11).

2) 광견병 바이러스(Rabies virus)

모든 포유동물이 광견병[미친개병] 바이러스에 대해 감수성이 있으며 중추신경계에 감염 되어 높은 치사율을 나타낸다. 바이러스는 야생동물(여우, 늑대, 박쥐 등)에 널리 분포되어 있고, 특히 이환된 야생동물이나 개, 고양이 등을 통해서 사람에게 직접 전파된다.

(1) 감염경과

감염된 동물에게 물리면 침에 있던 바이러스가 침입, 감각신경의 구심신경을 통해 척수와 뇌신경 세포에 도달하여 증식하고, 이어 원심신경을 따라 전신의 신경섬유를 통해 퍼져간다. 특히 침샘(타액선)에서 잘 증식하며 침 중에 대량의 바이러스가 배출된다. 물린 부위가 뇌에 가까울수록 잠복기는 짧으며, 2~3주에서 6개월 또는 수년의 잠복기 후 발병한다. 초기에는 두통, 불안상태가 계속되고(전구기), 1~2주에 신경증상이 나타나며 발작을 나타낸다(발작기). 특히 빛, 소리 등의 감각자극에 대해 민감해지며 호흡곤란, 침의 과잉분비, 특히 물을 삼킬 때 인두근 경련을 일으켜 통증을 유발하므로 물공포증(공수병, hydrophobia)이라고도 한다. 발작기는 2~7일간 지속되고 마비기에 들어가는데 호흡중추의 마비로 사망한다.

(2) 예방과 치료

야생동물의 단속을 엄중히 하고 집에서 키우는 개는 백신접종을 철저히 시행한다. 이 방법에 의해 영국, 일본 등에서는 광견병[미친개병]이 근절되었다. 광견에 물린 경우에는 물린 상처의 소독과 백신접종을 시행하고, 오랜 잠복기 중에 면역을 성립시킴으로써 발증을 막는다. 또한 그 개가 무증상인 경우에는 10일 정도 관찰하고 발증하지 않을 경우에는 미친 개가 아닌 것으로 판정해도 좋다. 발증한 경우에는 현재로서는 확실한 치료법이 없다.

4. Togavirus 과와 Flavivirus 과

1) 분 류

Togavirus 과는 4속으로 구성되어 있었으나 최근 flavivirus 속을 독립시켜 flavivirus 과로 분류하였다. Togavirus 과의 alphavirus 속과 flavivirus 과의 바이러스는 흡혈성 절족동물(모기, 진드기, 파리 등)의 체내에서 증식하고 대개는 뇌염을 일으키는 바이러스이다. Rubivirus 속, pestivirus 속은 비절족동물 매개성 바이러스이다(표 16-7). 양극성의 단일 가닥 RNA 게놈을 가지고 있으며, 외피로 감싸인 구형 바이러스이다(Toga는 외투를 뜻함).

2) 일본뇌염 바이러스(Japanese encephalitis virus)

일본뇌염의 병원체 바이러스로서 일본, 우리나라, 중국, 동남아시아의 각국에 널리 분포하고 있다. 바이러스는 빨간집모기에 의해 매개 전파된다. 돼지는 이 바이러스에 대해 높은 감수성을 가지고 있으며, 바이러스에 감염된 모기에 물리면 바이러스 혈증을 일으킨다. 이 혈액을 흡혈한 모기를 통해 사람에게 전파된다. 이와 같이 자연계에서는 돼지→모기→돼지→모기의 감염환이 있으며, 돼지가 일본뇌염 바이러스의 보유 동물로 되어 있다. 일본뇌염의 유행은 모기의 발생시기와 일치한 여름철로 한정되어 있다.

표 16-7 Togavirus 과와 Flavivirus 과

과	속	종
Togavirus	Alphavirus	동부 마형뇌염 바이러스, 서부 마형뇌염 바이러스, 베네주엘라 마형뇌염 바이러스
	Rubivirus	풍진 바이러스
	Pestivirus	돼지 콜레라 바이러스 등
Flavivirus	Flavivirus	일본뇌염 바이러스, 오스트리아 뇌염 바이러스, 황열 바이러스, 뎅기열 바이러스

(1) 감염경과

일본뇌염 바이러스의 감염은 무증상감염이 많으며 1,000~2,000명당 1명의 비율로 발병한다. 체내에 침입한 바이러스는 모세혈관의 내피세포, 림프절, 지라(비장)에서 증식하여 바이러스 혈증을 일으킨다. 이 시기가 발증시기로서 가벼운 발열을 나타내는데 이대로 회복되는 경우가 많다. 바이러스가 혈관-뇌관문(Blood-Brain Barrier ; BBB)을 통과하여 뇌염으로 진행하는 경우에는 오한, 발열, 두통, 구토의 증상이 수일 간 계속되고, 수막자극 증상, 뇌염증상으로서 하부강직, 의식장애, 경련, 혼수 등이 나타난다. 발병일로부터 5~6일 사이에 호흡마비 등으로 사망하는 경우가 많다. 사망률은 30% 전후이며 회복한 경우에도 마비, 지능저하, 성격이상 등의 후유증이 약 30%에서 나타난다.

(2) 예방과 치료

일본뇌염 바이러스에 대한 예방대책은 ① 모기의 구제, ② 증식동물인 돼지의 백신접종, ③ 사람에 대한 불활성화 백신 접종 등 3가지 방법이 취해지고 있으나 ①, ②의 방법에는 문제가 많기 때문에 예방 성공률이 낮다. 특이적인 치료법은 없으나 대증요법이 필요하다.

3) 황열 바이러스와 뎅기열 바이러스

이들 두 바이러스는 우리나라에는 없다. 황열 바이러스는 아프리카, 중남미에 분포하는 데 원숭이→모기→원숭이→모기의 자연 감염환으로, 뎅기열 바이러스는 동남아, 아프리카에 분포하고, 사람→모기→사람→모기의 감염환으로 존속하고 있다.

(1) 감염경과

바이러스를 보유하고 있는 모기를 통해 침입한 바이러스는 일본뇌염 바이러스와 마찬가지로 세망내피계의 세포에서 증식하는데, 황열 바이러스의 경우에는 간, 콩팥, 심장의 출혈괴사, 위장 점막 괴사에 의한 출혈, 황달, 핍뇨가 나타난다. 뎅기열 바이러스 감염의 경우에는 관절통, 근육통, 피부 발진 등이 나타난다. 수일이 지나 치유되는 경우가 많고 예후도 양호하나 때로는 전신의 출혈 증상이 나타나는 뎅기쇼크증후군(뎅기 출혈열)으로 발전하는 경우도 있다. 이것은 뎅기열 바이러스에 의한 알레르기 반응이 원인인 것으로 생각되고 있다.

(2) 예방과 치료

황열 바이러스의 유행지에 갈 경우에는 약독화 생황열 백신의 예방접종이 의무화되어 있다. 발증한 경우 효과적인 치료법은 없다.

4) 풍진 바이러스(Rubella virus)

풍진은 옛날부터 3일 홍역이라 하여 증상이 가볍고 그다지 중요시하지 않았으나 1941년

Gregg가 임신부의 풍진과 선천성 기형아 출산과의 관계를 보고하였고, 1964년 미국에서 풍진이 크게 유행했을 때 기형아 출산과의 관계가 분명해짐으로써 크게 주목을 받게 되었다. 겨울에서 봄에 걸쳐 유아, 아동에게 유행하나 때로는 성인에게도 발생한다.

(1) 감염경과

재채기 등을 통해 환자의 입에서 비산하는 비말 중에 존재하는 바이러스가 상기도 점막을 통해 감염되어 소속 림프절을 거쳐 혈중으로 들어간 다음 전신에 확산한다. 이 시기부터 발열과 함께 발진, 전신의 림프절 종대가 일어난다. 풍진은 흔히 피로감, 미열로 시작하여 같은 날 홍역 모양 홍반이 나타난다. 전신증상이 홍반보다 1~2일 먼저 나타나는 경우나, 전신증상 없이 홍반과 림프절 종대가 나타나는 경우도 많다. 홍반은 얼굴에서 시작하여 몸통과 사지로 퍼져 가는데 3일 이상 지속되지 않는다. 귓바퀴 뒷부분과 후두 하부 림프절염이 나타난다.

임신 3개월 이내의 임신부가 풍진에 걸리면 바이러스는 태반을 거쳐 태아조직에 감염하여 세포를 파괴하기 때문에 기관형성에 이상이 발생하는 선천풍진증후군이 발생한다. 모체가 회복하고 바이러스가 모체에서 소실되더라도 태아에서 바이러스는 존속하고 생후 1년 가까이 인두, 요중에서 바이러스의 배설이 지속된다. 선천성 이상은 심장의 기형, 백내장, 난청, 자반증, 뼈의 성장이상, 소두증, 저체중, 저지능 등 많은 부위에서 발생한다. 발병률은 감염을 받은 모체의 임신시기와 관계가 있는데 임신 1개월 이내의 감염에서는 80~90%, 3개월 전후는 20~30%, 4개월 이후에는 5%인 것으로 되어 있다.

(2) 예 방

현재는 안전하고 유효성이 높은 약독화 생균백신(MMR)이 개발되어 있다. 백신 투여는 선천풍진증후군 예방을 목적으로 임신 가능성이 적은 여중생과 임신하고 있지 않은 성인 여자로서 항체를 가지고 있지 않은 사람을 대상으로 접종한다. 임신부에 대한 접종은 금기로 되어 있다.

5. Arenavirus 과(Family Arenaviridae)

1) 바이러스의 성상

지름 50~300nm인 구상 또는 다형태성 외피를 가지고 있으며, RNA 게놈은 독특한 양극성 및 음극성을 지닌 2개의 단일 가닥으로 구성되어 있다. 대체로 설치류에 잠복감염하고 드물게 인체에 감염하여 출혈열을 일으킨다.

2) Lassa 열 바이러스(Lassa virus)

1969년 아프리카의 나이지리아에서 3명의 간호사가 원인불명의 열성 질환에 이환, 그 중에서 2명이 사망하였다. 이 환자에게서 Lassa열 바이러스가 분리되었는데 그 후 나이지리아, 리베리아 등에서 300명 이상의 환자가 발생하여 30~60%의 사망률을 보였다. 증상이 심한 경우에는 인두통, 삼킴곤란, 두통, 설사, 고열, 신경증상, 출혈 경향을 수반한다. 폐렴, 혈압의 저하도 주증상의 하나이다. 혈액에서의 바이러스 분리, 보체결합 항체가의 측정이 극히 위험하기 때문에 충분한 시설이 없는 장소에서는 환자의 검체를 취급해서는 안 된다.

바이러스는 통상 아프리카의 들쥐(마스토미)에 잠복하고 있는데 감염된 들쥐는 평생 오줌 중에 바이러스를 배설하여 물을 오염시킨다.

3) 림프구성 맥락수막염 바이러스 (Lymphocytic choriomeningitis virus ; LCM virus)

LCM virus는 생쥐(mouse), 쥐(rat), 햄스터 등의 설치류에 만성적으로 지속감염을 일으킨다. 특히 신생기나 선천적으로 감염된 경우 급성 질환은 일으키지 않으나 바이러스 항원-항체복합체가 형성되어 면역복합체 질환을 야기한다. 림프구성 맥락수막염은 쥐와 다른 동물(개, 원숭이, 기니피그)에서 유행하며, 아마도 쥐의 배설물을 통해 사람에게 전파된다. LCM 바이러스가 드물게 사람에게 감염되면 무균성 수막염을 일으키나 증상은 가볍다.

6. Bunyavirus 과(Family Bunyaviridae)

아프리카의 우간다에 있는 부니얀베라 지방에서 이 바이러스과(family) 중의 1종이 분리되었기 때문에 명명된 이름이다. 대부분의 바이러스는 모기, 진드기 등의 곤충에 의해 매개되기 때문에 전에는 arbovirus의 C군으로 분류되었다. 외피가 있는 구형의 입자는 단일사슬(가닥)로 음극성 혹은 양/음 극성의 3개 분절로 된 RNA 게놈을 갖는다. 몇몇 바이러스는 사람과 동물에서 모기를 매개로 하는 뇌염을 일으키고, 다른 것은 출혈열을 일으킨다.

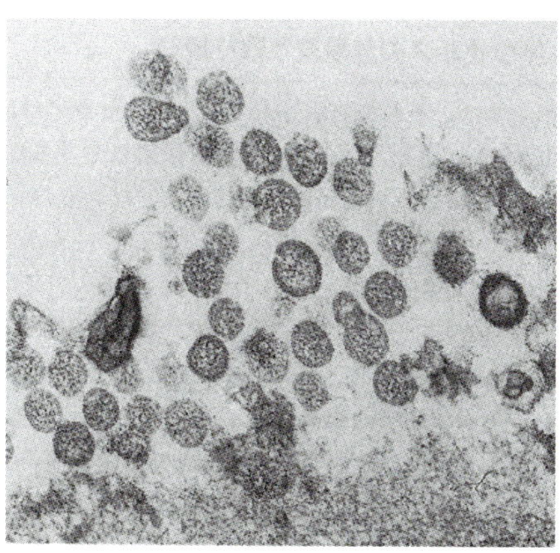

그림 16-12 Hantaan virus의 전자현미경 사진(배양세포 감염 후 10일째)

1) Hantaan virus(신증후성 출혈열 바이러스)

Bunyavirus 중에서 처음으로 발견된 설치류 매개 바이러스이다. 러시아, 스칸디나비아 반도, 중국, 우리나라에서 유행하는 출혈열의 원인으로서, 한국형 출혈열 환자에서 처음으로 바이러스가 분리되어 Hantaan virus(한탄강에서 유래)로 명명되었다. 환자는 고열, 점막 및 피부의 출혈반 외에도 단백뇨, 핍뇨 등의 콩팥기능 장애를 일으킨다. 우리나라에서는 들쥐가 바이러스를 보유하고 매개하지만, 일본에서는 실험실에서 사육하고 있는 쥐(rat)가 바이러스를 보유하고 그것이 실험자와 동물 사육자에게 감염하여 발병하는 경우가 있다(그림 16-12).

7. Picornavirus 과(Family Picornaviridae)

Picornavirus는 바이러스의 종류가 많은 점에서는 RNA 바이러스 중 최대의 과이며, 그 중 사람에게 감염을 일으키는 바이러스만 해도 200여 종 가까이 있다. 또한 그 명칭이 가리키듯이 Picornavirus(pico = 작다, rna = RNA ; 작은 RNA) 입자는 바이러스 중에서 가장 작다(표 16-8, 9).

표 16-8 Picornavirus과의 분류(사람유래)

속	종과 혈청형
Enterovirus	a) Poliovirus(1~3형)
	b) Coxsackievirus
	A군(1~24형)
	B군(1~6형)
	c) Echovirus(1~34형)
	d) Enterovirus(68~72형)
Rhinovirus	Rhinovirus(1~113형)

표 16-9 Picornavirus과의 바이러스에 의한 주요 질환

바이러스와 혈청형	주요 질환
1) Poliovirus(1~3)	급성 회백수염
2) Coxsackie virus	
A군1~6, 8, 10	포진성 구협염
7, 9	무균성 수막염
9, 16	손발입병(수족구병)
21, 29	감기
24	급성 출혈성 결막염
B군 1~6	심근염, 유행성 근육통증
3) Echovirus	
4, 6, 9	무균성 수막염
4, 6, 9, 16	반구진상발진
11, 20	상기도염(감기)
4) Enterovirus	
70	급성 출혈성 결막염, 마비
71	손발입병(수족구병), 마비
72(A형간염 바이러스)	간염
5) Rhinovirus	
1~113	감기

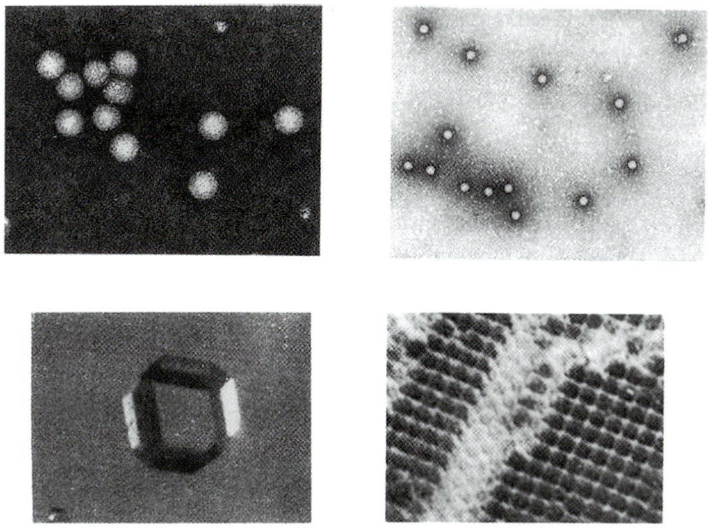

그림 16-13 Poliovirus의 전자현미경 사진

1) 바이러스의 성상

바이러스 입자는 외피가 없는 정이십면체로서 지름 25~30nm의 작은 RNA 바이러스이다. 일반적으로 enterovirus는 장관을 통해 감염되고 산과 쓸개즙산에 저항성을 나타내며, rhinovirus는 코안(비강)에서 증식하며 산에 불안정하다.

2) Poliovirus

폴리오의 원인 바이러스이며, 과거에는 세계적으로 유행하였고 바이러스 질환 중에서 가장 무서운 것 중의 하나였다. 그러나 생백신에 의해 1961년 이후 격감하였다. 바이러스는 일반 소독약에 저항성이 있으나 포르말린과 자외선에 의해 불활성화 된다(그림 16-13).

(1) 감염경과

경구적으로 침입하여 인두와 작은창자(소장)에서 감염을 일으켜 주로 림프조직(편도와 Payer' s patch)에서 증식하고 림프절을 거쳐 바이러스 혈증을 일으켜 전신에 퍼진다. 바이러스 감염의 대부분은 비교적 가벼운 증상(99%는 무증상 감염)으로 끝난다. 임상증상은 대체로 발열, 불쾌감, 인두통을 동반하며, 간혹 무균성 수막염을 일으키는 경우가 있다. 드문 예로서 바이러스가 혈류를 통해서 뇌의 운동겉질과 척수의 전각세포에 도달하여 전구증상(근육통과 근육경직)을 일으킨 후 급속히 이완성 마비(마비성 회백수염)를 유발한다(그림 16-14).

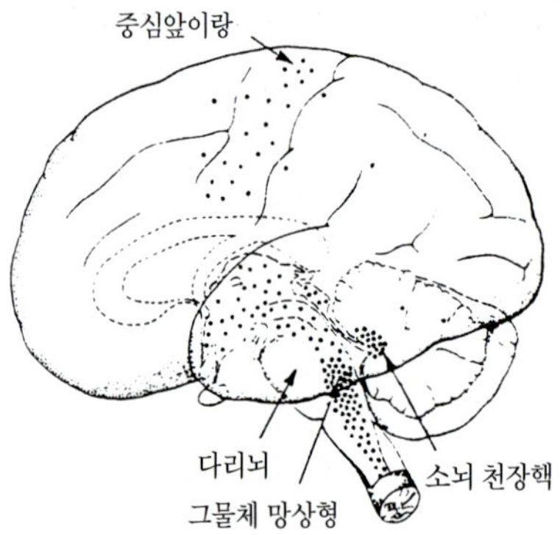

그림 16-14 뇌조직 내 poliovirus의 분포

(2) 예 방

불활성화 백신(Salk)과 경구 생백신(Sabin)이 있으나 오늘날에는 스웨덴, 핀란드, 네덜란드, 아이슬란드 이외의 모든 나라에는 생백신을 사용하고 있다. 경구백신은 poliovirus의 3가지형 전부의 약독화 바이러스로 이루어져 있으며 IgA와 IgG 항체의 생산을 촉진한다.

3) Coxsackievirus

생쥐(mouse)에 대한 병원성에 의해 A군과 B군으로 분류하는데 A군은 이완성 마비, B군은 강직성 마비를 일으킨다.

(1) 감염경과

다른 enterovirus속 바이러스와 마찬가지로 coxsackievirus도 인두, 후두, 장관 내에서 증식하여 혈류를 통해 전신에 퍼지며 주로 분변 중에 배설된다. 일반적으로 무증상 감염이 많고, 또한 혈청형에 따라 특유한 질환의 원인이 되는 경우가 많다(표 16-9). 태반 감염도 나타나는데 모체에 항체가 존재하는 경우에는 주로 무증상으로 끝나지만 항체가 없는 경우에는 신생아에 중증 질환이 일어날 수 있다.

① Coxsackie A군 virus(1~24형)

무균성 수막염(A7, A9), 손발입병(A9, A16), 포진성 구협염(A군 전반) 등을 일으킨다. 손발입병(수족구병)은 수포성 발진증후군으로 손, 발바닥, 입술에 궤양화하기 쉬운 작은 수포를 형성한다. 대유행을 일으키는 경우도 있으나 약 1주일 내로 치유되며, 포진성 구협염은 물렁입천장(연구개)에 지름 1~2mm의 소수포 또는 결절이 형성되는 발열성 인두염으로 여름 감기의 합병증으로서 나타난다.

② Coxsackie B군 virus(1~6형)

심근염, 유행성 근육통증, 무균성 수막염, 용혈성 요독증, 급성 이자염 등을 일으킨다. 심근염은 생후 1주일 이내의 신생아 및 다양한 연령층에서 볼 수 있으며, 신생아의 경우에는 호흡곤란을 나타내는데 치사율이 높다. 신생아 이외에는 치사율이 높지 않으나 심장장애가 남는다.

4) Echovirus

사람의 분변과 호흡기에서 분리되는 바이러스로서 enteric(장내의), cytopathic(세포상해성), human(사람의), orphan(병원성 불명의) 바이러스의 머릿글자를 따서 echovirus라 명명하였다. 경구적으로 침입하여 인두와 장관에서 증식하고 혈류를 따라 전신 장기에 퍼진다. 무증상감염이 많은데 무균성 수막염(4, 6, 9형), 발진성 질환(4, 6, 9, 16형), 상기도염(11, 20형) 등을 일으키며(표 16-9), coxsackievirus 감염증과 유사한 증상을 일으킨다.

5) Enterovirus

Enterovirus 70형에 의한 급성 출혈성 결막염은 전염성이 강한 결막밑 출혈을 수반하는 결막염으로 잠복기는 24시간으로 짧다. 각막염을 일으키는 경우와 신경계의 후유증(척수근염)이 나타나는 경우도 있다. 또한 enterovirus 72형은 A형간염 바이러스로 알려져 있다.

6) Rhinovirus

주로 비말감염에 의해 코점막, 상부기도 점막에 감염된 후, 상피세포에서 증식하고 코감기를 일으킨다. 또한 세균에 의한 2차 감염으로서 코곁굴염(부비강염)과 가운데귀염(중이염) 등이 일어나는 경우도 있다. 증식 적정온도는 체온보다 낮기 때문에(33℃) 하부기도에 침입한다거나 바이러스 혈증을 일으키는 경우는 없다. 또한 감염 후 성립하는 면역은 형특이적이지만 주로 IgA에 의해 유지되기 때문에 지속기간이 짧다. 또한 바이러스는 많은 혈청형이 있기 때문에 재감염을 반복해서 일으킨다.

제 3 절 레오 바이러스과

Reoviridae의 이름은 respiratory and enteric orphan virus(reo)의 약자이다. 두 가닥의 RNA 유전자 구조를 갖기 때문에 diplorna(diplo = 두 가닥, rna = RNA) virus group으로 불려진 적도 있다. 레오 바이러스속, 올비 바이러스속, 로타 바이러스속으로 나누어지지만 사람에게 질병을 일으키는 것은 레오 바이러스와 로타 바이러스이다.

1. 레오 바이러스속(Reovirus)

1) 성 상

직경 75~80nm로 입방체 대상을 보이며, 외각(outer capsid)과 내각(inner capsid)으로 된 이중각 구조를 갖는다. 외각 및 내각을 구성되는 캡소미어의 수는 알려져 있지 않다. RNA 유전자는 두 가닥으로 10개의 분절로 나누어져 존재한다. 각 분절은 0.6~2.86 달톤이다. 레오 바이러스는 이중각 중에 외각다중핵을 벗기면 탈각과정이 끝난다. 두 가닥 RNA가 코아(core) 내에서 마이너스 RNA 사슬이 읽혀져 새로운 플러스 RNA 사슬이 합성되어 코아 밖으로 방출된다. 플러스 RNA 사슬은 mRNA로서 작용함과 동시에 마이너스 RNA 합성의 주형으로서 작용한다. 합성된 두 가닥 RNA는 자손 바이러스 내에 같이 존재한다. 감염 세포의 핵 주변에 거대한 호산성 세포질내 봉입체가 형성된다.

2) 병원성

감기 증상이나 설사 증상을 보이는 소아나 건강 소아의 분변으로부터 분리되지만 사람의 병원성에 대하여서는 확실하지 않다.

2. 로타 바이러스(Rotavirus)

1) 바이러스의 성상

레오 바이러스속과 같이 이중각 구조를 갖는다. 원주상의 캡소미어가 방사선으로 배열하여 내각(內殼)을 형성한다. 가쪽은 수레바퀴 모양(rota)의 외관을 보인다(그림 16-15).

바이러스 입자의 크기는 직경 65~75nm이다. 두 가닥의 RNA가 11개 분절로 존재하여 총 분

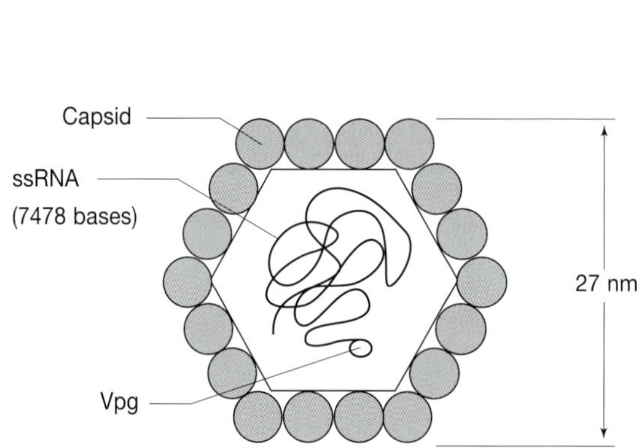

그림 16-15 로타 바이러스의 구조

자량은 1.1~2.0×107 달톤이다. 11분절의 RNA 게놈으로부터 VP1~11까지의 11종류의 각단백이 알려져 있다.

2) 병원성

A~F군까지의 6군(group)으로 분류된다. 다시 I, II의 아군으로 나누어지며, 또한 중화시험에 의하여 1~4의 혈청형(serotype)으로 분류된다.

(1) 유아설사증

A군 로타 바이러스에 의한 질병으로 종래 유아구토설사증, 설사, 유아겨울설사증, 백색경성설사증, 소아거짓(가성)콜레라 등 다양한 명칭으로 불리는 질환이다. 2세 이하의 유아에 보이는 설사로 때로 백색 설사변을 보기도 한다. 발열, 구토, 탈수 등의 증상이 나타나고, 가을과 겨울에 많다.

(2) 성인설사증

B군 로타 바이러스에 의하여 생기는 성인의 설사증이다. 증상은 유아설사증과 유사하며, 최근에 중국에서 유행이 보고되고 있다.

(3) 급성설사증

C군 로타 바이러스에 의한 경우가 많다. 소아, 성인 모두에게 보이는 설사증으로 최근에 많은 국가에서 보고되고 있다.

① 진 단 : 분변 중의 바이러스를 부분 정제하여 현미경으로 관찰하는 방법은 유용성이 높지만 검사할 수 있는 시설이 한정되어 있다. 최근 원숭이 콩팥세포를 사용하여 바이러스의 분리가 가능하도록 되었다. 분변 중의 바이러스 항원을 검출하는 방법으로 ELISA 법, 라텍스 응집반응, 역수신 적혈구 응집반응 등이 있다. 2개의 혈청을 사용하여 CF에 의하여 항체가의 상승을 보이는 혈청학적 진단이 행해진다.

② 역 학 : 로타 바이러스 감염증은 겨울에 많이 발생한다. 겨울에 2세 이하 유아설사증의 60~90%가 본 바이러스에 의해 기인한다. 성인의 본 바이러스 감염증은 일반적으로 경증이며 불현성으로 끝나는 것도 많다.

③ 예방과 치료 : 개발도상국에서 생기는 로타 바이러스 감염증의 중요성으로 인하여 백신의 개발이 요망되지만 아직도 대량적으로는 사용하지 않고 있다. 대증요법이 행해진다.

제 4 절 후천면역결핍증후군(AIDS)

1. 서 론

AIDS는 1981년 미국에서 새로운 질병으로 보고되었다. 처음에는 특별히 알려진 원인이 없이 나타나는 면역결핍 증상을 후천면역결핍증후군(acquired immune deficiency syndrome ; AIDS)이라 하였다. AIDS의 유행은 미국에 이어 영국 및 유럽에서 계속되었다. 1983년에 AIDS의 원인 병원체인 사람 면역결핍 바이러스(human immunodeficiency virus ; HIV)가 혈액 림프세포로부터 분리되었다(그림 16-16). 이 바이러스는 분류학적으로 레트로 바이러스과의 lentivirus에 속한다. 원숭이에 있는 비슷한 병원체와 양과 염소에서의 visna 바이러스들이 같은 lentivirus로서 이들은 HIV와 관련이 있다.

HIV의 증식은 6종류의 유전자 생산물에 의하여 조절된다. 증식환은 때때로 프로 바이러스의 삽입에 의하여 중단되며 감염은 세포에서 잠복된다. *tat* 와 *rev* 유전자들은 transactivating 인자로서 기능하며, 항원으로 인하여 TH 세포들이 분화될 때와 단순 헤르페스 바이러스(herpes simplex virus)나 사이토메갈로 바이러스(cytomegalovirus) 등과 같은 다른 바이러스에 의하여 감염되어 자극받을 때 바이러스 RNA와 단백질의 생산을 증가시킨다(그림 16-17).

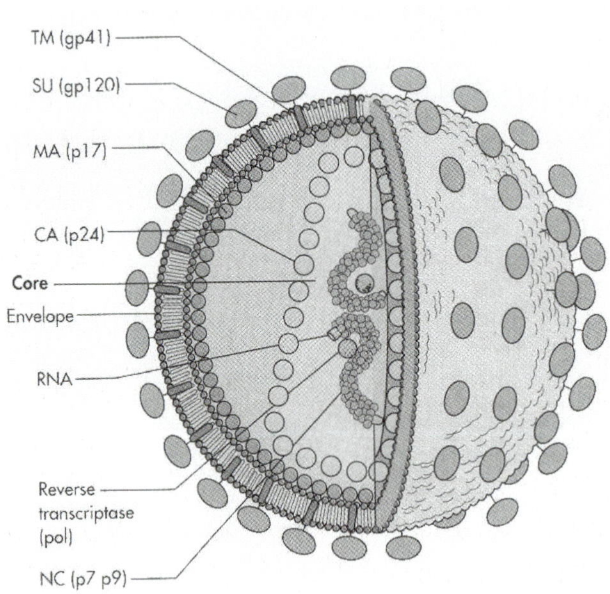

그림 16-16 HIV의 모형도

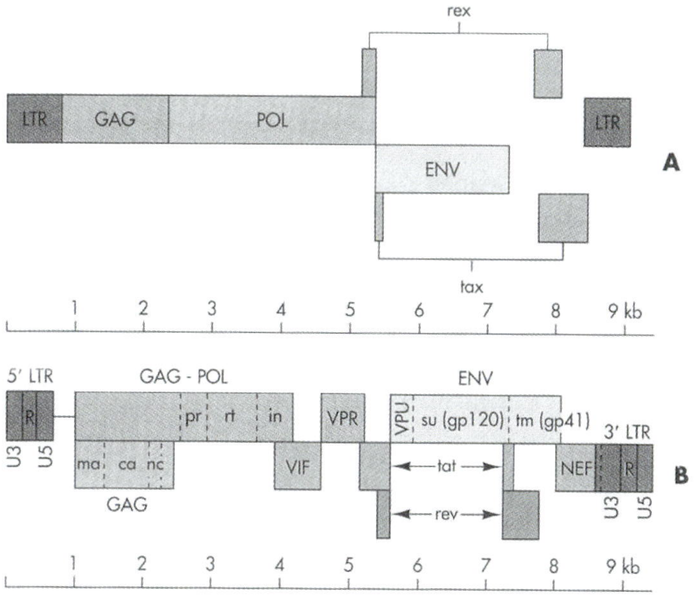

그림 16-17 유전자 배열구조

2. HIV의 감염기전

HIV가 감염시키는 세포는 T_H 세포, 단핵세포, 가지세포(dendritic cell) 등 CD_4^+ 항원을 가진 세포들이다. CD_4 분자는 바이러스의 gp120 막당단백과 결합장소로서 작용한다. T_H 세포가 활성화될 때까지 생산적 증식과 세포 파괴는 일어나지 않는다. T_H 세포 활성이 증진되는 경우는 HIV 항원 또는 2차적 미생물 감염에 대한 초기반응으로서 나타난다.

단핵세포, 큰포식세포, 랑게르한스세포 및 가지세포들도 HIV에 감염되나 일반적으로 파괴되지 않는다. 피부와 생식세포 점막에 존재하는 랑게르한스세포들은 최초 감염 세포일 수도 있다. 질병의 후기 단계에 가지세포의 파괴에 의하여 림프성 여포에서 조직적학적 파괴가 나타난다. 감염세포는 융합 단백질인 gp41을 갖게 되며, 이 때문에 다른 감염 혹은 비감염 세포들과 융합할 가능성이 있다. 이러한 현상으로 인하여 바이러스가 퍼져나가는 것을 돕게 되며, 특히 뇌에서 다핵세포가 보이게 된다.

3. 면역학적 반응

감염 후 수 개월 동안은 바이러스 특이 CD_8^+ P36의 CD_4^+ T 세포가 형성되며 바이러스혈증(viremia)을 감소시킨다. 이어서 중화항체가 출현한다. 그 후에 면역계가 점차적인 손상을 받기 시작하며 순환하는 CD_4^+ P36의 CD_4^+ T 세포의 수가 점차적으로 떨어진다. 거의 모든 감염된 CD_4^+ P36의 CD_4^+ T 세포는 림프절에 있다. 림프 증식으로 판단되는 바와 같이 바이러스 항원에 대한 세포면역반응은 약해지는 반면에 다른 항원에 대한 반응은 정상적이다. 아마 이 바이러스는 처음에 그 자체로서 보호적인 반응에 특이적인 억제작용을 한다. 궁극적으로 환자는 소실된 T 세포를 보충하는 싸움에서 이기지 못하게 된다. 피부 반응으로 수행하는 지연형 과민반응(delayed type hypersensitivity ; DTH)이 없어지며 자연살해(natural killer ; NK)세포와 세포독성 T(Tc) 세포 활동은 감소된다. 나아가 B 세포의 다가 활성을 포함하여 여러 가지 면역학적 비정상적인 작용이 나타난다. T 세포의 기능적 변화들, 즉 mitogen에 대한 반응의 감소, interleukin-2(IL-2) 및 interferon-gamma(IFN-γ) 생산 감소 등의 현상이 보인다. AIDS로 진전됨에 따라 HIV와 관련없는 항원에 대한 반응은 더욱 억제되어 결국 면역계에 대한 통제가 소실된다.

HIV 감염에서 면역 억제의 정확한 기전은 아직도 분명하지 않다. 그러나 다음의 현상들을 고려해 볼 필요가 있다. 즉 바이러스가 직접적으로 죽이는 T_H 세포들, 바이러스에 의하여 자살(세포자멸사, apoptosis)을 유도하는 세포들, Tc 세포에 의한 면역공격을 받기 용이한 T_H 세포들이 관여될 것이다. 나아가 가슴샘과 림프절의 피해와 줄기세포(stem cell)의 감염으로 손상된 T 세포의 보충, 가지세포의 감염과 관련된 항원 제시의 결핍 및 면역억제적인 바이러스가 코드해 낸 분자들도 관여한다.

숙주반응은 gp120의 hypervariable 구역에서의 항원변이가 일어남으로써 더욱 장애를 받게 된다. 이것은 감염 중에 생기며 이 결과로서 한 개체로부터 서로 다른 항원 변이체가 분리될 수 있다. 변이체의 일부는 순환하는 Tc 세포들에 저항성을 보인다. 다른 것은 병인성의 증가를 보여준다. 면역억제는 영구적이며 환자는 감염성을 유지하고 이 바이러스는 체내에서 지속적으로 유지된다. 환자는 결국 기회성 감염과 종양으로 인하여 100% 사망한다.

현재 HIV2에 관한 연구가 진행 중이다. HIV2에 의하여 감염된 환자에서 생성되는 바이러스는 그 수가 적으며 AIDS에서 진행이 느려 오랜 기간동안 감염되어 있기 때문에 HIV1보다 쉽게 감염되는 것으로 보인다.

중추신경에 바이러스가 침입하는 것과 중추신경 질병이 발생하는 것은 AIDS와 무관하게 발생한다. 다수의 작은 절(node) 상태의 염증성 세포가 보인다. 아울러 대부분의 감염 세포는 미세아교세포(microglia) 혹은 침투하는 큰포식세포로 보인다. 이들 세포는 CD_4 항원을 표현하며 감염된 단핵세포는 바이러스를 뇌로 운반한다. 대부분의 AIDS 환자는 신경성 질환을 보이며 이러한 양상은 나중에 활성화되고 중추신경계 병리를 생기게 하는 여러 가지 지속성 감염에 의하여 악화된다. 이들 지속성 감염의 종류는 HSV 감염, 대상포진 바이러스, *Toxoplasma gondii,* JC 바이러스 및 *Cryptococcus neoformans* 등이 있다.

AIDS 환자에서의 카포시육종은 사람 헤르페스 바이러스 8번(human herpesvirus 8; HHV8)과 관련이 있다. 우리나라에서는 AIDS 환자에서 카포시육종이 나타나는 경우는 드물지만 외국에서는 AIDS 증상을 보이는 남자 동성애자 혹은 양성애자의 21%가 카포시육종을 보이는 반면에 HHV8 등 오염된 혈액 제제로 감염된 혈우병 환자의 10%에서만 카포시육종을 보인다. B 세포 림프종의 일부는 재발하는 Eptein-Barr 바이러스에 기인한다.

4. HIV의 역학

HIV의 전파는 주로 3가지로 크게 나누어진다. 즉 성교, 혈액의 교환 그리고 출산이다. 성교가 현재 국내외적으로 모든 감염의 80% 이상을 차지한다. 전파의 위험성은 수동적 대상자, 일반적으로 여성들에서 더 높고, 질 성교보다 항문 성교 후에 더 높다. 당사자가 현재 다른 종류의 성매개 질환을 갖고 있는 경우 매독, 무른궤양(연성하감) 등과 같이 궤양의 정도에 따라서 위험성이 증가된다. 또한 다른 성적 대상자의 수가 많을수록 위험성은 증가한다. 출산시 감염은 우리나라에서 2건에 지나지 않으나 전 세계적으로 전체 감염자의 약 10%에 달한다. 감염된 어머니로부터 신생아에게 감염될 위험성은 여러 연구결과를 통해서 볼 때 12~40%로 추산된다. 정확한 경로는 아직 완전히 이해되지 않지만 태반을 통과하여 출산시의 전파, 모유를 통한 바이러스의 전파 등이 있다. 위험인자들은 모성 감염의 시기와 위험성에 의하여 좌우된다. 즉 어머니가 감염 초기나 말기에 출산하는 경우 위험가능성이 높아진다. 출산시에 산모의 중화항체가가 낮거나 조산하는 경우, 모유를 수유하는 경우, 산부인과적 과정이 있는 경우 등에 따라서도 크게 달라진다. 마약 사용을 위한 주사침을 통한 전파의 가능성은 감염자 혈액이 묻은 바늘에 찔린 경우와 거의 비슷하며 0.5% 정도이다.

침을 포함한 체액에 때때로 아주 작은 양의 바이러스가 보이지만, 키스나 다른 형태의 일상적인 접촉에 의하여 사람에서 사람으로 전파된다는 증거는 없다.

HIV는 말단 혈액 단핵세포들에 존재하며 이들은 전파되는 바이러스의 주요 감염원이다. 그러나 HIV 역가는 극히 낮다. 즉 1 mL의 혈액당 감염성 바이러스는 약 10,000 정도이다. 따라서 HIV에 감염된 혈액은 B형간염 바이러스의 감염성보다 극히 낮다. 이러한 바이러스의 양은 혈청항체가가 변한 후에 떨어지며 AIDS 전단계나 혹은 AIDS로의 진전 중에는 다시 증가한다. 혈액에서 보다 더욱 적은 양의 바이러스가 정액, 침 그리고 아마 초유, 사람 경부 및 파열된 항문과 거대한 장 등에서도 존재한다. 개발도상국가에서는 현재까지 남성 동성애자, 특히 항문 성교 과정에서 수동적인 자세를 취하는 집단이 HIV에 가장 감염되기 쉬운 집단이다.

5. HIV의 기원 및 감염현황

핵산 서열로 표현되는 분자생물학적 증거를 근거로 볼 때, HIV1과 이와 긴밀하게 관련되는 서아프리카에서 보이는 HIV2는 서로 밀접하게 연관성을 갖는 영장류 바이러스에서 유래되었다. HIV1은 다년간 중앙아프리카에서 사람들에게 존재하였으나 1970년대 후반에 동부 아프리카로의 인구 이동 과정에서 생물학적 변이를 일으켜 신속히 확산되었다. HIV의 타 지역 확산에는 윤락여성, 이동하는 군인, 노동자들이 중요한 역할을 하였다. 이어서 AIDS는 곧 하이티와 미국, 유럽 그리고 호주 등지로 확산되었다. 1980년대 중반부터는 태국을 시작으로 아시아 국가들에서 나타났으며, 현재 아시아와 아프리카에서 가장 많은 수의 감염자 발생이 계속된다.

현재 세계적으로 약 3천만 명이 AIDS에 감염된 것으로 추정한다. 새로운 감염의 대부분은 개발도상국가에서 발생한다. 지역적으로 아프리카에서 거의 2천만 명에 가까운 숫자가 감염되었으며 아시아에서 약 5백만, 중남미 및 미국에서 약 4백만 그리고 나머지 지역이 약 백만 명 정도 발생한 것으로 추정한다. 그러나 이러한 통계는 추정에 의한 것이며 지속적으로 변하고 있다.

국내에서는 1985년 외국인에서 처음으로 AIDS 환자가 발생한 이후에 1992년까지 감염자의 발생이 251명에 불과하였다. 그러나 1999년에는 한 해에 감염자 발생이 186명에 이를 정도로 급격한 증가를 보였다. 2000년 말까지의 국내 감염자 발견 수는 1,280명으로 이 중 여자가 163명에 이른다. 발견 당시 20대에서 50대까지의 성 활동 연령에서 80%가 발견되었으나 10대 연령층의 발견자도 20여 명에 이른다. 감염의 원인으로 2명은 출산시 감염, 38명은 수혈 및 혈액제제에 의한 감염이었고, 나머지는 모두 성적인 원인으로 감염되었다.

6. 임 상

주로 역학과 임상보고 목적으로 1986년에 미국 질병관리센터에서 HIV 감염 후의 질병을 분류하고 있다. 이 분류에 의하면 HIV에 의하여 기인되는 질병은 크게 3가지로 나누어진다. I군은 급성 감염, II군은 비증상 감염, III군은 지속적인 전신성 림프절종(persistent generalized lymphadenopathy ; PGL)이다. IV군은 기타 질병으로 나눈다. AIDS 환자라 함은 IV군 중에서 특정하게 기재된 질병을 갖고 있는 경우에 AIDS로 정의한다. 최근에는 μl당 CD_4^+ 림프 세포수가 200 이하일 경우도 AIDS에 포함한다. I군, II군 및 III군은 AIDS로 진전될 가능성이 있는 'AIDS 전 상태' 로 간주된다.

1) HIV 혈청 전환시의 병

감염 후 2～3주 되었을 시기이며 때때로 단핵구증과 유사하나 구별하기 어려운 단시간의 병이 있다. 야간 발한을 수반하거나 그렇지 않은 급성 열, 근육통, 관절통, 기면상태, 오한, 설사, 우울증 등이 나타난다. HIV와 관련된 단핵구형 병의 증상은 열과 오한을 포함한다. 항체가 탐지하기까지는 수개월씩 소요될 수 있으며 Tc 세포가 형성된다. 바이러스 증식은 감소되고 개체는 정상상태로 유지된다. 그러나 감염된 세포가 유지되고 후기에 들어가면 체중 감소, 열, 지속적인 림프샘염, 입안(구강)의 칸디다증 및 설사증을 보인다. 이어서 바이러스 증식이 계속되고 궁극적으로 AIDS로 진전된다.

AIDS 전단계와 AIDS로의 진전을 결정하는 인자들은 아직 완전히 규명되지 않고 있다. 림프절염, 궤양 및 때때로 두통, 광선기피증 등과 같은 신경증세를 보인다. 혈액검사에서 CD_4^+ T 세포수의 일시적인 감소가 있으며, 이어서 CD_8^+ T 세포 감소증 등이 따른다. 이 질병은 흔히 모르고 지나거나 오진되는 사례가 많다. 성생활 등 생활양식을 조사함으로써 오히려 AIDS로 의심할 수 있는 점들이 제기된다. 바이러스, 핵산 혹은 바이러스성 P24 항원이 초기 질병의 진행 중에 탐지될 수 있다. 병이 쾌유됨과 동시에 항체가 형성되거나 그 직후에 항체가 형성된다.

2) 무증상 감염시기

거의 예외 없이 환자는 2~3주 이내에 초기 질병으로부터 쾌유되며 대부분은 적어도 5년간 상대적으로 좋은 건강 상태를 유지한다. 림프샘염 증세로도 알려진 PGL은 이 시기의 끝에 나타나는 경우와 나타나지 않는 경우가 있다. 이 시기에는 자가 면역현상이 일어날 수 있다.

3) 증세를 보이는 HIV 감염시기

CD_4^+ T 세포 수가 ㎕당 400 이하가 될 때 환자는 AIDS라는 전신적인 증세(열, 구강 칸디다증, 설사 및 체중감소)로 진전될 수가 있다. 즉 초기 기회성 감염이 보이기 시작한다. 면역 소실의 중간 시기에서는 이들 감염은 생명을 위협하지는 않는다. 이들 감염은 주로 피부와 점막에 감염된다. 특히 단순포진과 대상포진 같은 잠복성 헤르페스 바이러스의 재활성이 생긴다. 다양한 미생물에 의하여 생기는 장내 감염이 흔하다. 이들 다양한 미생물에는 *Candida albicans* 같은 진균 질환, *Cryptosporidia* 같은 기생충들이 포함된다. 우리나라를 포함한 많은 나라에서 결핵을 보이는 환자가 많다. CD_4^+ T 세포수가 ㎕당 200 이하로 급격히 떨어지는 경우, 혈액 내의 바이러스 양이 현저히 상승되며 질병의 진전 속도가 증가한다. HIV 감염시기 중 이때에 보다 위중한 기회성 감염에 걸리게 된다. 가장 흔한 기회성 감염은 *Pneumocystis carinii*이다. 이 밖에 식도 칸디다증, *Mycobacterium avium* 등에 의한 감염증 등이 포함된다. 악성종양도 CD_4^+ T 림프세포 수가 떨어짐에 따라서 나타난다. 가장 흔한 것이 남성 동성애자에서 보다 흔하게 나타나는 카포시육종으로서 미지의 성매개 병원체에 의하여 기인되는 것으로 보인다.

또 다른 형의 악성 종양으로는 B 세포 림프종이나 비핫츠킨스 림프종들이 있으며 CD_4^+ T 세포수가 극히 낮은 때 나타난다. 생식기 암도 점차적으로 보고된다. 신경성 질환이 흔한 것으로 인지되며 가끔 처음으로 관찰되는 질병이다. HIV 관련 신경성 질환으로는 치매 및 치매의 조기형태인 심한 뇌염, 근육통, 운동기능상실 등이다. 집중력과 기억감소, 떨림, 균형소실 등의 증상들이 나타난다. 중추신경성 톡소포자충증(toxoplasmosis), 크립토코쿠스(*Cryptococcus*)에 의한 수막염, 초발성 중추신경 림프종 등의 중추신경계 질환이 나타나기도 한다.

7. 실험실 진단

AIDS란 그 자체가 임상적인 정의의 개념으로서 HIV에 대한 항체가 있으면서 기술된 범주 내의 질병이 있거나 CD_4^+ T 세포 수가 200 이하로 떨어진 상태를 뜻한다. 초기에는 ELISA라는 실험실 검사로 진단하였다. 최근에는 혈청시험으로 ELISA 시험 이외 우리나라와 일본 등에서 입자 응집법 등이 사용되고 있다. ELISA 시험에서 양성으로 판정되는 가검물에 대하여서는 반드시 다시 환자로부터 혈액을 채취하여 웨스턴브롯, 방사선면역분석법 혹은 면역형광 시험방법으로 확인한다. 이렇게 확인하는 이유는 ELISA 시험방법이 때때로 거짓음성(false negative)을 나타내기 때문이며, 임상 혹은 실험실에서 초래될 수 있는 기록상의 오류를 제거하기 위함이다.

감염성 바이러스 시험, 바이러스성 항원시험 및 바이러스성 핵산시험은 특이적이고 비싼 기술이 요구되기 때문에 일상적으로는 수행되지 않는다. HIV1과 HIV2를 구별하는 시험은 국립보건연구원 같은 특수 실험실에서만 가능하다. 신생아에 대한 HIV 감염의 진단은 문제가 된다. IgG 항체가 있는 경우 산모로부터 유래된 것일 수 있기 때문이다. 모체로부터의 항체를 뜻할 수 있는 IgM 항체 시험은 실용화되지 않고 있다. 현재까지는 항원이나 핵산시험이 개발되어 있으나 이들 시험만으로 최종 확정진단을 하지는 않는다.

8. 예방조치

AIDS를 예방하기 위한 조치들은 국가에 따라서 상이하다. 이것은 감염양상이 다르고 특이한 문화와 생활양상 때문이다. 현재까지 대부분의 서방 개발국가에서는 구도가 변하고 있으나 남성동성애자 혹은 양성애자가 환자의 높은 비율을 차지한다.

모든 혈액기증자는 항체의 존재여부를 시험한다. 또한 HIV에 대하여 위험군일 때 혈액을 기증하는 것을 금지한다. HHV8 및 기타 혈액제제의 제조를 위한 혈액의 기증자에게는 HIV 항체 여부를 일일이 검사하여 음성 혈액만을 사용한다. 이는 외국에서 수입하는 혈액에 대하여서도 동일하다. HHV8 제품으로 혈우병 환자를 치료하기 전에 이에 대한 주의 조치로서 열처리가 수행된다. HIV는 약한 외막을 갖고 있으며 열과 화학제들에 대하여 B형간염 바이러스보다 극히 감수성이 높다. HIV는 단시간의 열처리로서 불활화된다. 10,000분의 1 ppm의 하이포크로라이트, 2.5% 글루탈알데히드와 에틸알코올도 HIV에 대하여 효과가 있다.

HIV 감염의 예방에서 중요한 노력은 대중에 대한 보건사업이다. 이들 사업으로는 성적 행동을 변화시키도록 유도하는 것, 특히 다수를 상대하는 것을 억제하는 행동과 콘돔을 사용하는 조치들이 포함되어 있다. 일부 지역에서는 정맥 마약 사용자 사이에서의 전파 문제를 해결하기 위하여 논란이 있으나 일회용 주사기를 자유롭게 사용하는 조치를 취함으로써 효과를 보고 있다.

9. 백 신

치료제로는 결코 HIV 감염을 제거하기 어렵기 때문에 AIDS의 최종적인 관리는 효과적인 백신을 사용함으로써 가능하다. 개발도상국가에서는 HIV의 전파가 백신의 사용에 의하여 주요 위험군, 즉 성적으로 혼잡한 남성 동성애자, 윤락인, 마약중독자 및 감염된 산모의 신생아에 제한적으로 사용하기도 한다. 그러나 이성 감염과 출산시에 다수 감염되는 제 3 세계에서는 효과적인 관리가 모든 신생아에게 백신을 투여할 때만 성취될 수 있다.

AIDS 백신의 개발에는 많은 애로가 있다. HIV는 역전사 작용이 고정되어 있지 못하고, 실수를 교정하는 장치가 없으며 상이한 바이러스주들 사이에서 재결합이 잘 일어나기 때문에 유별나게 변이가 잘 일어난다. 오랜 기간동안의 유의한 항원 변이가 일어날 충분한 시간을 제공하게 된다. 이러한 변이는 성적 접촉자에게 전파 이후에도 계속되며 이러한 결과로 인하여 전 세계적으로 대단히 많은 상이한 바이러스주의 발생을 가져오게 된다. 어떤 백신도 HIV의 주요 아형들, 특히 이상적으로는 HIV-2의 바이러스주들을 백신생산을 위한 항원으로 포함되어야 한다. 또한 백신은 면역주도적인 작용을 하는 항원결정인자(epitope)를 포함해야 한다. HIV는 체내에 독립된 상태의 바이러스 입자로 침입하며 항체에 의하여 중화된다. 그러나 바이러스나 프로 바이러스가 항체나 T 세포 매개세포 독성으로부터 보호받는 감염된 백혈구 상태로서 체내에 침입될 수 있다. 감염된 세포가 신속하게 동종이식(allograft) 거부에 의하여 파괴되지 않으면 감염은 직접적으로 세포와 세포의 융합에 의하여 확산되어 거대세포를 형성한다. 또한 바이러스를 활성적으로 증식시키는 모든 T 세포나 단핵세포에 비하여, 잠복상태로 감염된 세포의 염색체 안에 보다 많은 HIV 게놈의 cDNA 복사들이 존재한다.

HIV의 정상적인 전파 방법이 점막을 통하기 때문에 백신을 투여받은 사람에서 첫 방어선이 점막성 IgA 항체와 아(亞)점막성 림프세포일 것이다. 이러한 점으로 인하여 점막을 통한 백신투여가 바람직할 수 있으나 아직 HIV에 대한 정확한 보호성 · 면역성이 완전히 규명되지 않은 관계로 더 많은 연구가 있어야 한다.

바이러스가 치명적이며, 잠복감염이 있고, 변이성이 있기 때문에 생바이러스 HIV 백신이 사람에게 사용되기 위해 허가될 가능성은 적은 것으로 전망된다. 따라서 선택은 재래의 사백신(불활화백신), 정제된 막당단백질, gp120 및 gp41을 운반하는 유전자를 재조합 생벡타백신들이다. 이 모든 종류의 백신들이 생산되어 있고 침팬지와 사람들에서 시험 중에 있다. 현재까지 동물세포주나 곤충세포를 백터로 사용하여 생산한 불활화된 gp160, gp120, 혹은 gp41 등이 시험 중에 있으나 현재까지 제한적으로 성공하고 있다. 가장 이상적인 백신은 감염을 완전히 예방하는 것이지만, HIV의 경우에는 이러한 목표를 낮추어 일부 바이러스의 양을 낮추어 질병 진전까지의 기간을 늦추는 것도 하나의 목표가 될 수 있다.

또한 치료용 HIV 백신을 개발함으로써 HIV 감염자의 질병을 저지시키는 시도가 연구 중이다.

10. 항바이러스제

HIV는 많은 바이러스성 효소 기능과 규제 단백질이 존재하는 등 증식환이 대단히 여러 단계이기 때문에 항바이러스제를 개발할 가능성은 다른 바이러스에 비해 높다. 그러나 장기간의 연구에도 불구하고 아직 완치제는 없는 상태이다. 단지 예외적으로 역전효소를 억제하는 dideoxynucleoside 유사체들이 효과가 높으면서 독성이 상대적으로 낮은 것으로 평가된다.

장기간 동안 표준 치료제였던 지도부딘은 각종 기회성 감염의 발생률과 위중도를 감소시키나 초기에 사용하는 경우에도 질병 진전을 막지는 못한다. 나아가 저항성 바이러스주가 수개월 이내에 지속적으로 나타난다. 지도부딘과 ddI 혹은 ddC를 복합적으로 사용하거나 이 방법으로 대치시키는 치료가 현저한 이득을 주지 못하고 있다.

비(非) nucleoside 억제물질들은 빠르게 저항성을 유도하고 단일 제제로는 제대로 역할을 하지 못하는 것이 많다. 증식과정의 다른 단계에 연구의 관심이 돌려지고 있다. 실험관에서 dideoxynucleosides와 synergism을 보이는 일부 제품이 임상시험에 있다. tat 억제제에 대한 평가를 실험실에서 수행할 것이 요구되고 있지만 이론적으로 Tat, Rev나 핵산 인식서열 등에 결합하여 불활화하는 물질을 발현하는 것이 가능하다. 후보 물질에 대한 평가는 장기간 소요되고 있다. 단독 제제의 사용이 저항성을 유발하는 문제점을 갖고 있으므로 앞으로는 복합적으로 치료제를 사용하는 방향으로 나가고 있다. 복합제의 사용은 저항성 바이러스주의 출현을 방지하고 독성을 감소시키는 방향으로 나가고 있다. 물론 현재로서는 잠복 상태의 provirus를 세포로부터 제거하는 것은 불가능하다.

AIDS 환자에서 나중에 나타나는 심각한 세균, 진균, 원충류 및 일부 바이러스들에 의한 기회성 감염의 대부분을 효과적으로 치료할 수 있는 화학요법이 현재 사용된다. 헤르페스 바이러스 계통의 단순포진, 대상포진 및 사이토메갈로 바이러스에 대하여서는 어사이클로빌, 간시클로빌 등이 효과가 있다. 이들 2차 감염에 대한 관리는 3단계 즉 결정적인 시기에서의 1차 예방, 감염이 생길 때의 치료 및 낮은 농도로서 일생동안 예방하는 일 등으로 이루어진다.

제 5 절 기타 바이러스

1. 간염 바이러스

바이러스성 간염은 주로 간에 손상을 주는 전신성 질환이다. RNA 바이러스인 A형, C형, E형 바이러스와 DNA 바이러스인 B형간염 바이러스와 분류가 안된 D형간염 바이러스가 주로 간염

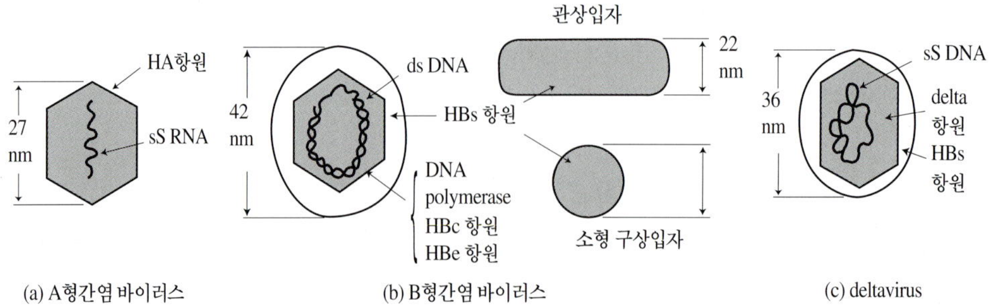

그림 16-18 간염 바이러스의 여러 가지 형태

표 16-10 간염 바이러스의 비교

	A형간염	B형간염	비 A 비 B 형 간염	
			비경구형 (C형간염)	경구형 (E형간염)
바이러스	Picornavirus 과	Hepadnavirus 과	Flavivirus 과	Calicivirus 과
	27nm, 정이십면체	42nm, 구형	30~60nm, 구형	27nm, 정이십면체
게놈	ssRNA	dsDNA	ssRNA	ssRNA
감염경로	주로 경구	수혈, 접촉, 수직감염	주로 수혈	경구
잠복기	10~50일	50~180일	14~182일	10~40일
증상	갑작스런 발열 수반		서서히 발증	서서히 발증
전격성	드물다	드물다	드물다	임신 때
발암성	없다	있다	있다	없다
만성간염	없다	10%	70% 이상	없다
예방법	환경의 정비	면역글로불린	없다	없다
	면역글로불린	백신		

을 일으킨다. 다른 바이러스도 간염과 관련이 있으며 이들은 비A-E 간염이라 하며, 황열 바이러스, 거대세포 바이러스, EBV, 단순포진 바이러스, 풍진 바이러스, enterovirus 등이 이 범주에 속한다. 이들 바이러스는 분류상 상이한 바이러스이나, 주로 간세포에 친화성이 있으며 증식함으로써 급성 또는 만성간염을 일으킨다는 공통성이 있다.

이들 간염 바이러스가 간세포에서 증식한 후 면역학적 반응이 일어나고, 그 결과로 세포 상해성 반응이 일어나는 등 간세포에 이상을 초래하게 된다. 주요 간염 바이러스의 특징은 그림 16-18과 표 16-10에 제시되어 있다.

1) A형간염 바이러스(Hepatitis A virus ; HAV)

(1) 바이러스의 성상

이 바이러스는 지름 27nm인 정이십면체로 뉴클레오캡시드(nucleocapsid)만 있고 외피가 없으며 단일 가닥 RNA(+ss RNA)를 함유하고 있다. 분류상 enterovirus 72형으로서 분류되며 혈청형은 1종뿐이다. 이 바이러스는 산에 강하고 ether, chloroform에도 내성이 있으며 60℃에서 4시간 가열에도 견디나 100℃에서 5분, autoclave(121℃, 20분)에서는 불활성화된다. 또한 포르말린, 염소계 소독약에 감수성이 있다.

(2) 감염경과

경구적으로 체내에 침입하여 먼저 장관상피에서 증식하고 혈류를 따라 간으로 이동하여 간세

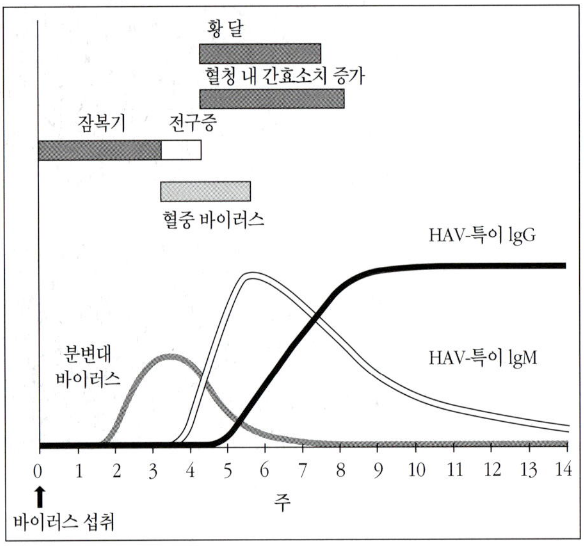

그림 16-19 A형간염의 경과

포에 감염을 일으킨다. 바이러스는 분변으로 배출되고 혈청 중의 alanine aminotransferase (ALT, 전에는 SGPT)와 aspartate transaminase(AST, 전에는 SGOT)가 상승하고 이어서 황달, 간비대가 일어난다. 증상은 B형간염보다도 급격히 나타나는데 일반적으로 가볍고 2~3주 안에 치유된다. A형간염은 만성화되지 않고 예후도 좋으며 평생 면역을 획득한다. 유아에서는 불현성감염이 많은데 성인이 될수록 중증이 된다. A형간염의 임상경과는 그림 16-19에서 보는 바와 같다.

(3) 예방과 진단

감염자의 분변이 음료수, 식품 등을 오염시킴으로써 집단발생을 초래하기 때문에 공중위생과 환경개선이 예방에 중요하다. 면역글로불린은 A형간염에 노출된 지 1~2주 된 사람의 90%에서 예방효과가 있으며, HAV 백신도 개발되어 있다. 진단은 혈청 중의 HA 항원에 대한 IgM 항체(anti-HAV IgM antibody)가 증명되면 확실하다.

2) B형간염 바이러스(Hepatitis B virus ; HBV)

(1) 바이러스의 성상

B형간염 바이러스는 hepadnavirus과(Hepadnaviridae)에 속하며, 지름 42nm의 Dane 입자(Dane particle)와 22nm의 구상 또는 관상입자(filamentous particle)가 환자의 혈액 중에서 전자현미경으로 관찰되는데, Dane 입자는 감염성이 있다. Dane 입자는 불완전한 두 가닥의 환상의 DNA를 가지고 있으며, 항원구조로는 nucleocapsid 항원인 코아 단백질(HBc 항원)과 HBe 항

원, 외피에 존재하는 HBs 항원이 있다. 지름 22nm의 입자는 HBs 항원만을 가진다.

HBs 항원에는 adr, adw, ayr, ayw의 4가지 아형이 있으며, 미국에는 adw가, 우리나라에는 adr이 자주 분리된다. HBc 항원은 감염된 간세포 내에서만 검출된다. HBe 항원은 HBc 항원의 분해산물인 것으로 생각되고 있는데, 혈액 중의 HBe 항원의 검출량과 바이러스의 감염력은 밀접한 상관관계가 있으며 만성 활동성 간염의 경과를 반영하기 때문에 주목되고 있다.

HBV는 25℃에서 1주일, 60℃에서 4시간의 조건에서도 감염성을 상실하지 않는 안정된 바이러스이다. 멸균, 소독에는 고압증기멸균, 건열멸균 또는 0.5% 차아염소산 나트륨액이 사용된다.

(2) 감염경과

B형간염 바이러스는 전 세계에 분포되어 있으며 성인 감염자의 65~80%는 무증상이며, 환자의 80~95%가 완전히 회복된다. 그러나 유아기에 감염될 경우 대부분이 만성간염을 일으킨다. 감염은 주로 혈액을 통해서 일어나는데 최근에는 수혈에 의한 감염은 격감하고 있다. 출산시 엄마에게서 신생아로 감염되는 수직감염(vertical transmission), 오염된 주사바늘에 의한 사고, 성행위에 의한 감염이 문제로 되어 있다.

감염된 바이러스는 간세포에서 증식하고 HBs 항원과 Dane 입자를 혈액 중에 방출한다. 잠복기는 50~180일(평균 2~3개월)이며 식욕부진, 권태감 등의 전구증상 후 황달이 나타난다. 증상은 1개월 정도에서 회복되는 경우가 많고 간기능의 저하는 3개월 가까이 지속한다. 치사율은 A형간염보다 높고 수혈에 의한 감염인 경우에는 더욱 높으며 때로는 전격성 간염으로 사망할 수 있다. 환자의 약 10~20%는 만성간염으로 이행하여 그 후 간경변과 간암으로 진행하는 경우도 있다. 간염 이외에도 병 초기에 안면협부에 구진이 발생하는 소아 구진성 말단피부염(Gianotti병)과 HBs 항원-항체의 면역복합체에 의한 토리콩팥염(사구체신염) 등도 일어나는 경우가 있다. 모친으로부터 신생아로의 감염은 출산시에 산도출혈을 흡입하여 일어나며, 특히 HBe 항원 양성인 모친으로부터의 감염이 매우 높으며 신생아는 80~100%가 감염의 증상을 나타내지는 않으나 만성 보균자가 되고 있다. B형간염 바이러스 감염 후 급성 경과를 취하는 경우와 지속감염의 경과를 취하는 경우가 그림 16-20, 21에 표시되어 있다.

(3) 예방과 진단

HBs 항원 양성 혈액에서 분리한 HBs 항원으로 만든 불활화 B형간염 백신과 유전자공학적인 방법으로 만들어진 재조합 HBs 백신이 사용되고 있다. 감염 혈액에 노출된 경우에는 B형간염 면역글로불린(HBIG)이 유효하다. 모자감염을 막기 위해서는 모친에게서 출생한 신생아에게 HBIG와 HBs 백신의 접종이 시행되고 있다.

바이러스 항원의 검출은 역수동 적혈구 응집반응(reverse passive hemagglutination test ; RPHA)이, 항체검출법은 수동 적혈구 응집반응(passive hemagglutination test ; PHA)이 일반적인데 radioimmunoassay(RIA), 효소면역법(enzyme linked immunosorbent assay ; ELISA), 면역확산법(immunodiffusion technique)도 이용되고 있다.

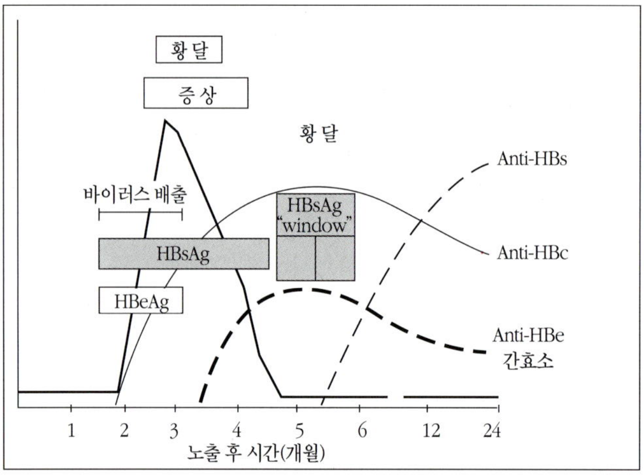

그림 16-20 급성 B형간염의 경과

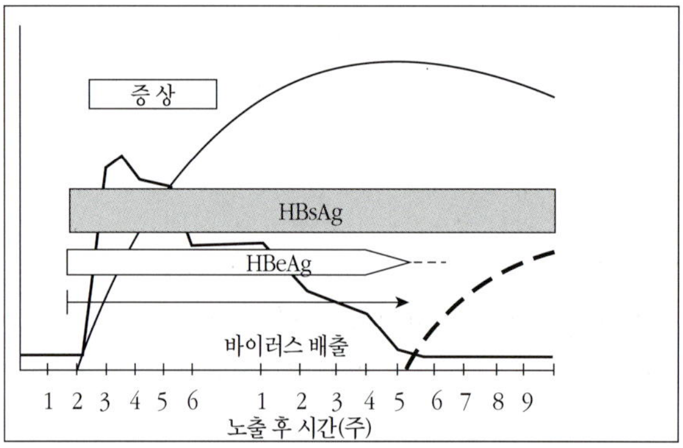

그림 16-21 B형간염 바이러스 지속감염의 경과

3) C형간염 바이러스(Hepatitis C virus ; HCV)

(1) 바이러스의 성상

임상증상, 역학적, 침팬지 교차감염 실험 및 혈청학적 연구 등을 통해 A형도 B형도 아닌 간염[non-A, non-B(NANB) hepatitis]이 확인되었으며, 그 중 흔히 발견되는 것이 HCV이다. 양극성 단일 가닥 RNA 게놈을 가지고 있으며, core 단백질, 2개의 외피 단백질(E1, E2)과 비구조성 단백질(NS2-NS5)로 구성되어 있다. 수혈, 혈액제제에 의해 감염되며 2주에서 6개월의 잠복기 후에 발증하지만 보통 경증이다. 간효소도 경미하게 또는 중등도로 증가되어 환자의 25% 미만에서 황달이 나타난다. 그러나 감염자의 60% 이상에서 만성간염으로 이행하고 상당수가 간경변으로 발전한다.

(2) 예방과 진단

역전사 중합효소반응(RT-PCR)을 이용하여 감염자의 혈액에 존재하는 바이러스 입자를 확인할 수 있으며, 재조합 HCV 단백질을 이용한 ELISA 방법으로 HCV에 대한 항체를 확인할 수 있다. 이로써 NANB 간염의 수혈에 의한 감염을 예방할 수 있을 것으로 기대되고 있다. 혈액제제는 가열 처리하여 바이러스를 불활성화시킨 후 사용되고 있으나 완전한 것은 아니다. 바이러스의 성상에 불분명한 점이 많기 때문에 예방법은 확립되어 있지 않다.

(3) D형간염 바이러스(Hepatitis D virus ; HDV)

B형간염 환자에서 새로운 바이러스 항원이 발견되어 델타 항원(delta antigen)으로 명명되었다. 내부에 ssRNA와 델타 항원으로 된 nucleocapsid를 HBs 항원으로 구성된 외피가 감싸고 있는 지름 36nm인 바이러스 입자가 발견되었는데, 이 입자를 델타 인자(delta agent) 또는 D형간염 바이러스라고 명명하였다. 이 입자는 B형간염 바이러스에 감염된 환자에서만 검출된다는 점에서 B형간염 바이러스에 의해서만 증식이 가능한 결손 바이러스(defective virus)인 것으로 생각되고 있다. 아시아에서는 거의 볼 수 없으며, 특히 구미의 약물 중독자에게 많은데 델타 항원을 가진 B형간염은 중증화하기 쉽다.

(4) E형간염 바이러스(Hepatitis E virus ; HEV)

NANB 간염의 다른 형태가 HEV에 의한 E형간염이다. 경구를 통해 장관계 감염을 일으키며 음용수가 대변에 오염된 저개발국에서 epidemic을 일으킨다. 10일에서 6주간의 잠복기 후 황달을 동반한 증상이 나타나며, 임신한 여자는 높은(20%) 사망률을 보이지만 만성간염으로 되지는 않는다.

2. 지발성 바이러스 감염증

오랜 잠복기 후 서서히 진행하여 증상이 나타나고 사망에까지 이르게 하는 바이러스 감염증을 지발성 바이러스 감염증(slow virus infection)이라고 한다. 중추신경계의 감염증이 많은데 그 병원체는 다른 질환의 원인체로 알려진 바이러스와 그 범주에 들어가지 않는 비통상 바이러스(unconventional virus)로 분류된다(표 16-11). 이들 중에서 Kuru와 CJD은 병리학적으로 유사하며 신경세포에 공포(vacuole)가 생겨 뇌의 회백질이 스펀지처럼 보인다. Kuru는 뉴기니의 동부에서만 발생되며 운동실조, 수전증, 말더듬 및 치매 증상 없이 감정의 기복이 심한 경우 등 여러 증상을 보인다. CJD는 점진적으로 증상이 발생하는데 주 증상은 진행성 치매, 운동실조, 졸음 등이며, 8~12개월 후에 사망하게 된다. 이와 유사한 동물 질환으로는 광우병으로 알려진 소의 해면양 뇌증(bovine spongiform encephalopathy), 양의 scrapie와 밍크의 전염성 뇌증 등이 있다.

표 16-11 사람에서의 지발성 바이러스 감염증

질환명	병원성 바이러스
1. 아급성 경화성 범뇌염 (subacute sclerosing panencephalitis; SSPE)	홍역 바이러스
2. 진행성 다소성 백질뇌증 (progressive multifocal leukoencephalopathy; PML)	Papovavirus
3. Kuru	Prion
4. Creutzfeldt-Jakob disease ; CJD	Prion

제 6 절 종양원성 바이러스

세포의 형질전환이라 함은 모세포가 가지지 않는 어떤 성장 특성을 영원히 획득하는 것을 말한다. 즉 (1) 세포 성장 양상의 변화 : 고밀도 성장, 성장속도 증가, 세포 성장에 필요한 혈청양 감소, 기질에 대한 세포 부착능 감소(anchorage independence), contact inhibition의 소실, (2) 세포 표면의 변화 : 세포막을 통한 영양물질 운송률 증가, 단백질 분해효소와 단백질 분해효소 활성제의 분비, 식물성 lectin의 증가(세포 응집의 증가), 바이러스 단백질 항원의 표현, (3) 세포내 성분 및 생화학적 변화 : 대사속도의 증가, 당분해 증가, cyclic nucleotide 양의 변화, 세포 유전자의 억제 혹은 활성화, cytoskeleton의 변화(세포의 원형화), (4) 종양 형성능 등을 보인다.

종양 바이러스에 의한 형질전환 기전으로는 바이러스의 종양 유전자(혹은 형질전환 유전자)가 세포 내로 도입되어 직접 세포를 변형시키거나, 종양 바이러스의 단백질이 세포의 종양억제 유전자(tumor suppressor gene)를 불활성화하거나 혹은 세포종양 유전자를 간접적으로 활성화하는 것이다. 대부분의 경우 종양 바이러스는 악성세포로 진행하는데 필요한 여러 단계 중 몇 단계에만 작용하는 cofactor로 작용한다.

1. 종양 바이러스의 형(Types of Tumor Viruses)

사람과 동물에서 종양을 유발하는 바이러스는 다음과 같다. DNA 종양 바이러스로는 papovavirus과, adenovirus과, herpesvirus과, hepadnavirus과, poxvirus과가 있으며, RNA 종양 바이러스는 모두 retrovirus과에 속한다. DNA 종양 바이러스는 숙주세포에 따라 다른 양상을 나타낸다. 즉 허용 세포(permissive cell : 세포 내에서 바이러스의 증식이 가능한 세포) 내에서 증식할 수 있으며 드물게 종양을 발생하지만, 비허용 세포 내에서는 증식이 불가능한 반면 형질전환을 유발할 수 있다. RNA 종양 바이러스는 허용 세포와 비허용 세포 내에서 모두 형질전환을 일으키며, 감염 세포를 용해(lysis)시키지 않는 특징이 있다.

2. RNA 종양 바이러스(Retrovirus)

RNA 종양 바이러스는 모두 RNA-dependent DNA polymerase(reverse transcriptase)를 가지고 있어서 retrovirus로 분류되며, 세망내피계(RES)/조혈계 종양(백혈병, 림프종)과 결체조직 종양(육종)을 주로 일으킨다. 이 바이러스는 diploid RNA 게놈을 지니고 있으며, 3개의 subfamily(아과)가 있다. 모든 종양 바이러스가 속해 있는 oncovirus 아과, 세포에서 거품변성(foamy degeneration)을 일으키는 spumavirus 아과, 신경장애를 동반하는 만성 감염질환과 HIV가 속해있는 lentivirus 아과가 있다. Retrovirus가 세포 내로 침투하여 염색체상에 삽입될 때 우연히 바이러스의 promoter가 세포 종양 유전자 근처에 삽입되면 종양 유전자가 과발현되어 암세포로 변형될 수 있다. 종양을 유발하는 사람 retrovirus로는 HTLV-I(Human T-lymphotropic virus-I)와 HTLV-II가 있다. 전자는 표재성 T 림프종, tropical spastic paraparesis를 일으키며, 수유, 수혈, 성적 접촉, 오염된 주사바늘에 의한 정맥주사를 통해 전파된다. 후자의 경우에는 Hairy-cell leukemia와 관련이 있는 것으로 알려져 있다.

3. DNA 종양 바이러스

DNA 종양 바이러스의 암 유전자는 바이러스의 증식에 필요한 단백질 항원을 만드는 유전자이다. 정상 세포에서는 이러한 암 유전자를 발견할 수 없다. RNA 종양 바이러스와 유사하게 세포 염색체에 공유결합으로 통합되고 이에 따른 특정 유전자가 발현된다. DNA 바이러스의 형질전환 단백질은 정상세포의 단백질과 결합하여 그 기능을 변화시킨다. 따라서 DNA 바이러스의 형질전환 단백질의 작용기전을 알기 위해서는 이들 단백질과 결합하는 세포 내의 표적 단백질을 파악하는 것이 중요하다. 2가지 종양억제 유전자(Rb, p53) 산물이 대표적인 표적으로 알려져 있다. DNA 바이러스 중에서 사람에게 종양을 유발하는 것으로는 Epstein-Barr virus[(Burkitt' s lymphoma, 비인후암(nasopharyngeal carcinoma), 가슴샘암(thymic carcinoma)], Herpes simplex virus type 2(자궁목암), B형간염 바이러스(간세포암), human papillomavirus type 16, 18(자궁목암) 등이 있다.

그 밖에 동물에서 종양을 유발하는 바이러스로는 papovavirus 과에 속하는 polyomavirus(신생 설치류)와 SV40 바이러스(신생 햄스터), adenovirus 과의 혈청형 12, 18, 31(신생 햄스터), herpesvirus 과의 new world monkey에 T 세포 림프종을 유발하는 herpesvirus saimiri와 침팬지와 baboon에서 B 세포 변형을 유발하는 herpesvirus pan과 herpesvirus papio, 토끼에서 섬유종과 점액종을 일으키는 poxvirus 과의 fibroma-myxoma virus 등이 있다.

17

기생충학 총론

1) 기생충의 정의

한 생물체가 다른 생물체의 체내나 체외에 일시적 또는 지속적으로 서식하면서 영양분이나 서식처를 제공받는 생물체를 기생충(parasites)이라 한다. 기생충에게 영양분과 서식처를 제공하는 생물체를 숙주(host)라 한다.

기생충은 그 생활양식에 따라 기생생활(parasitism), 공생생활(symbiosis : mutualism), 기거생활(commensalism)로 구분할 수 있다. 성충이나 유성생식기의 기생충이 기생하는 숙주를 종숙주(final host or definitive host)라 하고, 유충이나 무성생식기의 기생충이 기생하는 숙주를 중간숙주(intermediate host)라 한다. 한 종류의 기생충이 여러 종류의 숙주에 감염될 수 있을 때, 가장 보편적으로 감염되는 숙주를 주숙주(principle host)라 하고, 기생충이 하나 이상의 중간숙주를 필요로 할 때 첫째 것을 제 1 중간숙주(the first intermediate host), 둘째 것을 제 2 중간숙주(the second intermediate host)라 한다.

기생충의 기생 부위에 따라 외부기생충(ectoparasite), 내부기생충(endoparasite)으로 나눈다. 기생충이 원래 기생하는 부위를 떠나 다른 장기에 가서 성충이 되어 기생생활을 할 때 이를 이소기생(ectopic parasitism)이라 한다.

기생충이 숙주에 적응하는 정도에 따라 우연 기생충(accidental parasite), 통성기생충(facultative parasite), 편성기생충(obligate parasite), 일시적 기생충(temporary parasite), 영구적 기생충(permanent parasite)으로 구분할 수 있다. 기생충에 의한 질병명은 그 기생충의 속명의 어근에 -iasis나 -osis를 첨가한다(예 : 아메바증 amoebiasis, 섬모충증 trichinosis).

표 17-1 주요 기생충

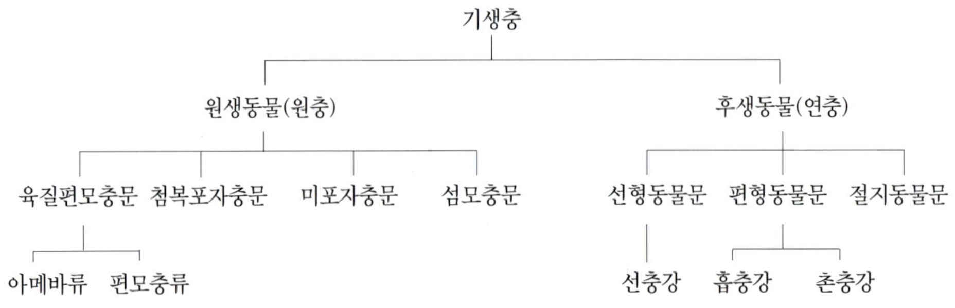

2) 기생충의 분류

기생충은 크게 단세포 생물인 원생동물(원충, protozoa)과 다세포 생물인 후생동물(연충, helminths)로 분류된다. 원충은 육질편모충문(Sarcomastigohora), 첨복포자충문(Apicomplexa), 미포자충문(Microspora), 섬모충문(Cilliophora)의 4가지로 분류되고, 연충은 선형동물문(Nemathelminthes), 편형동물문(Platyhelminthes) 및 절지동물문(Arthropoda)으로 나누며, 선형동물문에는 선충강(nematoda), 편형동물에는 흡충강(trematoda)과 촌충강(cestoda)이 있다(표 17-1).

3) 기생충 감염의 피해

기생충 감염에 의한 숙주의 피해는 기생충의 종류, 감염된 수, 침입 부위, 기생충이 분비하는 독소, 감염 횟수와 빈도, 숙주의 연령 및 생리적 조건 등에 따라 차이가 있다. 그러나 일반적으로 다음과 같은 피해를 입을 수 있다.

(1) 기계적 장애

① 주혈흡충 충란의 조직내 이동에 의한 간 조직의 손상
② 회충 유충의 이동에 의한 일과성 폐렴
③ 포충에 의한 주위 조직의 압박
④ 구충의 물린상처(교상)에 의한 장점막의 손상
⑤ 회충의 다른 장기나 조직내 이입
⑥ 구충의 피부 침입에 의한 작열감, 소양감 및 염증반응

(2) 자극에 의한 만성 염증

① 간흡충에 의한 담도 주위조직의 이상 증식
② 사상충에 의한 림프관 비후

(3) 독소에 의한 질병

기생충의 물질대사에 의한 배설물 또는 분비물(독성물질)

(4) 영양물질의 소실

기생충은 생존에 필요한 영양물질을 숙주로부터 탈취

4) 기생충의 전파와 감염

기생충을 보유하고 있어 다른 사람을 감염시킬 수 있는 모든 것을 감염원(source of infection)이라 한다. 감염원인 숙주로부터 다른 생물체에 기생충이 이동 또는 운반될 때 이를 전파(transmission)라 한다. 전파는 직접적인 방법(접촉, 흡혈)과 간접적인 방법(흙, 물, 옷, 어육류, 채소류)을 매개로 운반되어 이루어진다. 일반적으로 기계적인 전파자를 운반자(carrier), 생물학적인 전파자를 매개체(vector)라 한다.

기생충이 숙주의 체내에 정착하여 증식하는 상태를 감염(infection)이라 한다. 기생충이 체내에 침입하는 방법은 기생충의 종류에 따라 차이가 있으나, 경구, 경피, 매개체에 의해 직접 혈류로 침입하는 경우와 모체를 통한 감염, 접촉감염, 자가감염 등이 있다.

5) 기생충 감염의 방어와 면역

(1) 방어(protection)

숙주의 내적 및 생리학적 요소보다는 외적 또는 생태학적 요소가 기생충의 전파를 차단하게 될 때 이를 방어라 한다.

가령, 기후조건에 의한 방어(climate barrier)의 예로 유충의 생존이 불가능한 한대지방에서는 구충감염이 드물다. 또한, 오랜 생활습관에 의한 방어(habit barrier)의 예로 회교도는 돼지고기를 먹지 않으므로 촌충감염이 발생하지 않는다.

(2) 저항성(resistance)

숙주의 생리적 요소에 의하여 선천적으로 기생충에 감수성을 갖지 않거나 감소된 현상을 선천적 저항성(natural resistance : 선천면역)이라 한다. 그러나 선천적 저항성은 개인, 인종, 지역에 따라 다르며, 특히 숙주의 생리적 요인에 따라서도 달라질 수 있다.

(3) 면역(immunity)

선천면역과는 달리 기생충에 감염된 후 기생충의 대사산물이나 충체 자체의 물질에 대한 특이항체가 형성됨으로써 면역성이 생긴다(active immunity : 능동면역).

6) 기생충 감염증의 진단

기생충 감염증은 그 증상이 비슷한 경우가 많다. 따라서 임상적 진단이 가능한 경우와 그렇지 못한 경우도 있다. 검사 재료로는 숙주의 분변, 혈액, 객담, 소변, 림프액, 조직, 질 분비물 등이 있으며, 이들로부터 기생충의 충체, 유충, 포낭, 충란 등을 감별하여야 한다.

(1) 대변검사

장관이나 담낭에 기생하는 기생충은 분변검사로 충란, 유충, 원충의 포낭 등을 검사할 수 있다. 그러나 요충과 같은 것은 항문 주위에서 산란하므로 스카치테이프를 이용한 항문주위 도말검사법을 이용한다.

(2) 혈액검사

혈액, 혈관 및 조직에 기생하는 기생충은 말초혈액의 도말표본을 염색하여 검사한다.
(예 : 사상충의 미세사상충, 말라리아, 파동편모충, 톡소포자충 등)

(3) 소변검사

질편모충, 방광주혈흡충과 같은 비뇨생식기계 감염 기생충의 검사에 이용된다. 질편모충은 여성의 경우 질 분비물 검사가 더 적합하다.

(4) 혈청학적 검사

기생충 감염의 면역 혈청학적 검사방법으로는 보체결합반응, 응집반응, 침강반응, 색소시험, 형광항체법, 면역확산법 등이 이용된다.

7) 예 방

기생충 감염을 예방하기 위한 요건은 감염원인 보충자나 보유 숙주인 동물의 치료 및 처치, 중간숙주나 매개체 박멸 등 전파인자를 차단하는 것이다. 감염 방지는 위생상태의 개선과 음식물의 가열, 소독, 냉동처리 등에 의한 경구감염의 방지와 방충망 등으로 경피감염을 방지하는 것이다. 화학적 예방으로는 말라리아 유행지역에서 클로로퀸(chloroquine), 메플로퀸(mefloquine) 등을 예방 약제로 사용한다.

18 기생충학 각론

제 1 절 주요 병원성 원충류

장관에 기생하는 원충류는 이질아메바(*Entamoeba histolytica*), 람블편모충(*Giardia lamblia*), 작은와포자충(*Cryptosporidium parvum*)이다. 비뇨생식기에는 질편모충(*Trichomonas vaginalis*), 혈액과 조직에서는 파동편모충(*Trypanosoma*), 리슈만편모충(*Leishmania*), 말라리아 원충(*Plasmodium*), 톡소포자충(*Toxoplasma gondii*) 등이다(표 18-1).

1) 내강기생 원충류

(1) 이질아메바(*Entamoeba histolytica*)

아메바성 이질과 간 농양을 일으키는 병원체이다. 세계적으로 분포하고 있으며, 최근까지 세계 인구의 약 10%가 이질아메바에 감염되어 있다고 추정되었으나, 현재는 병원체인 이질아메바와 기거생활종인 동형아메바(*Entamoeba dispar*)를 유전학적으로 구별 가능하여 실제 이질아메바 감염률은 약 1% 정도일 것으로 추정하고 있다. 사람의 감염은 저항성이 강한 포낭형(cyst)에 오염된 음료수, 야채를 섭취함으로써 이루어진다. 감염된 포낭형은 내강에서 탈낭하여 영양형(trophozoite)으로 되어 장 조직에 침입하여 증식한다. 그 후 어떤 것은 다시 포낭형으로 되어 분변과 함께 배설되고, 일부는 혈행성으로 전이하여 여러 곳에서 병터를 만든다. 일반적으로 일차

표 18-1 인체 기생 원충류

기생 부위	종 명	질 병
주된 원생동물		
장관내	이질아메바	아메바증
	람블편모충	람블편모충증
	작은와포자충	작은와포자충증
비뇨생식기계	질편모충	질편모충증
혈액 및 조직		
	크루스파동편모충	샤가스병
	감비아파동편모충	아프리카수면병
	내장리슈만편모충	흑열병
	열대리슈만편모충	피부리슈만편모충증
	멕시코리슈만편모충	피부리슈만편모증
	브라질리슈만편모충	점막피부리슈만편모증
	열원충	말라리아
	톡소포자충	톡소포자충증
소수의 원생동물		
장관내	대장섬모충	대장섬모충증
	사람등포자충	사람등포자충증
혈액 및 조직	자유아메바류	원발성 아메바수막뇌염
	가시아메바류	육아종성 아메바뇌염

병터인 장에서의 아메바증을 장아메바증 또는 아메바이질이라고 하고, 아메바의 전이에 의하여 발생한 아메바증을 총칭하여 장외 아메바증이라 한다.

① 형 태 : 이질아메바의 생활사는 영양형, 전포낭형(precyst), 포낭형으로 구별된다. 영양형은 12～60㎛의 크기로, 세포질은 내형질과 외형질로 구분된다. 내형질에는 1개의 핵과 과립, 적혈구, 소포(vacuoles) 등이 존재하며, 외형질은 위족으로 활발한 운동을 한다. 포낭형은 10～20㎛의 크기이며, 운동성이 없고 1～4개의 핵이 있다(그림 18-1a, b).

② 저항성 : 포낭형은 저항력이 강하여 자연환경 중에서 장기간 생존할 수 있으며, 소독제에 대하여도 저항성이 강하다.

③ 병원성 : 아메바이질(장아메바증)은 막창자(맹장), 오름잘록창자(상행결장), 곧창자구불창

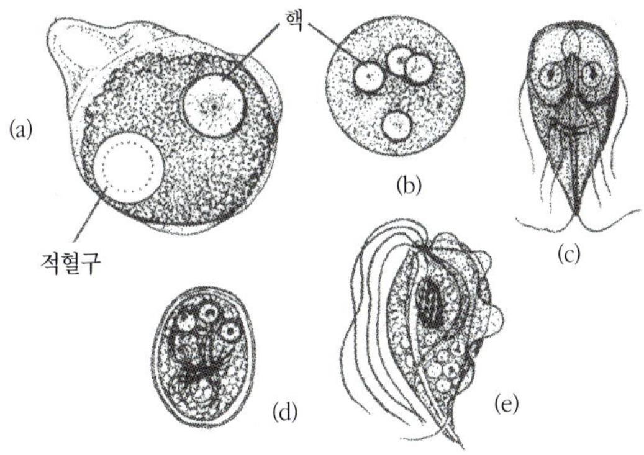

그림 18-1 각종 아메바의 형태 (a) 이질아메바의 영양형, (b) 이질아메바의 포낭형, (c) 람블편모충의 영양형, (d) 람블편모충의 포낭형, (e) 질편모충의 영양형.

자(직장S상결장, rectosigmoid) 등의 조직에 침입하여 궤양을 형성한다. 식욕부진, 오심, 구토와 함께 점혈성 설사 등의 증상이 나타난다. 장외 아메바증은 장관으로부터 혈행성으로 전이하여 간, 지라, 허파, 뇌 등에서 병터를 형성한다. 특히 간 아메바증(간고름집)이 높은 빈도로 나타난다. 간 아메바증은 상복부 복통, 구토, 황달, 발열, 호흡곤란 등의 증상이 나타난다.

④ 원충학적 진단 : 환자의 분변 중에 혼재하고 있는 원충의 영양형이나 포낭형을 검출하면 확진이 된다. 분변의 점혈부위에서 아연 황산 부유법으로 포낭형을 검출하거나, 요오드(iodine) 또는 철-헤마톡실린(iron-hematoxylin) 염색으로 포낭형을 검출한다. 실제로는 비병원성 장내 아메바인 대장아메바 및 동형 아메바와 병원성 아메바의 감별이 중요하다(표 18-2).

⑤ 예방과 치료 : 예방법은 장관계 전염병의 예방법과 같다. 치료는 metronidazole이 효과적이며, emetine hydrochloride, dehydroemetine, carbarsone 등이 사용되고, 급성 이질에는 tetramycin, aureomycin, chloromycetin 등의 항생물질도 사용한다.

표 18-2 이질아메바와 대장아메바의 감별점

		이질아메바	대장아메바
영양형	크기	20～40㎛	15～50㎛
	핵막	얇다	두껍다
	핵소체	작고 중앙에 위치	크고 편재함
	탐식물	적혈구	세균
포낭형	크기	5～20㎛	10～30㎛
	핵수	1～4개	1～8개
	핵막	얇다	두껍다
	핵소체	작고 중앙에 위치	크고 편재함

(2) 기타 아메바

가. 대장아메바(*Entamoeba coli*)

비병원성 아메바로서 이질아메바와 유사하여 감별에 유의하여야 한다.

나. 잇몸아메바(*Entamoeba gingivalis*)

병원성은 증명되지 않고 있으나 잇몸 농루 환자에서 많이 발견되며, 전 세계적으로 분포되어 있고, 우리나라 사람도 많이 감염되어 있다.

다. 왜소아메바(*Endolimax nana*)

병원성은 증명되지 않고 있으나 큰창자 내에 기거하며, 전 세계적으로 분포되어 있다.

라. 요오드아메바(*Iodamoeba butschlii*)

병원성은 증명되지 않고 있으나 큰창자 내에 기거하며, 전 세계적으로 분포되어 있고, 우리나라 사람에서도 0.5% 정도 감염되어 있다.

(3) 편모충류(Flagellates), 섬모충류(Ciliates) 및 포자충류(Sporozoa)

가. 람블편모충(*Giardia lamblia*)

전 세계적으로 분포하고 있으나, 특히 열대와 아열대 지방에 많으며 소아 감염률이 높다. 포낭형의 경구섭취에 의하여 감염되며, 작은창자 상부 점막에 기생한다. 감염된 포낭형은 영양형으로 되어 증식하여 소화기 장애를 일으킨다. 장관을 통하여 내려온 영양형은 다시 포낭형으로 되어 외계로 배출된다.

① 형 태 : 영양형은 10∼15㎛의 서양배 모양(pear-shaped)이고, 포낭형은 8∼12㎛의 타원형이며, 핵과 축미세관(axonemes)이 세포질 내에 있다. 영양형은 4쌍의 편모를 가지고 있다. (그림 18-1c, d).

② 병원성 : 경미한 설사, 위창자내공기참(방귀, flatulence), 식욕부진, 복통, 심와부 동통 등과 함께 지방변, 흡수장애증후군 등의 증상을 나타낸다.

③ 원충학적 진단 : 환자의 분변 중에 있는 포낭형을 아연 황산 부유법으로 검출하여 확진한다.

④ 예방과 치료 : 예방법은 장관계 전염병과 같으나, 소아에 많이 감염되므로 부모가 어린이들의 생활습관이나 개인위생에 대하여 잘 지도하여야 한다. 치료는 metronidazole이 효과적이다.

나. 이핵아메바(*Dientamoeba fragilis*)

편모는 없지만 편모충의 특징을 가지므로 질편모충에 가까운 편모충으로 분류된다. 큰창자 점막의 움(crypt)에 기거하며 병원성은 증명되지 않고 있으나 항문가려움증, 낮은 정도의 호산구증가증이 보고되고 있다.

다. 작은와포자충(*Cryptosporidium parvum*)

전 세계적으로 분포되어 있으며, 인수공통 기생충으로 사람과 대부분의 포유류에 기생하는 포자충이다. 분변 내의 난포낭(oocyst)을 통해 경구감염을 일으키며, 주로 작은창자의 장상피세포 융모 내에서 서식한다. 후천면역결핍증후군(AIDS) 환자에서 잘 감염되며, 심한 물 같은 설사를 함으로써 극심한 영양결손 등을 일으킨다. 면역이 양호한 사람에서는 약 2주 정도 후 자연치유되는 설사가 특징이며, 복부 팽만감, 식욕부진, 발열, 구역 및 체중 감소가 동반되기도 한다.

진단은 대변에서 난포낭을 검출하면 확진된다. 작은와포자충의 난포낭은 염소 소독으로 죽지 않으므로 기타 방법으로 철저히 위생 처리된 물을 먹어야 한다. 치료를 위한 적당한 약과 예방 백신이 없다.

라. 대장섬모충(*Balantidium coli*)

전 세계적으로 분포되어 있으며, 열대와 아열대 지역에 많다. 사람에서는 드물게 기생하며 큰창자점막(대장점막)에 궤양을 형성한다. 증상은 아메바이질과 유사하다. 진단은 분변에서 포낭형을 검출한다. 치료에는 oxytetracycline(terramycin), iodoquinol 등이 이용된다.

2) 비뇨생식계통의 원생동물

(1) 질편모충(*Trichomonas vaginalis*)

전 세계적으로 분포되어 있으며, 여성의 질, 요도, 방광에 기생하며, 남자의 요도나 방광에서도 기생한다. 성병(sexually transmitted diseases) 중의 하나로, 여성의 질염, 요도염, 방광염을 일으키며, 남성에서도 비임균성 요도염을 일으키는 경우가 있다. 우리나라에서도 부인과 영역의 가장 흔한 감염질환의 하나로 감염률은 7~10%로 추정된다. 포낭형을 형성하지 않으며, 인공배지에서 순수배양이 가능하다.

① 형 태 : 10~20㎛의 타원형으로 4개의 편모와 파동막으로 운동한다(그림 18-1e).

② 병원성 : 여성에서는 비교적 경미한 질염 증상을 나타내며, 경우에 따라서 요도염, 방광염을 일으킨다. 질벽에 염증 증상이 나타나며, 국부 소양감, 작열감과 함께 질 분비물이 증가한다. 남성에서도 감염되어 비임균성 요도염을 일으키며, 경미한 자각 증상을 호소하는 경우도 있다.

③ 원충학적 진단 : 질 분비물, 처음 나오는 소변으로부터 검출한다. 혐기적 조건하에서 배양이 가능하므로 배양법을 함께 쓰면 검출률을 높일 수 있다.

④ 치료와 예방 : 예방은 성병의 예방법과 같다. 치료는 metronidazole이 효과적이나 임신 중에는 사용해서는 안 된다.

표18-3 말라리아원충의 생활사

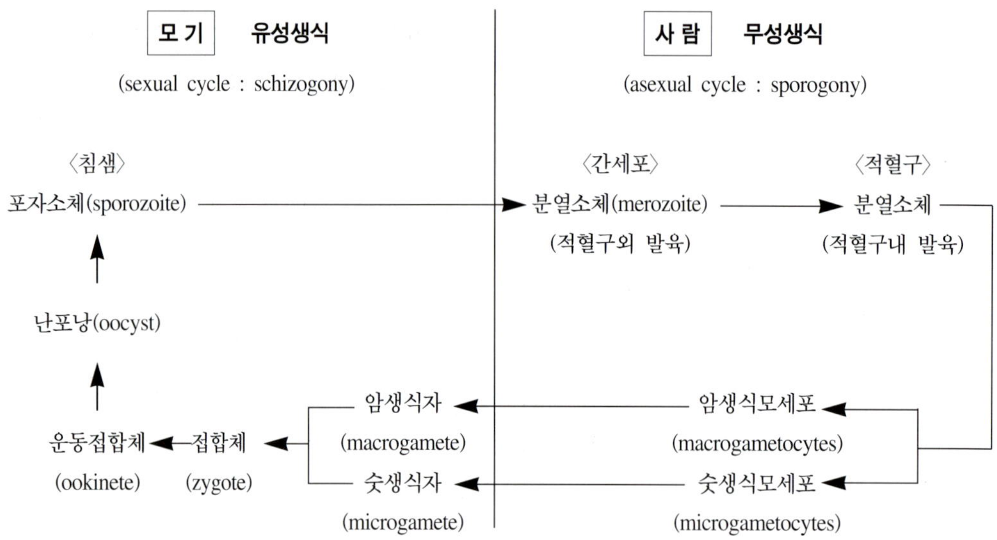

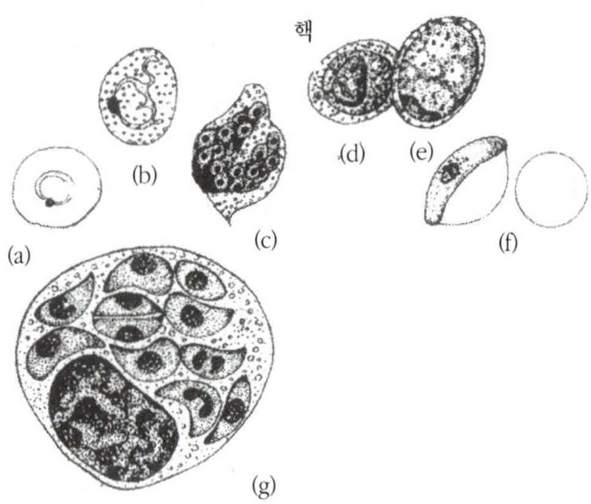

그림 18-2 **말라리아원충의 형태** (a) 삼일열원충의 반지형의 영양형, (b) 삼일열원충의 아메바형의 영양형, (c) 삼일열원충의 성숙분열체, (d) 삼일열원충의 숫생식모세포, (e) 삼일열원충의 암생식모세포, (f) 열대열원충의 생식모세포, (g) 독소포자충의 영양형.

3) 혈액과 조직의 원생동물

(1) 말라리아원충(*Plasmodium*)

열대 및 아열대 지역에 널리 분포하고 있다. WHO 통계에 의하면 연간 환자 수는 약 2억 이상이며, 사망자가 한해에 200~300만에 달한다고 한다. 사람에게 감염을 일으키는 말라리아원충은 삼일열원충(*Plasmodium vivax*), 난형열원충(*P. ovale*), 사일열원충(*P. malariae*), 열대열원충(*P. falciparum*)의 4종이 있다. 우리나라에서 유행하는 종류는 삼일열 말라리아원충으로,

1970년대 후반 이후로는 수입말라리아 외에는 보고된 적이 없어 WHO로부터 말라리아 완전 퇴치지역으로 선포되었다. 그러나 1993년 외국 여행의 경험이 전혀 없는 전방 철책선 부근의 한 병사에게서 토착형으로 추정되는 말라리아가 발생하였으며, 1997년에는 인천, 서울, 태안 등에서 군 제대자가 아닌 민간인에게서도 발생하기 시작하여 말라리아가 우리나라에서 재출현한 것으로 확인되었다. 1998~2000년까지 4,000명 가량의 환자가 발생하였고, 2001년부터는 감소하기 시작하였으나 2005년부터 다시 큰 폭으로 증가하기 시작하여 2006년에는 연간 2,000건 이상이 발생하여 주의가 요구되고 있다. 우리나라에서 말라리아원충의 전파 모기는 중국얼룩날개모기(*Anopheles sinensis*)이다. 말라리아원충에 감염되면 특유의 열발작 주기를 보이며, 열발작 주기는 말라리아원충이 적혈구 내에서의 발육시간과 일치한다. 즉 열발작 주기에 따라서 삼일열원충(*Plasmodium vivax*)과 난형열원충(*P. ovale*)은 48시간, 즉 3일째에 발열하고, 사일열원충(*P. malariae*)은 72시간, 즉 4일째에 발열한다. 또한 열대열원충(*P. falciparum*)은 24~48시간에 발열한다.

① 말라리아원충의 생활사 : 말라리아원충의 생활사는 사람과 모기 체내에서 원충의 양상이 어떻게 변하는가로 대별된다. 모기와 사람 간의 말라리아원충의 이행은 모기가 사람의 피를 빨 때 옮겨진다(표 18-3, 그림 18-2).

② 병원성 : 잠복기는 1~4주간으로 열발작, 지라 비대, 빈혈의 3대 증상이 나타난다. 열발작은 특유의 증상으로 다음과 같은 각 단계를 반복한다. ㉠ 오한기 : 오한, 전율을 시작으로 체온이 급격히 상승한다. ㉡ 발열기 : 고열(40~41℃), 두통, 구토가 4~6시간 계속되며, 때때로 의식혼돈을 동반한다. ㉢ 땀남기 : 대량의 땀과 함께 해열이 되며 의식도 회복된다. 특히 열대열 말라리아는 뇌 증상이나 순환기 장애를 동반하는 경우가 있다(악성 말라리아).

③ 원충학적 진단 : 환자의 혈액을 Giemsa 염색하여 적혈구 내의 원충을 검출한다.

④ 예방과 치료 : 모기의 구제를 철저히 하고, 유행지역에서는 치료약을 예방 복용한다. 치료에는 chloroquine, primaquine, mefloquine, atabrine 등을 이용한다.

(2) 톡소포자충(*Toxoplasma gondii*)

전 세계적으로 분포되어 있으며, 인수공통 전염병이다. 사람에의 감염은 선천성 감염과 후천성 감염이 있다.

① 형 태 : 숙주 체내에서는 세포에 침입하여 증식하는 빠른분열소체(직경 4~8㎛, 반월형)와 형태적으로 영양형과 같은 느린분열소체를 다수 포함하고 있는 낭포(직경 25~50㎛, 구형)의 2가지 형이 있다. 최종 숙주는 고양이과의 동물들이며, 이들의 분변 중에 존재하는 난포낭이 사람에 감염된다(그림 18-2g).

② 병원성 : 선천톡소포자충증은 어머니로부터 태아에 수직 감염되어 사산이나 신생아 뇌수종, 망막맥락막염, 뇌석회화, 지능장애를 가져온다. 후천성 감염은 대부분 무증상의 경우가 많으며, 후천면역결핍증후군(AIDS)이나 면역억제제를 사용한 환자에서 심한 전신 감염증을 일으킬 수 있다. 뇌 톡소포자충의 재활성화는 AIDS 환자에서 뇌염을 일으키는 주된 원인이다.

③ 원충학적 검사 : Sabin-Feldman 색소 검사나 혈청학적 검사법으로 진단한다.

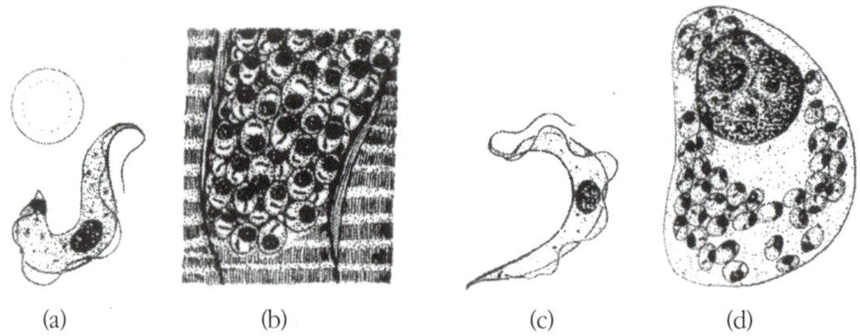

그림 18-3 **파동편모충의 여러 형태** (a) 크루스파동편모충의 파동편모형, (b) 크루스파동편모충의 무편모형, (c) 감비아파동편모충과 로데시아파동편모충의 파동편모형, (d) 리슈만편모충의 무편모형.

④ 예방과 치료 : 임신기간 중에 모체가 감염되었을 때는 태아의 감염이 의심되므로 항체가를 측정하여 본 후 태아의 감염을 염두에 두어야 한다. 치료에는 pyrimethamine, sulfadiazine, spiramycin 등이 사용된다.

(3) 파동편모충(*Trypanosoma*)

크루스파동편모충(*T. cruzi*), 감비아파동편모충(*T. gambiense*), 로데시아파동편모충(*T. rhodesiense*)의 3종이 있다.

가. 크루스파동편모충

샤가스병의 병원체이며, 흡혈성 곤충인 침노린재(Triatoma : kissing bug or cone-nosed bug)에 의하여 매개된다. 중남미, 특히 멕시코, 브라질에 분포되어 있다(그림 18-3a, b).

① 병원성 : 고열과 림프절 종창을 일으킴과 동시에 침입부위의 조직파괴가 일어난다. 최종적으로는 심장근육장애와 쇠약으로 사망한다.

② 원충학적 진단 : 환자의 혈액에서 본 원충을 확인하는 방법과 면역 혈청학적 진단으로 항체가를 측정하는 방법이 이용된다.

③ 예방과 치료 : 침노린재에 흡혈되지 않도록 예방하고, 치료는 nifurtimox, benznidazole(rochagan)이 효과적이다.

나. 감비아파동편모충, 로데시아파동편모충

서부 아프리카나 중앙 아프리카(적도지역)에 주로 분포하는 아프리카수면병(African trypanosomiasis, sleeping sickness)의 병원체로서 체체파리(tsetse fly)가 매개체이다(그림 18-3c).

① 형 태 : 방추상이며 세포질 중앙에 핵이 존재한다. 1개의 편모가 있고, 편모와 충체 사이에 파동막을 형성하고 있다.

② 병원성 : 중간숙주인 체체파리가 흡혈할 때 감염되며, 감염자와의 교접, 태반, 모유를 통해서도 감염될 수 있다. 약 2주일 간의 잠복기를 거친 다음 불규칙한 발열, 안면부종, 피부홍반과 빈혈이 오며, 신경계가 침범되면 수막뇌염이 진행되면서 혼수상태로 되어 사망한다.

③ 원충학적 진단 : 감염 초기에 혈액이나 척수액에서 원충을 검출한다.
④ 예방과 치료 : 체체파리에 물리는 것을 예방하여야 하며, 치료는 suramin, pentamidine, melarsoprol 등이 효과적이다.

(4) 리슈만편모충(*Leishmania*)

내장리슈만편모충(*L. donovani*), 열대리슈만편모충(*L. tropica*), 멕시코리슈만편모충(*L. mexicana*), 브라질리슈만편모충(*L. braziliensis*) 등의 여러 종이 있다(그림 18-3d).

가. 내장리슈만편모충

흑열병의 병원체로, 모래파리가 매개체이며, 지방이나 연령에 따라 감염에 차이가 있다. 중국에서는 주로 소에 감염되며 개가 중간숙주이나, 인도에서는 전 연령층의 사람에 감염되며 개는 관계가 없다.

① 형 태 : 사람의 세망내피계 세포에서는 무편모형(2～5×1～2㎛)이며, 곤충 체내나 배양 시에는 전편모형(15～25×1.5～3.5㎛)으로 편모의 길이는 15～20㎛이다.
② 병원성 : 수주에서 수년의 잠복기를 거친 뒤에 내장의 세망내피계에 침입하여 발열, 간 지라 비대, 빈혈 등의 증상을 나타내며 사망한다. 지라 비대는 이 질병의 특징이다.
③ 원충학적 진단 : 지라(비장), 간, 골수 등을 천자하여 원충을 검출한다. 보체결합반응으로 검사할 수 있다.
④ 예방과 치료 : 모래파리에 물리지 않도록 해야 하며, sodium stibogluconate(antimony sodium gluconate)가 널리 사용된다.

나. 열대리슈만편모충

피부리슈만편모충증(Cutaneous leishmaniasis)의 병원체이다. 서남아시아, 아프리카, 지중해연안, 인도 북서부에 분포하며, 모래파리에 의해 전파된다. 형태는 내장리슈만편모충과 유사하며 개가 보유숙주가 될 수 있다. 주로 피부에 병터를 만들며 감염부위의 모세관 내피세포 내에서 기생하며, 내장에는 침입하지 않는다. 2～18개월의 잠복기를 거친 후 얼굴이나 팔다리 등 노출부위에 작고 붉은 구진이 점차 갈색 가피를 형성하여 농양으로 변하며, 수개월 후에 궤양을 형성한다. 환부에서 검체를 채취하여 검경한다. 치료는 antimony sodium gluconate가 유효하다.

다. 점막리슈만편모충

점막리슈만편모충증의 병원체이며, 모래파리가 전파한다. 처음 발생부위는 노출된 체표 부위로 코안(비강), 입안(구강), 인두점막을 침범하여 점막에 궤양을 형성한다. 잠복기는 수일에서 수주이며, 물린 국소 부위에 구진 농양, 궤양 등이 생긴다. 효과적인 치료를 하지 않으면 코점막 전체와 단단입천장(경구개)과 물렁입천장(연구개)까지 침범될 수 있다. 환부에서 채취한 검체의 단핵세포 내에서 무편모형 충체를 확인하여 진단한다. 치료에는 sodium stibogluconate가 효과적이다.

제 2 절 편형동물(Platyhelminthes)

편형동물(Platyhelminthes)문에는 촌충강과 흡충강이 있다.

1) 촌충류(Cestodes : tapeworms)

(1) 촌 충(*Taenia*)

사람에서는 갈고리촌충과 민촌충의 2가지 종이 있다(표 18-4). 기생생활만 하며, 자웅동체이다. 사람에 감염되는 촌충은 수개에서 수천 개의 체절로 이루어져 있다. 충체는 두부(scolex), 목(cervix), 체절(proglottid)로 구분된다. 소화관이 없으며, 체조직 내에 다량의 석회소체(calcareous corpuscles)가 침착되어 있다.

가. 갈고리촌충(*Taenia solium*)

세계 각처에 분포되어 있고, 돼지고기를 생식하는 지역에 많다. 아시아 여러 지역에서는 성충 감염보다 유충 감염인 낭미충증(cysticercosis)이 많다.

① 형 태 : 길이 2~3m 내외, 폭 5~6mm, 체절수 800~900개이다. 1mm 내외의 두절 전단 중앙에 반구형의 액취가 있고 그 주위에 22~33개의 갈고리가 있다. 수태체절에는 충란이 가득 차 있으며 충란 속에는 육구유충이 들어 있다(그림 18-4a, b).

② 생활사 : 대변으로 배출된 체절 혹은 충란을 중간숙주가 섭취하면 육구유충이 피막을 뚫고 나와 혈류나 림프를 통하여 근육으로 이행하고, 60~70일 후에 고유의 낭충, 즉

표 18-4 의학적으로 중요한 촌충강

	전파방식	중간숙주	주감염 부위	진단	치료
촌충강					
갈고리촌충	생 돼지고기	돼지	장관	대변	niclosamide
(*Taenia solium*)	유충			체절	
	충란으로 오염된		뇌, 눈	생검	praziquantel
	음식물(대변)		낭미충	CT	수술 제거
민촌충	생 쇠고기	소	장관	대변	niclosamide
(*Taenia saginata*)				체절	
광절열두조충	생선	생선	장관	대변	niclosamide
(*Diphyllobothrium latum*)		송어, 연어		충란	
단방조충	충란(대변)	양, 개	간, 폐, 뇌	생검	수술 제거
(*Echinococcus granulosus*)				CT	

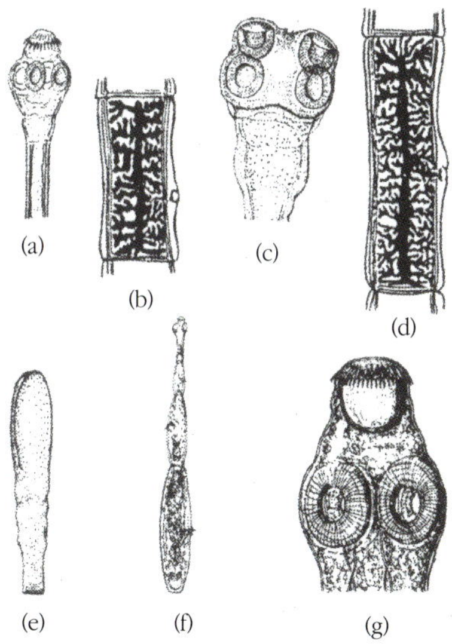

그림 18-4 **여러 촌충류의 형태** (a) 갈고리촌충의 두절, (b) 갈고리촌충의 수태체절, (c) 민촌충의 두절, (d) 민촌충의 수태체절, (e) 광절열두조충의 두절, (f) 단방조충의 성충, (g) 단방조충 성충의 두절.

유구낭미충(*Cysticercus cellulosae*)이 된다. 낭미충은 6~18mm의 작은 타원형이며, 이것이 두절부가 된다. 중간숙주인 돼지고기 내의 유구낭미충이 섭취되면, 두절 이외의 부분은 소화되고, 두절만 남아 장벽에 고착하여 2~3개월 내에 성충이 된다. 사람도 충란에 오염된 음식을 섭취하면 장 내에 들어와서 다른 중간숙주에서와 같이 세정맥을 통하여 간, 허파에 이르고 다시 허파정맥, 대순환을 거쳐 근육이나 뇌, 안구 등 중추신경계에서 유구낭충증을 일으킨다. 종숙주는 사람이 유일하며, 중간숙주는 돼지, 양, 개, 고양이, 쥐, 원숭이, 사람 등이다.

③ 증 상 : 갈고리촌충증은 뚜렷한 증상은 없으나, 소화불량, 식욕부진, 두통, 변비, 설사, 영양불량, 빈혈 등이 나타나기도 한다. 유구낭미충증은 대변과 함께 배출된 충란이 손을 통하여 입으로 들어가 낭종을 형성한다.

④ 치 료 : 수술적 치료나 albendazole, thiabendazole, praziquantel 등이 사용되고 있다.

나. 민촌충(*Taenia saginata*)

세계 각지에 분포되어 있으며, 쇠고기를 생식하는 지역에서 많이 볼 수 있다.

① 형 태 : 길이가 4~10m이고 체절수는 1,000개 이상이다. 두부는 1.2~2.0mm 정도이고, 4개의 흡반이 있으며 갈고리는 없다. 충란은 갈고리촌충의 충란과 구별되지 않는다(그림 18-4c, d).

② 생활사 : 충란이 음식물과 같이 중간숙주에 섭취되면 장관 내에서 부화하고, 유충은 장벽을 뚫고 근육 안으로 들어가서 3~6개월 후에 무구낭미충(*Cysticercus bovis*)이 된다.

이 낭미충은 주로 씹기근육(저작근), 볼기근육(둔근), 기타 장기에서 형성되며, 낭미충이 들어 있는 쇠고기를 먹으면 작은창자 상부에서 탈낭하여 2개월 이내에 성충이 된다.

③ 증 상 : 다수의 체절이 자동적으로 항문으로 배출되어 나오므로 불쾌감을 느낀다. 증상 없이 경과하는 사람이 많으나 복부 불쾌감, 만성 소화불량, 허기져서 생기는 통증 등의 소화계통의 증상이 나타나는 경우도 있다.

④ 치 료 : 갈고리촌충과 같다.

다. 광절열두조충(*Diphyllobothrium latum*)

북반구, 발틱해 연안, 북미, 시베리아, 중앙아프리카, 일본 북부, 우리나라(경상도 해안) 등지에 분포되어 있다.

① 형 태 : 길이 2~10m, 폭 1.5~2.0㎜, 체절수 3,000~4,000개에 달한다. 두절은 가늘고 길며, 숟가락 모양을 하고 있고, 세로로 2개의 고랑이 있다. 충란은 타원형으로 60~70×45㎛의 크기이며, 유충이 빠져나갈 수 있는 충란 뚜껑이 있다(그림 18-4e).

② 생활사 : 대변과 함께 배설된 충란은 물속(15~25℃)에서 섬모유충(50~55㎛)으로 발육하여 헤엄쳐 다니다가 제 1 중간숙주인 물벼룩(Cyclops)에 섭취되면 피막을 벗고 장타원형의 아메바상 소체(2㎛)가 되어 장벽을 뚫고 체강에 나와 발육하여 14~18일 후에 원미충(procercoid : 55×50㎛)으로 변한다. 이 원미충이 제 2 중간숙주인 송어나 연어에 먹히면 장벽을 뚫고 근육 내에 들어가서 충미충(plerocercoid : 10~20×2~3mm)으로 발육한다. 사람에의 감염은 이들 어육을 생식하거나 불완전하게 조리하여 섭취하였을 때 충미충이 작은창자벽에 붙어서 3주 후에 거의 1m까지 발육하여 산란을 시작하는 성충이 된다. 성충은 성장이 빨라 하루 평균 30체절 정도 발육하며, 하루 약 36,000개의 알을 산란한다. 수명은 6~14년 정도로 보고되고 있으며, 숙주는 사람, 개, 고양이, 곰, 돼지 등이다.

③ 증 상 : 전형적인 증세는 없으나 소화장애, 식욕감퇴, 복통, 설사, 신경장애 및 성충이 숙주의 작은창자에서 비타민 B_{12}를 선택적으로 흡수하여 생기는 악성빈혈 등이다.

④ 치 료 : 갈고리촌충과 같다.

라. 스파르가눔증(Sparganosis)

스파르가눔(sparganum)에 의한 감염으로 스파르가눔이란 만손열두조충(*Spirometra*)속에 속하는 조충의 제2기 유충인 충미충을 총칭하는 용어이다. 아시아에서는 *Spirometra erinacei* 종이 인체 감염원이 된다. 체절처럼 주름이 잡혀 있는 불규칙한 위분절이 관찰되며, 50~60×1~2cm 크기이다. 개, 고양이 등의 야생 육식동물이 종숙주이며, 제 1 중간숙주는 물벼룩이고, 제 2 중간숙주는 개구리, 뱀 등이다. 우리나라 산간지방의 개구리에 30% 정도 감염되어 있다. 감염경로는 제 2 중간숙주인 뱀이나 개구리를 생식하거나, 제 1 중간숙주인 물벼룩이 들어 있는 물을 마실 때 감염될 수 있다. 피하 결체조직, 지방조직에 주로 기생하며, 복벽, 샅고랑(서혜부), 안구 주변 등에서 병터를 형성한다. 외과적 적출이 유일한 치료법이다.

마. 포충증(echinococcosis)

단방조충(*Echinococcus granulosus*)에 의한 감염으로 개나 개과 동물의 작은창자에서 성충이 된다. 성충은 길이 3~6㎜이며, 두절, 목 및 3개의 편절로 구성되어 있다(그림 18-4f, g). 개의 분변으로 배출된 충란을 사람이나 초식동물이 섭취하면 작은창자 상부에서 부화하고, 육구유충은 장벽을 뚫고 소정맥, 림프관을 따라 이동하여 여러 장기 조직에서 포충(hydatid cyst)을 형성한다. 가장 흔하게 침범하는 장기는 간과 허파이다. 일정한 크기까지는 증상이 없으나 어떤 경우는 포충이 파괴되면서 급격한 중독증세를 일으키고, 포충이 뇌척수강에 생겼을 때는 그 위치에 따라 격렬한 증세를 일으킬 수 있다. 콩팥(신장), 방광 등에 포충이 생길 수도 있다. 치료는 외과적 수술로 제거한다. 진단을 위하여 조직을 천자할 때 포충이 터지면 제 2의 포충이 생길 수 있으므로 각별히 주의하여야 한다. 사람 감염의 주요 원인은 개이므로 개의 기생충 감염 여부를 조사할 필요가 있으며, 개의 털이나 꼬리 등을 어루만질 때 충란이 손에 오염되므로 주의하여야 한다.

2) 흡충류(Trematodes)

편형동물에 속하며, 좌우대칭의 편평하고 긴 잎사귀 모양이 특징이며, 소화관은 불완전하고, 자웅동체가 대부분이나 자웅이체도 있다.

① 특 징 : 형태는 편평한 이파리 모양이며, 입은 몸의 앞쪽에 있으며, 이를 둘러싼 흡반을 구흡반(oral sucker)이라 하며, 종류에 따라서는 몸의 배쪽 또는 몸 후단에 한 개의 복흡반(ventral sucker : acetabulum)이 있는 것도 있다. 충체의 표면은 합포세포(syncytium)로 되

표 18-5 주요 인체 병원성 흡충류

종 명	전파방식	주감염부위	중간숙주	충란의 특징	유행지역	치 료
만손주혈흡충	피부 침입	아래장간막정맥	달팽이	측면가시	아프리카, 카리브해	praziquantel
일본주혈흡충	피부 침입	위장간막정맥	달팽이	측면가시	극동 및 동남아시아	praziquantel
방광주혈흡충	피부 침입	방광정맥얼기	달팽이	말단가시	아프리카, 중동	praziquantel
간흡충	민물어류 생식	담도	달팽이, 민물어류	난개	아시아	praziquantel
폐흡충	민물게, 민물가재 생식	폐	달팽이, 민물게, 민물가재	난개	아시아	praziquantel

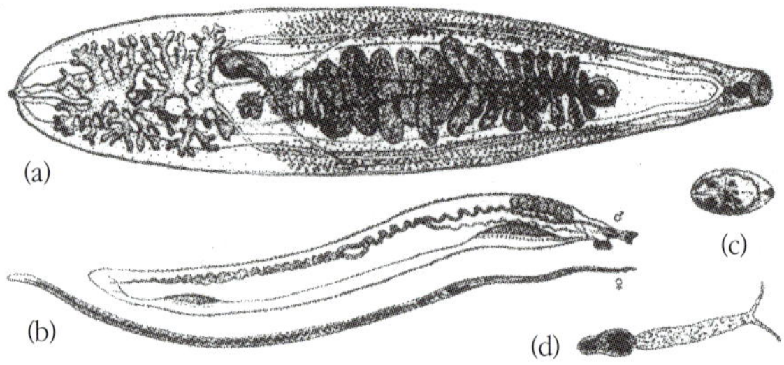

그림 18-5 **주혈흡충, 간흡충 및 폐흡충의 형태** (a) 간흡충 성충, (b) 만손주혈흡충 성충 암수, (c) 폐흡충 성충, (d) 주혈흡충 꼬리유충.

어 있으며, 작은 돌기가 있다. 신경계통은 몸의 앞쪽 식도 주위에 한 쌍의 신경절(nerve ring)이 있다. 소화기는 구흡반에서 시작하여 인두, 식도, 장관으로 연결되나 장관은 둘로 나뉘어 양측부를 지나 막창자(맹장)에서 합류하여 그친다. 그러나 종류에 따라서는 장관이 가지모양으로 분지된 것, 2개의 장관이 도중에서 합류된 것도 있다. 배설기는 불꽃세포(flame cell)를 기점으로 이와 접속한 모세관들이 합류하여 집합관(collecting tube)을 형성하고 주집합관은 몸의 후단부에 있는 배설구로 외계와 통한다.

② 생활사 : 유성생식을 할 수 있는 종숙주는 척추동물이며 중간숙주는 연체동물, 절족동물, 하등 척추동물 등이다. 성충에서 충란이 배설되면 물속에서 난개가 열리면서 흡충섬모유충(miracidium)이 빠져나온다. 이 유충이 패류 중간숙주 체내에 들어가면 포자낭(sporocyst)이 되며, 포자낭은 레디아(redia)를 거쳐 꼬리유충(cercaria)으로 발육한다. 꼬리유충이 제 2 중간숙주에 침입하면 꼬리가 없어지고 주위에 엷은 피막을 형성하여 피낭유충(metacercaria)이 되며, 이것을 종숙주가 섭취하면 감염된다.

(1) 주혈흡충(*Schistosoma*)

주혈흡충과에서는 주혈흡충속만이 사람에 기생한다. 주혈흡충속에는 3종이 있으며, 이들의 생물학적 특성은 표 18-5와 같다. 주혈흡충은 다른 흡충과는 달리 자웅이체이고 혈관 내에 기생하며 충란에 난개가 없고 생활사에 피낭유충 시기가 없는 특징이 있다.

가. 만손주혈흡충(*Schistosoma mansoni*)

암컷이 큰창자벽의 세정맥까지 나와 산란하며, 장관으로 탈출한 일부 충란은 분변과 같이 몸밖으로 나와 물속에서 부화한다. 부화된 흡충섬모유충(miracidium)은 패류 중간숙주(*Biomphalaria*)에 침입하여 4~6주 후에 꼬리유충으로 발육하여 수중으로 다시 나온다. 이때 사람이 수중에 들어가면 피부를 통해 감염된다. 감염된 꼬리유충은 6~7주 후에 성충이 되어 산란하며, 수명은 20년 정도로 보고 있다(그림 18-5b, d, 그림 18-6a). 증상은 설사 또는 이질변을 배설하고, 간, 비장의 비대가 나타난다. 진단은 대변에서 충란 검사와 충체 항원으

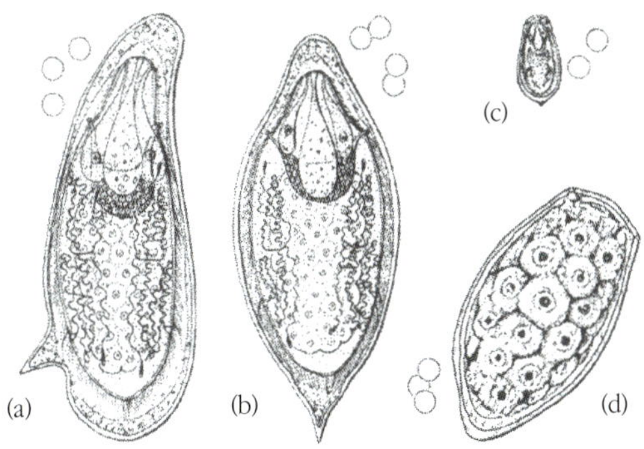

그림 18-6 **간흡충, 주혈흡충, 폐흡충의 충란 모양** (a) 만손주혈흡충 충란, (b) 방광주혈흡충 충란, (c) 간흡충 충란, (d) 폐흡충 충란.

로 피내반응검사 등이 이용되며, 치료에는 praziquantel이 효과적이다.

나. 일본주혈흡충(*Schistosoma japonicum*)

암컷이 장벽의 모세혈관에서 산란하면 그중 일부 충란은 장관 내로 나와 대변과 함께 외부로 배설된다. 외부로 나온 충란은 수중에서 부화하며 흡충섬모유충이 되고, 중간숙주인 패류(Oncomelania)에 침입하여 포자낭(sporocyst)을 형성하고, 5~12주 후 포자낭에서 꼬리유충이 되어 패류의 몸에서 탈출하여 종숙주의 피부로 침입한다. 종숙주 체내에 침입한 꼬리유충은 혈류를 따라 심장, 허파를 거쳐 문맥계통의 기관에 기생한다. 감염 3~4주 후에 성충이 되며, 수명은 20~30년으로 추정한다. 증상은 꼬리유충이 피부에 침입하여 산란기까지가 잠복기로 이때 침입부위에 피부염이 생기며, 허파 이행기에는 허파에 점상출혈이 생기는 수가 있다. 산란기에는 장벽에 출혈, 염증, 궤양, 점혈변이 있고, 간염, 간 비대, 지라 비대, 오한, 복통, 식욕부진, 전신부종 등이 생긴다. 만성기에는 복수, 간경변, 소화불량 등의 증상을 보인다. 진단은 대변에서 충란검사와 충체 항원으로 피내반응검사 등이 이용되며, 치료에는 praziquantel이 효과적이다.

다. 방광주혈흡충(*Schistosoma haematobium*)

감염, 생활사는 만손주혈흡충과 유사하나 중간숙주가 지방에 따라 다르다. 증상은 감염 4~5주 후에 혈뇨, 점혈변 등이 많이 나타나고, 만성 진행과정은 일본주혈흡충과 유사하다. 진단과 치료도 일본주혈흡충과 같다(그림 18-6b).

(2) 간 기생흡충

가. 간흡충(*Clonorchis sinensis* : Oriental liver fluke)

극동 지역과 동남아 지역에 주로 분포하고 있다. 우리나라에는 5대강 유역의 주민에서 감염률이 높다.

① 형 태 : 자웅동체이며 성충은 길이 10～25mm, 폭 3～5mm의 장방형의 잎 모양이다.

② 생활사 : 충란은 담즙을 따라 장관으로 나와 변과 함께 외계로 나온다. 수중에서 제 1 중간숙주인 쇠우렁(*Parafossarulus manchouricus*)에 섭취되면 장관에서 부화하여 흡충섬모유충이 되고, 주위 조직에 들어가 포자낭 → 레디아 → 꼬리유충까지 발육하여 수시로 수중으로 유출된다. 유출된 꼬리유충은 제 2 중간숙주인 잉어과(잉어, 붕어, 참붕어, 피라미 등) 민물고기의 피부밑에 침입하여 피부밑조직이나 근육 내에서 1일 내에 피낭유충(metacercaria)이 된다. 이 유충이 들어 있는 어육을 생식할 때 사람에게 감염된다. 피낭유충은 감염 17～20일경에 성충으로 자라 산란한다. 성충의 수명은 10～20년 이상으로 추정하고 있다. 숙주는 사람, 가축들로 주 기생부위는 간담도이다(그림 18-5a, 18-6c).

③ 증 상 : 간흡충의 증상은 감염된 수와 숙주의 저항력에 따라 다르다. 경한 감염일 경우는 대부분 증상이 없으나, 중감염되면 간이 커지고 담관은 비후되어 확장, 낭포성 변화를 보이고 점막세포는 선종증식을 한다. 가장 흔한 합병증은 화농성 담관염이다. 소화불량, 상복부 불쾌감, 허약, 체중 감소, 빈혈, 간비대, 황달, 부종, 복수, 빠른맥(빈맥) 등의 증세가 나타나기도 한다.

④ 진 단 : 분변으로 충란 검사, 충체 항원으로 피내반응검사 등이 있다.

⑤ 치 료 : praziquantel이 효과가 우수하다.

나. 고양이간흡충(*Opisthorchis felineus*)

북유럽 등지의 고양이, 개, 여우 등에 많고, 동남아 지역에도 분포하고 있다. 크기와 형태는 간흡충보다는 작으며, 충란은 간흡충의 충란과 유사하다. 제 1 중간숙주는 우렁이이며, 제 2 중간숙주는 잉어과의 민물고기이다. 증세, 진단, 치료는 간흡충과 비슷하다.

다. 타이간흡충(*Opisthorchis viverrini*)

동남아 지역, 태국 북부지방, 라오스 등지에 많다. 고양이흡충과 유사하며, 제 1 중간숙주는 우렁이이며, 제 2 중간숙주는 잉어과의 민물고기이다. 증세, 진단, 치료는 간흡충과 비슷하다.

라. 간질(*Fasciola hepatica*)

우리나라의 소나 양의 20% 이상이 감염되어 있다. 길이 20～30mm, 폭 8～13mm의 납작한 나뭇잎 모양의 충체이며, 충란은 장타원형으로 130～140×70～90㎛ 크기이다. 쓸개관(담관)으로부터 배출된 충란은 분변과 함께 외계로 나와 물속에서 약 2주 후에 흡충섬모유충으로 발육 부화한 다음 제 1 중간숙주인 다슬기에 침입하여 포자낭 → 레디아 → 딸레디아→ 꼬리유충까지 성장한 후 숙주를 빠져나와 물가의 풀잎에 부착하여 피낭유충을 형성한다. 종숙주에 섭취되면 장벽을 뚫고 간의 실질에 침입하여 쓸개관, 쓸개 등에서 감염 7～8주 후면 성충이 된다. 사람에서는 주로 쓸개관에 기생한다. 예방은 미나리와 같은 피낭유충이 부착하기 쉬운 식물은 생식을 하지 않는 것이다. 치료는 praziquantel이 잘 듣지 않고 bithionol로 치료한다.

(3) 폐 기생흡충

가. 폐흡충(*Paragonimus westermani*)

우리나라를 포함한 동남아지역에 많은 것으로 보고되었다.

① 형 태 : 적갈색을 띠고 둥글고 납작한 커피열매 모양을 하고 있다. 크기는 7~14×4~8×3.5~6mm이며, 거의 같은 크기의 구흡반과 복흡반이 있다. 충란은 63~84×45~54㎛ 크기이며, 난개가 뚜렷하다(그림 18-6d).

② 생활사 : 객담이나 대변을 통해서 외계로 나온 충란은 수중(상온)에서 14~21일 내에 흡충섬모유충을 형성하고 부화되어 제 1 중간숙주인 다슬기에 침입한다. 흡충섬모유충의 수명은 24시간 정도이다. 다슬기 체내에서 약 3개월만에 포자낭→ 레디아 → 딸레디아 → 꼬리유충까지 성장한다. 장타원형의 꼬리유충은 다시 수중으로 나와 민물게, 가재 등의 아가미나 간, 근육 내에서 약 6주 후에 피낭유충이 된다. 피낭유충이 있는 제 2 중간숙주를 생식하면 피낭유충은 작은창자 상부에서 탈낭하여 장벽을 뚫고 복강 내로 와서 복벽 근육 내에 침입한다. 약 1주간 발육 후 다시 복강 내로 탈출하여 간이나 기타 장기에 들어가며, 주로 가로막(횡격막)을 뚫고 허파에 침입하여 소기관지와 연결된 부위의 허파 실질에 이른다. 완전한 성충이 되기까지는 60~80일을 요한다. 피낭유충이 허파로 가지 않고 다른 장기(뇌, 샅고랑, 눈꺼풀)에 기생할 때를 이소폐흡충증(ectopic paragonimiasis)이라 한다

③ 증 상 : 마른기침이나 피가 섞인 갈색의 객담이 있고 가슴통증(흉통)과 가슴막염(흉막염), 객혈을 보일 수 있다. 뇌, 피부밑조직, 안구, 림프절 등에 감염되는 이소폐흡충증을 보이는 경우가 많으며 이때는 침입한 장기에 따라 다양한 증상이 생긴다.

④ 진 단 : 객담에서 충란 검출, 흉부단순촬영, 피내반응검사, 보체결합반응 등이 이용된다.

⑤ 치 료 : praziquantel 투여가 효과적이다.

(4) 소화관 기생흡충

가. 요코가와흡충(*Metagonimus yokogawai*)

우리나라, 일본, 기타 동남아, 발칸반도, 시베리아 등지에 분포하고 있다.

① 생활사 : 충란이 대변으로 배설되면 제 1 중간숙주인 다슬기에 섭취되어 장관 내에서 부화하여 주위조직에 들어가 포자낭→ 레디아 → 딸레디아 → 꼬리유충이 된다. 꼬리유충은 수중으로 나와 제 2 중간숙주인 은어, 붕어, 미꾸라지 등의 담수어의 피부밑조직, 근육 내에서 피낭유충이 되며, 피낭유충이 있는 어육을 생식하면 감염된다. 감염 후 6~8일이면 성충이 되며, 10일을 전후하여 대변으로 충란이 배설된다.

② 증 상 : 작은창자 상부 점막에 붙어서 기생하며 적은 수가 기생할 때는 특별한 증상이 없으나, 많은 수가 기생하면 복통, 설사, 식욕이상, 두통, 기타 신경증상이 있다. 대변에서 충란검사로 진단이 가능하나 간흡충, 이형흡충의 충란과 유사하므로 감별에 유의하여야 한다.

③ 치 료 : praziquantel이 유효하다.

나. 이형흡충(*Heterophyes heterophyes*)

요코가와흡충과 유사하나 제 1 중간숙주가 담수산 패류이고, 제 2 중간숙주가 숭어인 점이 다르다. 증상, 진단, 치료는 요코가와흡충에 따른다.

제 3 절 선형동물(Nemathelminthes)

충체는 긴 원통 모양으로 자웅이체이며, 선충류에는 약 8만 종이 있으나 인체에 기생하는 것은 50여 종이 알려져 있다.

1) 선충의 형태

길고 가는 원통형이며 좌우대칭이다. 크기는 수 mm에서 1m 이상 되는 것도 있다. 소화기는 입에서 입안(구강), 식도, 중장, 종장, 항문으로 되어 있으며, 입술이 있는 것과 없는 것, 구낭을 가진 것 등이 있다. 성충은 촉감, 온냉감이나 화학적인 자극에 반응한다. 또 숙주 내에서 생존하기 위하여 방어기전이 발달되어 숙주의 소화액에 견딜 수 있다. 생식기는 자웅이체이며 수컷이 암컷보다 작다(그림 18-7).

2) 충란의 구조

선충류의 난각은 2층이나 3층 막으로 되어 있으며, 난세포를 둘러싸고 있는 막을 난황막

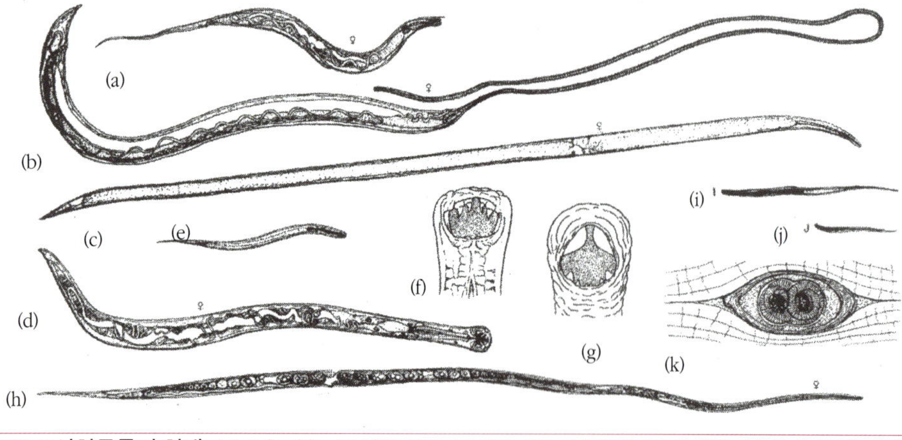

그림 18-7 **선형동물의 형태.** (a) 요충 성충, (b) 편충 성충, (c) 회충 성충, (d) 두비니구충 성충, (e) 두비니구충 사상유충, (f) 두비니구충 두부, (g) 아메리카구충 두부, (h) 분선충 성충, (i) 분선충 사상유충, (j) 분선충 막대유충, (k) 선모충 포낭(2개의 유충 함유).

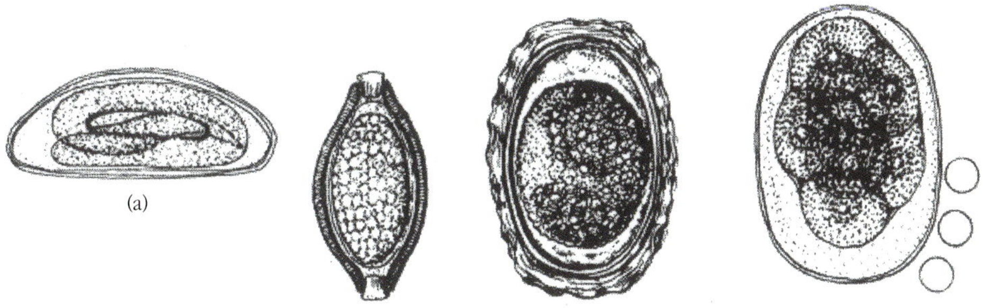

그림 18-8 **선충류의 충란.** (a) 요충, (b) 편충, (c) 회충, (d) 구충.

(vitelline membrane), 중간층의 막을 키친막(chitinous layer), 가장 바깥층의 막을 단백막 (protein layer)이라 한다(그림 18-8).

3) 유충의 종류

(1) 막대유충(Rhabditiform larva)

선충류의 제 1 기 유충으로 개구된 구부와 식도가 있어서 유기물을 섭취하며, 숙주에 감염성이 없는 시기이다.

(2) 사상유충(Filariform larva)

선충류의 제 2 기 유충으로 입이 막혀 있으며 식도가 길고 유기물을 섭취하지는 못하나, 활발한 운동으로 숙주에 감염되는 유충이다.

4) 발 육

인체 기생 선충류의 발육장소는 ① 장관에서 직접 성충으로 발육하는 것(요충, 편충), ② 장관에서 부화하여 폐를 통과한 후 장관에 기생하는 것(회충), ③ 유충이 표피로 침입하여 허파를 통과한 후 장관에 기생하는 것(구충, 분선충), ④ 곤충에 의하여 혈류로 직접 침입하여 림프조직 내에 기생하는 것(사상충), ⑤ 포낭에 싸인 유충이 입으로 감염되어 조직 내에 기생하는 것(선모충)으로 나눈다. 수명은 종류에 따라 다르나, 선모충의 유충은 사람의 근육 내에 피포되어 수년간 생존가능하며, 요충은 1~2개월, 회충은 12개월, 구충은 7년(수개월~20년), 사상충은 7년으로 알려져 있다.

(1) 회충(*Ascaris lumbricoides*)

전 세계적으로 분포되어 있으나 온난 다습한 지역에 더 많다. 인분처리가 비위생적인 지역에 많으며, 어린이에서 감염률이 높다.

① 형 태 : 자웅이체이며, 성충은 긴 원주상의 담홍색으로, 크기는 수컷이 15~25cm, 암컷이 25~35cm 정도이다. 몸 앞쪽에 3개의 입술이 있고, 수컷은 몸 끝쪽이 말려져 있으며, 암컷은 몸 앞쪽 1/3 위치에 생식공이 있다(그림 18-7c).

② 충 란 : 암컷은 매일 10~20만 개의 알을 낳으며 산란 후 쓸개즙에 염색되어 황갈색이 된다. 수정란의 크기는 45~75×35~50㎛(45×65㎛)이며, 미수정란의 크기는 38~44×88~93㎛(40×90㎛)이다(그림 18-8c).

③ 생활사 : 성충의 기생부위는 작은창자이며, 충란이 대변과 함께 배설된다. 유충은 충란 내에서 1회 탈피하여 제 2 기 유충이 되며, 이것이 감염기 충란인 자충포장란(embryonated egg)이다. 자충포장란은 외계에서 자동적으로 부화되지 않으며, 숙주가 먹었을 때 숙주의 샘창자에서 부화한 유충은 샘창자 벽을 뚫고 림프관이나 혈관으로 들어가 간, 심장을 거쳐 허파에 이르러 허파의 모세혈관에 걸린 유충은 모세혈관을 뚫고 허파꽈리로 나오게 된다. 이곳에서 유충은 성장하고 탈피하여 약 20일 후에 기관지, 후두를 지나 식도, 위를 통과하여 다시 작은창자에 이른 후 성충으로 발육한다. 충란 감염에서 성충이 되기까지 약 60~70일이 소요되며, 수명은 약 1년 정도이다.

④ 증 상 : 회충에 의한 일반적 증상은 ㉠ 전신 증상 : 권태, 발열, ㉡ 소화장애 : 식욕이상, 이미증, 구토, 설사, 변비, 복통, ㉢ 호흡기 증상 : 기침, 천식발작, 비강소양, ㉣ 신경 증상 : 두통, 의식장애, 경련, 시력장애, ㉤ 방광 증상 : 빈뇨, ㉥ 피부 증상 : 두드러기 등의 증세가 나타나며, 때로는 장폐쇄, 장천공, 막창자염(맹장염), 이자염 등을 일으킬 수 있다.

⑤ 진 단 : 대변에서 충란 검사, X-선 진단 등이 이용된다.

⑥ 치 료 : albendazole, mebendazole, pyrantel pamoate 등이 유효하다.

(2) 회충류(사람 회충 이외의 동물 기생 회충)

가. 돼지회충(*Ascaris suum*)

돼지에 기생하는 회충으로 사람 회충과 형태학적으로 구별하기 어려우며, 인체감염 시험, 혈청학적 검사로 구별할 수 있다.

나. 개회충(*Toxocara canis*)

개, 늑대 등이 숙주이지만 사람에도 감염된다. 개회충이 사람에 감염되었을 때는, 성충에 의한 병해보다는 작은창자에서 부화되어 장벽을 침입하는 유충에 의한 병해가 크다. 유충이 간, 비장, 폐, 뇌, 근육 기타 장기에 이행하여 호산구성 육아종(eosinophilic granuloma) 등의 내장 유충이행증(visceral larva migrans)을 일으킨다.

다. 고양이회충(*Toxocara cati*)

개회충과 같이 내장 유충 이행증을 일으킨다.

라. 고래회충(*Anisakis* species)

고래회충(*A. simplex*), 물개회충(*Pseudoterranova* species)의 유충이 주로 인체 감염을 유발한다. 바다 포유류 분변으로 배출된 충란에서 유충이 나와 제1중간숙주인 바다 갑각류에게 먹힌다. 그 속에서 탈피와 성장을 거쳐 제3기 유충이 된다. 이 갑각류들이 제2중간숙주인 해산어류나 두족류에 먹히면 소화관을 거쳐 몸공간(체강)이나 근육으로 이동한다. 고래회충 제3기 유충이 들어있는 대구, 고등어, 조기, 청어, 갈치, 오징어 등을 바다 포유류인 고래, 물개, 돌고래, 바다표범 등이 섭취하면 소화관에서 성충이 된다. 인체감염은 유충이 들어있는 해산어류를 날것으로 먹었을 때 일어난다. 생선회를 먹고 수시간 또는 수일 후 심한 복통, 메스꺼움을 느끼고 구토나 설사를 하기도 한다. 유충이 위장벽, 장간막 등에 침입하여 호산구성 육아종을 형성하기도 한다. 생선회를 먹은 직후 복통 증상이 있을 때 위내시경을 통해 충체를 적출하는 것이 가장 좋은 치료방법이다.

마. 내장유충이행증(visceral larva migrans)

사람에게는 기생하지 않는 기생충의 유충이 인체 내로 들어와서 정상적인 생활사를 마치지 못하고 유충 상태로 각 기관을 돌아다님으로써 발생하는 일련의 임상증후군을 말하며, 가장 흔한 원인 충체는 개회충(*Toxocara canis*), 고양이회충(*Toxocara cati*)이다. 개회충이나 고양이회충의 충란으로 오염된 흙이나 애완견의 털을 통해 입으로 감염된다. 대부부의 감염은 위생관념이 적은 1~4세의 어린이에게서 일어나며 주된 병터는 간과 허파에서 심한 호산구를 동반한 육아종이나 육아종염이다. 구충제로 선택적인 약제는 없지만 albendazole, mebendazole, thiabendazole 등이 추천되고 있다.

(3) 요 충(*Enterobius vermicularis* : pinworm)

전 세계적으로 분포되어 있으나 열대지방보다는 온대와 한대에 더 많다.

① 형 태 : 성충은 가늘고 흰 실 모양이며, 크기는 수컷은 2~5mm이며 꼬리가 말려 있으나, 암컷은 8~13mm이며 꼬리가 뾰족하다. 몸 앞쪽 두부에 두익(cephlic alae)이 있으며, 충체는 핀(pin) 모양이다(그림 18-7a).

② 충 란 : 크기가 55×25㎛인 부정 타원형이나 한쪽은 편평하다. 난각은 투명하고 두 겹으로 되어 있으며, 산란 시에 이미 유충을 내포하고 있다. 충란은 발육속도가 빨라 34~36℃에서 5~6시간이면 유충포장란으로 된다(그림 18-8a).

③ 생활사 : 감염기 충란이 손, 음식물과 함께 섭취되면 샘창자(십이지장)에서 부화한 유충이 아래로 내려가 막창자(맹장) 부위에서 성충이 된다. 감염 후 성충이 되기까지는 약 45일이 소요되며, 성충의 수명은 1개월 정도이다. 사람이 요충의 유일한 숙주이다.

④ 증 상 : 항문주위 가려움증은 암컷이 산란하기 위하여 밤에 항문 주위, 샅부위(회음부)까지 나와 기어다니기 때문이다. 이때 손으로 긁게 되면 손에 충란이 묻게 되고, 직·간접적으로 입으로 감염될 수 있다. 자주 긁게 되면 습진이 생기고, 심하면 세균의 이차감염이 일어날 수 있다. 특히 여성 감염자의 1/5 이상에서 이 충이 생식기 내로 이행되어 신경쇠약,

생식기 내 소양감 등으로 고통을 준다.

⑤ 진 단 : 스카치테이프를 이용한 항문주위 도말검사가 효과적이다. 검출률을 높이기 위해서는 이른 아침 목욕이나 배변 전에 시행하는 것이 좋다.

⑥ 치 료 : mebendazole, pyrantel pamoate 등이 유효하다. 전파력이 강하고 재감염이 잘 일어나므로 주기적으로 구충하는 것이 바람직하다.

(4) 구충(hookworm)

사람에 기생하는 종류는 두비니구충(*Ancylostoma duodenale*), 아메리카구충(*Necator americanus*)이 있으며, 고양이와 개에 기생하는 브라질구충(*Ancylostoma braziliense*), 개구충(*Ancylostoma caninum*) 등이 있다.

가. 두비니구충(*Ancylostoma duodenale*)

유럽, 북아프리카, 아시아에 많다.

① 형 태 : 회색 또는 담홍색이며, 암컷은 13mm, 수컷은 11mm 정도의 크기이다. 구강낭이 있고, 그 안에 2쌍의 이(hook-like teeth)가 있다(그림 18-7f). 수컷 충체의 후단에 있는 교접낭의 형태는 감별에 중요하다.

② 충 란 : 한 겹의 투명한 난각이 있으며, 60×40㎛ 크기이다. 배란 직후는 단세포이나 분변에서는 4~8세포기의 충란이 많다(그림 18-8d).

③ 생활사 : 변과 함께 배설된 충란은 물속(25~30℃)이나 습기가 많은 토양에서 부화한다. 부화된 유충은 막대유충이라 하며, 토양에서 유기물을 섭취하며 자유생활을 하면서 2회 탈피하여 600~700㎛ 정도의 감염력이 있는 제 3 기 사상유충이 된다. 사상유충은 경구나 경피로 감염된다. 경구감염을 통해 음식물과 같이 장관 내로 들어오면 장점막에 침입 후 혈행성으로 간, 심장을 경유하고, 허파의 꽈리(폐포)에서 약 3~7일 발육한 후 기관지, 후두, 식도를 경유하여 작은창자에 이른다. 감염 후 약 5주면 성충이 되어 산란한다. 성충의 수명은 2~8년이다.

④ 증 상 : 초기증상은 유충이 침입한 부위에 가려움증, 화끈감(작열감)이 생기며, 소위 풀독 또는 똥독이라고 불리는 피부염(ground itch)을 일으키고 수일 내에 증상이 없어지는 것이 보통이나, 때로는 발적, 수포, 구진 등이 되기도 하며, 2차 세균 감염으로 농포, 궤양이 되기도 한다. 구충 유충에 오염된 채소를 생식하거나 살아있는 유충을 먹었을 때 수시간 이내에 구역, 구토, 기침이 나며, 특히 기침은 진해제로도 그치지 않으며 1~3주 정도 지속된다. 경피, 경구 감염을 막론하고, 유충이 허파에 도달하면 염증반응이 일어나서 회충성 폐렴 같은 증세가 나타나며, 미열이나 고열, 심계항진, 객담, 기침 등의 증상이 나타난다. 성충기에 나타나는 증상으로는 ㉠ 빈혈 : 심계항진, 호흡촉박, 피로, 어지러움증, 귀울림, 불면증이 나타난다. ㉡ 소화기 장애 : 이미증, 토식증 등이 오며, 신 것을 좋아하고, 침을 흘리거나 구역, 구토, 복통(배꼽 주위), 변비, 설사 등의 증상이 나타난다. ㉢ 소아의 발육장애 : 신장, 체중, 흉위 등이 정상군에 비해 작다.

⑤ 진 단 : 분변 내에서 충란 검출로 진단한다.

⑥ 치 료 : mebendazole, pyrantel pamoate, albendazole이 우수한 구충 효과를 보인다.

나. 아메리카구충(*Necator americanus*)

북미대륙을 비롯하여 중남아프리카에 많이 분포되어 있고, 우리나라에서도 보고되었다.

① 형 태 : 성충 수컷은 7~8㎜, 암컷은 10~11㎜ 정도이며, 암수 모두 몸 앞쪽은 등쪽으로 구부러져 있다.

② 충 란 : 충란은 두비니구충과 구별이 어려우며, 사상유충은 두비니구충에 비하여 두부의 폭이 좁고 원형화되어 있다.

③ 증 상 : 두비니구충보다 증세가 가벼운 편이다.

④ 진단과 치료 : 두비니구충과 같다.

다. 피부유충이행증(cutaneous larva migrans)

개, 고양이가 숙주인 브라질구충(*Ancylostoma braziliense*), 개구충(*Ancylostoma caninum*)의 사상유충이 우연히 사람의 피부에 침입하여 병변을 일으키는 경우이다. 사상유충이 숙주의 털구멍(모공)이나 피부 틈 또는 정상 피부를 뚫고 들어와 표피 내에서 바닥(기저)세포 위쪽으로 터널을 만들고 국부적인 피부염증을 일으킨다. 피부유충이행증은 여름철 습기가 많고 개분변으로 오염된 장소를 맨발로 다니거나 장갑을 끼지 않고 흙을 만질 때 감염된다. 피부가 따끔거리거나 콕콕 찌르는 듯한 통증을 느낀다. 시간이 지나면 가려움을 동반한 구진 및 수포나 부종이 보이기도 한다. 사상유충이 피부에 침입한 지 2~3일 후면 장소를 옮겨 이행하기 시작하여 가려움이 더욱 심해진다. 치료는 thiabendazole이 효과적이다.

(5) 분선충(*Strongyloides stercoralis*)

열대, 아열대 지방에 주로 많고 우리나라에서도 보고되고 있다. 형태는 기생세대와 자유세대에 따라 다르다. 기생세대의 수컷은 아직 발견하지 못하였으며, 암컷은 2.2~2.5×0.04~0.05mm 정도이고, 작은창자 점막에 침입하여 기생한다(그림 18-7h, i, j). 분선충의 충란과 성충은 대변을 통해 거의 나오지 않는다. 자유세대에서 배출된 유충은 두 가지 발육사를 가진다. 하나는 간접발육법으로 막대유충이 탈피 후 사상유충으로 된 다음 암수 성충이 된다. 50시간 정도 지나면 완전히 성숙하고 교미하여 충란을 배출한다. 직접발육법은 막대유충이 바로 감염력을 가진 사상유충으로 인체에 감염되어 성충이 된다. 감염경로는 경피감염, 경구감염, 항문 주위로 외부자가감염, 변비환자에서 내부 자가감염 등이 있다. 급성 증상은 유충이 침입한 국소 부위에 소양감, 홍반, 발진이 생기고, 기침, 설사, 변비, 하복부의 선통발작, 혈변 등의 증상이 있다. 만성 증상은 변비, 구토, 복통 등의 위장 증세가 일반적이다. 진단은 대변과 샘창자 내용물에서 직접도말법 또는 집란검사법으로 특징적인 운동성을 보이는 막대유충을 발견하는 것이다. 치료는 thiabendazole, mebendazole, pyrantel pamoate가 효과가 있다.

(6) 편충(*Trichuris trichiura*)

세계 각지에 분포되어 있으며, 열대, 아열대 지방에 많다. 형태는 말채찍 모양으로 몸의 3/5 앞쪽은 가는 식도로 되어 있고, 뒤쪽의 2/5는 굵고 생식기와 소화기가 있다(그림 18-7b). 수컷은 30~45mm, 암컷은 35~50mm 정도이다. 충란은 황갈색 타원형으로 레몬모양이며 양쪽 끝에 불룩 튀어나온 투명한 마개가 있으며 크기는 50~54×22~23㎛ 정도이다(그림 18-8b). 대변과 함께 배설된 충란은 온도와 습도가 적당하면 2~3주 후에 유충을 갖는 자충포장란으로 발육한다. 이 충란이 섭취되면 작은창자 상부에서 부화하여 막창자(맹장)에 정착하고 3개월 내에 성충이 된다. 성충의 앞쪽 부분이 큰창자 점막 표면에 뜨개질하듯 박혀 있다. 증상은 감염된 부위에 염증을 일으키며, 경한 감염시는 특별한 증상이 없으나, 심하면 복통, 구역, 구토, 변비, 복부 팽만감, 미열, 설사, 체중감소, 곧창자탈출증 등의 증상이 나타난다. 진단은 분변검사에서 레몬형의 충란 검출로 한다. 편충증은 성충의 기생부위가 큰창자이므로 구충제의 효율이 낮은 경향이 있다. 작은창자에서 흡수되지 않고 충분한 양이 큰창자 점막에 전달될 수 있는 구충제를 써야 한다. 치료는 oxantel pamoate, thiabendazole, mebendazole가 유효하다.

(7) 사상충류(Filaria)

조직 또는 체강에 기생한다. 태생(viviparous)하는 것이 대부분이며 미세사상충(microfilaria)을 생산하고 모기에 의하여 전파된다.

가. 반크롭트사상충(*Wuchereria bancrofti*)

코끼리피부병(상피증, elephantiasis), 물음낭종 등을 일으킨다. 열대, 아열대, 중국, 일본 등지에 많이 분포되어 있다. 우리나라에서는 보고되지 않았다.

나. 말레이사상충(*Brugia malayi*)

우리나라, 일본, 동남아시아 등지에 분포되어 있으며, 우리나라에서는 제주도, 흑산도 등 서남부 해안에서 보고되었으나 2008년 이후 퇴치되었다. 형태는 수컷은 23mm, 암컷은 55mm 정도이고, microfilaria는 180㎛ 정도이다. 모기에 의해서 전파되며, 사람, 원숭이, 고양이, 개 등에 감염된다. 숙주의 말초혈액에 있는 미세사상충이 모기가 흡혈할 때 위 내로 들어가서 껍질(sheath)을 벗고 1~2일 이내에 모기 가슴근육(흉근)으로 이행하여 소시지형의 유충이 된다. 유충은 다시 성장하여 가슴근육에서 두부의 모기 침샘으로 이동해 있다가 모기가 흡혈할 때 인체에 들어와 림프절에 이르러 성충이 되기까지 약 1년이 소요된다. 성충은 전신 림프절 혹은 림프관에 기생하며, 생식기와 연관된 림프관에 많이 기생한다. 초기 증상으로 고열, 림프관염과 림프절염이 흔하다. 팔다리, 고환, 유방, 샅부위(회음부) 등의 피부가 비대해지고 사마귀 모양으로 변하면서 커지는 코끼리피부병은 사상충증 말기의 합병증으로 음낭 부위에 흔히 발생하며, 여성의 경우에는 유방과 음문 코끼리피부병이 가끔 관찰된다. 진단은 야간(밤 10시부터 새벽 2시 사이)에 채혈한 혈액에서 미세사상충을 검출한다. 치료는 diethylcarbamazine(DEC), ivermectin이 사상충증에는 효과적이나 코끼리피부병에는 치료 효과를 기대하기 어렵다.

■ I n d e x ■

찾아보기

ㄱ

ㄴ

ㄷ

ㄹ

ㅁ

ㅂ

ㅅ

ㅇ

ㅈ

ㅊ

ㅋ

ㅌ

ㅍ

ㅎ

A

B

C

D

E

F

G

H

I, J

K

L

M

N

O

P, Q

R

S

T

U

V

W, Y, Z

병원미생물학, 제3판

2001년 9월 25일 1판 1쇄
2003년 2월 25일 1판 2쇄
2005년 8월 25일 2판 1쇄
2007년 2월 20일 2판 2쇄
2009년 8월 20일 3판 1쇄
2011년 2월 10일 3판 2쇄

저 자 강재승 · 김상현 · 김정목 · 박병태 · 박인달
박장환 · 박정규 · 서수길 · 옥미선 · 유영춘
이준행 · 이태윤 · 장명웅 · 정용훈 · 조정제
최인학 · 최종선

발행자 김시동

발행처 정문각

서울특별시 마포구 대흥동 210-1 봉화빌딩 4층
TEL. 713-0421~3 FAX. 704-6265
전자우편 jungmunk@unitel.co.kr
홈페이지 www.jungmunkag.co.kr
등 록 1990년 10월 25일 9-246호

정가 **28,000**원

ISBN 978-89-7742-408-1 93510